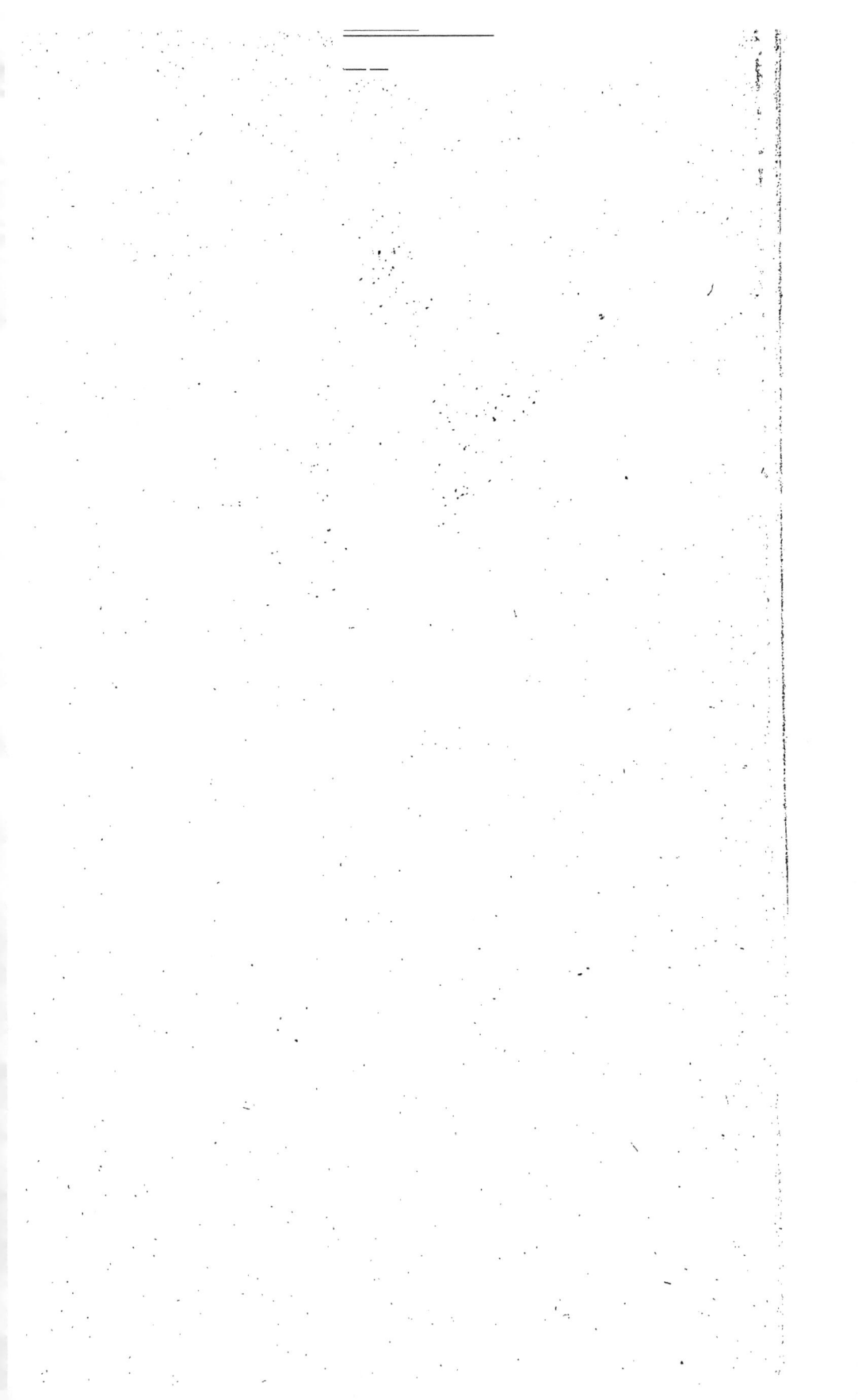

TRAITÉ PRATIQUE DE TECHNIQUE ORTHOPÉDIQUE

TECHNIQUE DU TRAITEMENT

DE

LA LUXATION CONGÉNITALE
DE LA HANCHE

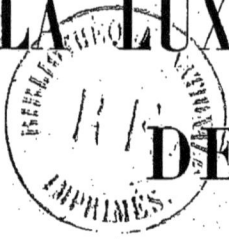

PAR LE

Dᴿ F. CALOT

Chirurgien en chef de l'hôpital Rothschild, de l'hôpital Cazin-Perrochaud,
de l'hôpital de l'Oise et des départements,
du Dispensaire, de l'Institut orthopédique de Berck, etc.

AVEC 206 FIGURES DANS LE TEXTE
ET 5 PLANCHES (en photocollographie.)

PARIS

MASSON ET Cⁱᵉ, ÉDITEURS

LIBRAIRES DE L'ACADÉMIE DE MÉDECINE

120, BOULEVARD SAINT-GERMAIN

1905

$Te\overset{111}{}$
_{122}

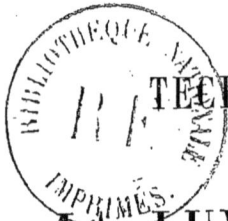

TECHNIQUE DU TRAITEMENT

DE

LA LUXATION CONGÉNITALE

DE LA HANCHE

Le Traité pratique de Technique orthopédique comprend à ce jour deux volumes :

Technique du traitement de la coxalgie (178 figures). 234 pages.

Technique du traitement de la luxation congénitale de la hanche (206 figures et 5 planches). 290 pages.

TRAITÉ PRATIQUE DE TECHNIQUE ORTHOPÉDIQUE

TECHNIQUE DU TRAITEMENT

DE

LA LUXATION CONGÉNITALE

DE LA HANCHE

PAR LE

Dᴿ F. CALOT

Chirurgien en chef de l'hôpital Rothschild, de l'hôpital Cazin-Perrochaud,
de l'hôpital de l'Oise et des départements,
du Dispensaire, de l'Institut orthopédique de Berck, etc.

AVEC 206 FIGURES DANS LE TEXTE
ET 5 PLANCHES (en photocollographie.)

PARIS

MASSON ET Cⁱᵉ, ÉDITEURS

LIBRAIRES DE L'ACADÉMIE DE MÉDECINE

120, BOULEVARD SAINT-GERMAIN

1905

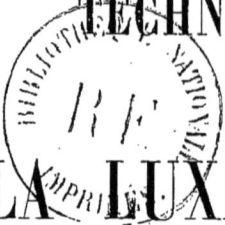
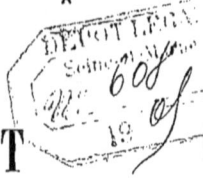

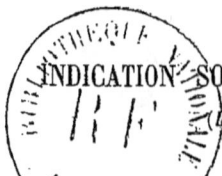

INDICATION SOMMAIRE ET RAPIDE DU CONTENU DE CE LIVRE

(La table détaillée se trouve à la fin de ce livre).

INTRODUCTION

Sommaire. — La luxation congénitale de la hanche peut et doit être guérie
jusqu'à 12 ou 15 ans par un traitement non sanglant.

De cette curabilité nous avons des preuves qui nous sont données par la
clinique, par la radiographie, et par l'anatomie pathologique.

La guérison s'obtient par un traitement qui était très complexe et difficilement applicable il y a quelques années encore, mais qui a été depuis
tellement simplifié et tellement bien réglé qu'il est aujourd'hui à la
portée de tous les médecins de bonne volonté pourvu qu'ils soient aidés
d'un bon guide.

Le présent ouvrage voudrait être ce guide sûr et facile à suivre pour le
praticien.

Le traitement non sanglant de la luxation congénitale de la hanche
devenu accessible à tous les médecins.

La luxation congénitale de la hanche a longtemps passé pour
une infirmité incurable. Grâce surtout aux travaux de Pravaz, de
Paci et de Lorenz, nous savons aujourd'hui la guérir.

Révoquer en doute la curabilité de la luxation congénitale de la
hanche n'est plus permis à un médecin.

Nous avons aujourd'hui des preuves cliniques, anatomiques
et radiographiques de cette curabilité, et il suffit de vouloir
regarder pour voir.

Passons ces preuves rapidement en revue.

I. — *Preuves cliniques.*

Un grand nombre d'enfants guéris de cette infirmité ont été déjà
présentés devant les Sociétés savantes de France ou de l'étranger.

Nous venons nous-même de présenter devant le dernier congrès de chirurgie une nouvelle série de 10 enfants, dont la guérison est à ce point impeccable que personne ne peut soupçonner chez eux l'infirmité ancienne.

Ces malades guéris, tout le monde peut les voir et les examiner (avec leurs radiographies d'avant et d'après).

II. — *Preuves anatomiques.*

Plusieurs autopsies d'enfants traités, et morts de maladies intercurrentes, autopsies dont la première est due à Paci, et d'autres à Lorenz, à Nové-Josserand, etc., ont démontré que la tête fémorale avait été bien remise dans le cotyle et s'y maintenait solidement.

III. — *Preuves radiographiques.*

Il suffit d'ailleurs de jeter les yeux sur les radiographies reproduites ici [1], montrant des luxations congénitales avant et après le traitement, pour se convaincre que la réduction du déboîtement a été obtenue et se maintient.

Il ne s'agit pas ici d'un fait accidentel, observé une fois par hasard, ou même d'un petit nombre de faits exceptionnels et habilement groupés. La réduction de la luxation congénitale de la hanche s'obtient régulièrement chez un malade jeune, avec un certain traitement. Les spécialistes l'obtiennent tous les jours dans ces conditions. C'est un fait constant, au même titre par exemple que la guérison de la luxation traumatique de l'épaule, lorsqu'elle est soignée sans retard.

La curabilité de la luxation congénitale est donc devenue un dogme intangible auquel nul médecin renseigné ne peut plus s'empêcher d'ajouter foi.

Mais, en fait, le traitement qui assure la guérison de cette infirmité est demeuré jusqu'à ce jour entre les mains de quelques rares chirurgiens spécialistes !...

On comprend qu'une très petite minorité seulement de privilégiés, parmi les enfants affligés de ce mal, puisse arriver à eux.

Est-ce à dire que pour tous les autres malades, les 9/10 peut-

---

1. Voir les cinq planches qui terminent le livre.

être, la découverte de la curabilité de la luxation congénitale restera lettre morte?

Nous pensons qu'il peut et qu'il doit en être autrement.

En effet le traitement si difficile et si délicat, proposé autrefois pour guérir la luxation congénitale, a été tellement simplifié de nos jours et si bien réglé dans sa technique, d'ailleurs facile, qu'il est maintenant accessible à tous les médecins de bonne volonté, de même que le traitement d'une fracture ou d'une déviation de la hanche ou du genou....

En effet, le traitement de la luxation congénitale se ramène à deux points :

1° La réduction du déboîtement;

2° Le maintien de cette réduction.

Or, la réduction sur un enfant de deux, trois, quatre ans, est au moins aussi aisée que celle d'une luxation traumatique de l'épaule, que tous les médecins font couramment.

Et pour le maintien de cette réduction, il suffit de donner une certaine position à la cuisse et de maintenir cette position par un bon appareil plâtré.

Or, cette position spéciale est aujourd'hui bien déterminée, et tout médecin doit savoir faire un appareil plâtré, ne fût-ce que pour soigner ses fractures.

Mais, malgré tout, je le crains, des médecins pusillanimes se refuseront encore à aborder ce traitement en objectant qu'ils n'ont pas l'expérience et le tour de main du spécialiste : ce à quoi je réponds qu'en retour, et par compensation si je puis dire, ils auront affaire à des cas de luxations congénitales cent fois plus faciles à guérir que ceux qui vont au spécialiste.

Je m'explique :

Tandis que le spécialiste ne voit trop souvent ces enfants qu'à huit, dix, douze ou quinze ans, c'est-à-dire très tard, ou même trop tard, lorsque la luxation est devenue irréductible, vous, les médecins de la famille, vous avez toujours, ou presque toujours, l'immense avantage de voir ces enfants dès qu'ils font leurs premiers pas.

Et l'on peut dire en toute vérité que, prise à deux, trois, ou quatre ans, une boîterie de naissance aura bien autant de chances de guérir entre des mains novices obéissant à un guide sûr et précis qu'elle en peut avoir lorsqu'elle n'est prise qu'à douze ou quinze ans entre nos mains de spécialistes exercés.

Tout en estimant donc à leur juste prix le tour de main et la dextérité opératoire, je ne crains pas de proclamer après Pravaz que, dans ces sortes de traitement, la patience et la persévérance sont encore plus nécessaires qu'une habileté transcendante.

Or, tous les praticiens de bonne volonté conviendront, je pense, qu'ils peuvent acquérir la seule qualité vraiment indispensable ici pour réussir : l'attention.

Vous avez donc un atout capital dans votre jeu, si j'ose ainsi parler, et grâce à lui vous pouvez aborder avec confiance ce traitement.

Mais, pour mettre dans votre jeu cet atout, facteur si important de succès, il faut évidemment que vous sachiez reconnaître la maladie dès le premier jour où l'enfant vous sera présenté, c'est-à-dire que vous sachiez faire un diagnostic précoce.

La deuxième condition du succès sera de suivre avec la plus scrupuleuse exactitude tous les détails de la technique que nous allons exposer.

Notre rôle à nous — et notre but — c'est de vous exposer cette technique avec une précision et une clarté telles qu'il vous soit impossible de vous égarer du commencement à la fin de ce traitement.

Comme dans notre livre de la coxalgie, chaque détail de ce traitement est indiqué par une ou plusieurs figures longuement étudiées par nous avec notre interne Joseph Fouchou, dont le talent de dessinateur est bien connu : — Qu'avec lui, notre distingué collègue et ami Edmond Arnould, qui a bien voulu revoir les épreuves du livre, reçoive ici tous nos remercîments...

Avons-nous besoin de dire que cette fois encore nous nous sommes efforcé surtout d'être clair afin d'être vraiment utile.

C'est à vous, c'est à ceux d'entre vous qui nous avaient demandé ce guide, qu'il appartient de dire si nous n'avons pas été au-dessous de la tâche difficile que vous nous aviez imposée; à vous de dire, après l'avoir lu, si nous avons su justifier la confiance et le crédit que vous nous aviez faits dès la première page du livre.

PLAN DE L'OUVRAGE

Deux chapitres préliminaires sont consacrés : l'un à l'étude du diagnostic précoce de la luxation congénitale de la hanche, l'autre à l'étude du pronostic.

Après ces deux chapitres préliminaires, nous passerons à l'étude du traitement, qui comprend deux parties :

Une première partie, la plus développée, de *technique pure*, consacrée à la manière de faire la réduction et le maintien de la réduction, et une deuxième partie, de *clinique*, où nous indiquerons tous les cas qui peuvent se présenter dans la pratique, avec la manière de se conduire et les particularités du traitement dans chaque cas.

Après un chapitre sur les résultats et de nombreuses observations de luxation congénitale de la hanche, avec les détails de leur traitement, le livre se termine par un appendice où nous disons la conduite à tenir dans le cas de luxation reconnue *irréductible* par les seuls traitements non sanglants.

On trouvera dans les cinq planches en photocollographie placées hors texte, tout à la fin de l'ouvrage, des radiographies de toutes les variétés de luxations congénitales avant et après leur traitement.

TRAITEMENT

DE

LA LUXATION CONGÉNITALE

DE LA HANCHE

CHAPITRE I

DIAGNOSTIC

Je vous demande de lire avec attention ce sommaire, où vous trouverez les notions nécessaires et suffisantes pour faire dans tous les cas le diagnostic de la luxation congénitale de la hanche.

Si vous êtes pressé, si vous voulez vous documenter rapidement avant de procéder à l'examen d'un enfant, tenez-vous-en au seul contenu de ce sommaire, remettant à plus tard la lecture du chapitre entier.

SOMMAIRE

1° *Signe de présomption* donné par la démarche de l'enfant. — Vous voyez entrer dans votre cabinet — ou bien vous êtes appelé à voir — un enfant — presque toujours une petite fille — qui marche en se balançant un peu sur ses hanches — *en canardant* — d'un côté ou des deux, mais qui, malgré sa boiterie, marche hardiment, ce qui témoigne qu'elle ne doit pas souffrir.

Avant même que les parents n'aient rien dit, vous pensez immédiatement à une luxation congénitale de la hanche. Si ce balancement, si ce mouvement de roulis existe des deux côtés, la chose est à peu près certaine. Si le balancement n'existe que d'un côté, c'est une simple présomption.

2° *Signe de probabilité* donné par les commémoratifs. — Les parents vous disent : l'enfant a toujours marché ainsi — en se balançant un peu dès ses premiers pas qui ont été tardifs; nous avons mis cela sur le compte d'un peu de faiblesse; — mais cela ne se passe pas, cela paraît s'accentuer au contraire; — elle ne souffre pas, elle n'a jamais souffert et est d'ailleurs bien portante.

Avec ces commémoratifs, joints aux caractères de la marche, le diagnostic de luxation congénitale de la hanche devient non seulement probable, mais plus que probable, même lorsque l'enfant ne se balance que d'un côté.... vous ne pouvez cependant pas être absolument affirmatif avant d'avoir fait la palpation de la hanche.

3° *Signe de certitude* donné par la palpation de la hanche.

Cherchez d'abord la tête fémorale à la place normale, à 1 centimètre en dedans et au-dessous du milieu de l'arcade crurale, sous l'artère fémorale qu'on sent battre, entre le muscle couturier et le second adducteur.

Votre pouce, placé en ce point, a une impression de vide plus ou moins nette (ou de parties molles dépressibles) au lieu de la résistance dure non dépressible d'un plancher solide, que donne la palpation d'une hanche normale ; comparez avec le côté opposé si l'enfant ne boite que d'un côté. Il est vrai que la tête ne déborde presque pas la cavité cotyloïde *à l'état normal*, dans la position d'extension de la cuisse, mais vous sentez tout au moins, dans cette même position, la face antérieure dure du col fémoral; et si vous portez le genou fortement en arrière et en rotation externe, la tête elle-même va venir déborder nettement le cotyle en avant; au contraire, s'il y a luxation, la sensation de vide persistera, même dans cette position de rotation et d'hyperextension du genou.

De plus et surtout, dans le cas de luxation, si vous portez votre regard et votre doigt en dehors et au-dessus de cette place normale de la tête, pendant que de l'autre main vous imprimez au genou de grands mouvements en tous sens, vous verrez *souvent* et vous sentirez *toujours*, plus ou moins loin, sous le couturier ou sous l'épine iliaque, ou même plus loin dans la fesse, une saillie très mobile qui suit tous les mouvements du genou — qui, dans certains de ces mouvements, soulève la peau, — qui est dure, arrondie — que vous reconnaissez facilement pour la tête fémorale déboîtée, — dont le contour est aussi facilement saisissable dans les tissus mous, en ce cas, qu'il l'est peu à l'état normal.

C'est le signe de certitude de la luxation. Lorsque avec ce signe vous avez les commémoratifs indiqués, vous pouvez dire que la luxation est congénitale (simple ou double suivant que ce signe existe d'un côté ou des deux).

Telles sont les notions indispensables (qui suffisent à la rigueur) pour faire le diagnostic de la luxation congénitale de la hanche. Les pages qui suivent sont destinées à ceux qui veulent se familiariser encore davantage avec tous les éléments de ce diagnostic et aussi avec les différents symptômes, avec les formes diverses de cette maladie, avec les particularités de chaque forme, etc.

IMPORTANCE D'UN DIAGNOSTIC PRÉCOCE

Combien de fois n'arrive-t-il pas qu'une luxation congénitale de la hanche ne peut pas être guérie par des moyens non sanglants, parce que le malade arrive trop tard, et s'il arrive trop tard, n'est-ce pas bien souvent parce qu'on n'a pas su reconnaître la maladie plus tôt?

Les médecins doivent donc apprendre à faire le diagnostic dès les premiers pas de l'enfant, dans l'intérêt de celui-ci et dans leur propre intérêt. En effet, plus le sujet est jeune, plus le traitement sera pour eux facile et plus aussi les guérisons seront belles, puisqu'on arrive avant la période des déformations osseuses.

On nous objectera que le diagnostic précoce ne dépend du médecin que lorsqu'il est mis à même de le faire, et que bien des parents négligents ou illusionnés ne conduisent l'enfant à leur médecin qu'à six, ou huit, ou dix ans et même plus tard.

Oui, je le sais, mais cependant il faut avouer que c'est l'exception. Il est rare que les parents dont l'enfant boite d'une façon de plus en plus visible, ne le fassent pas voir un jour ou l'autre et même sans trop tarder, spontanément ou sous la pression de leurs voisins, au médecin de la famille, et celui-ci, avouons-le, ne soupçonne pas toujours la luxation ; ou, la soupçonnant, n'est pas en mesure de l'affirmer et alors hésite à dire le mot, craint d'alarmer à faux les parents, et finalement les rassure en disant que ce n'est rien, que c'est de la faiblesse, que « cela passera en grandissant. »

Les parents, qui ne demandent pas mieux que d'être rassurés, n'insistent généralement pas. Et c'est ainsi que, tantôt par la négligence des parents, tantôt par la négligence du médecin, les luxations passent inaperçues ou restent sans traitement un trop long temps, — et, trop souvent, lorsque le médecin les découvre, ou que les parents consentent à accepter un traitement, la luxation est devenue incurable, il est trop tard !...

Eh bien, cela n'arrivera plus, ou presque plus, le jour où les praticiens seront familiers avec le diagnostic de cette maladie, car, non seulement ils sauront reconnaître le mal au premier examen qu'on leur demandera de l'enfant, mais encore ils sauront provoquer cet examen dans leur clientèle ordinaire, ils seront les premiers à se préoccuper d'un retard dans la marche chez tel enfant, à dépister ce balancement suspect chez tel autre à un moment où les parents ne s'inquiètent pas encore.

Il est vraiment facile, comme vous allez le voir, d'arriver au diagnostic, pour peu qu'on veuille *regarder* les malades et les examiner avec méthode.

ÉLÉMENTS DU DIAGNOSTIC

Voici la manière de procéder à cet examen.

Je parle, bien entendu, du diagnostic par le seul examen clinique, à défaut de rayons X; car il est bien des circonstances où le praticien ne pourra pas recourir aux rayons X et où il doit savoir s'en passer pour faire le diagnóstic.

1er Cas. — *Diagnostic chez les enfants de 1 an 1/2 à 6 ans.*

C'est justement pour les enfants de cet âge que vous serez le plus souvent consulté.

Voici comment les choses se présenteront à vous dans la pratique :

L'on vous présente un enfant (c'est généralement une petite fille) de deux, trois, quatre, cinq ans, dont la démarche attire tout de suite votre attention par ses particularités. Elle marche en se balançant, *en canardant,* en se dandinant sur ses hanches; quelquefois c'est un véritable plongéon à chaque pas, d'un seul ou des deux côtés; mais cependant elle marche hardiment et volontiers comme un enfant qui ne paraît pas souffrir. Vous pensez immédiatement à l'existence possible d'une luxation congénitale de la hanche; et si le balancement existe des deux côtés, vous pouvez dire d'emblée aux parents étonnés par votre perspicacité : « Votre enfant a un double déboîtement de la hanche », et 99 fois sur 100, votre diagnostic « de chic » sera exact, ce qui ne vous dispensera pas de le confirmer par l'examen de la hanche.

Pensez à la luxation, mais gardez au contraire pour vous votre impression, si le balancement n'existe que d'un côté (il y a trop de causes possibles d'erreur), ne le dites pas tout au moins avant d'avoir laissé les parents vous raconter leur « petite histoire ».

« Voilà un enfant, vous disent-ils, qui se balance un peu en marchant; il faut vous dire que l'enfant a toujours eu une démarche *un peu spéciale* (euphémisme cher aux parents) et d'abord il a marché tard et dès ses tout premiers pas [1] il s'est balancé un peu, mais ce n'était rien, nous n'y avons pas fait attention au début

---

1. Ceci n'est pas absolu. A côté des mères qui m'ont dit : j'ai vu la boiterie *au premier* pas de l'enfant, à la lettre, il en est d'autres qui n'ont rien vu jusqu'au deuxième, troisième mois et d'autres encore qui n'ont su ou voulu voir cette boiterie qu'à 3, 4, 5 ans.

parce que nous avons pensé à une hésitation naturelle des premiers pas de l'enfant ou à un peu de faiblesse.

« Mais il nous semble que ce balancement s'accroît peut-être un
peu depuis quelque temps, c'est du moins l'opinion des voisins. Ne
faudrait-il pas lui donner des bains toniques ou lui faire des massages? Il faut vous dire encore que l'enfant n'a jamais souffert,
qu'à part cela il n'a absolument rien et n'a jamais été malade.
L'enfant a une santé admirable et se porte aussi bien que nous, se
hâtent d'ajouter les parents. »

Retenez l'indication. A l'avenir, chaque fois que vous verrez un
enfant se balancer en marchant et que vous entendrez ce récit des
parents, vous vous garderez de mettre, comme ils le font, cette
démarche « spéciale » sur le compte de la faiblesse ou de la croissance; vous ne vous en désintéresserez pas en leur recommandant
les bains et les massages sollicités, mais vous penserez aussitôt à
l'existence probable ou plus que probable d'une luxation congénitale de la hanche et vous aurez pour règle absolue de ne laisser
jamais partir ces enfants sans avoir fait l'examen attentif de la
hanche.

Pendant qu'on débarrasse l'enfant de tous ses vêtements, vous
posez quelques questions supplémentaires aux parents; vous savez
déjà que l'enfant a marché tard, à seize, dix-huit, vingt, vingt-deux
mois [1] et n'a jamais souffert; vous demandez comment on l'a
nourrie pour savoir si elle n'aurait pas le droit d'être rachitique,
vous interrogez ensuite discrètement et doucement sur les antécédents familiaux au point de vue de certaines particularités de la
marche observées peut-être dans la famille. L'on vous avouera
ainsi assez souvent, si vous avez usé de quelque diplomatie, qu'il
y a eu une grand'mère, une tante, ou une grand'tante qui a toujours boité un peu, mais sans douleur, sans avoir été véritablement
malade.

Ainsi, au moment de procéder à l'examen direct de l'enfant, vous
voilà déjà muni de documents précieux que nous allons récapi-
tuler, à savoir que :

1° L'enfant se balance en marchant;

2° La marche a été tardive;

5° L'enfant a eu dès ses premiers pas cette démarche spéciale,

---

1. Je n'ai observé qu'une seule exception; une de mes petites malades qui a marché
à onze mois.

ce balancement signalé par les voisins sinon toujours aperçu par les parents;

4° Ce balancement va en s'accentuant;

5° L'enfant n'a jamais souffert;

6° Elle n'est probablement pas rachitique;

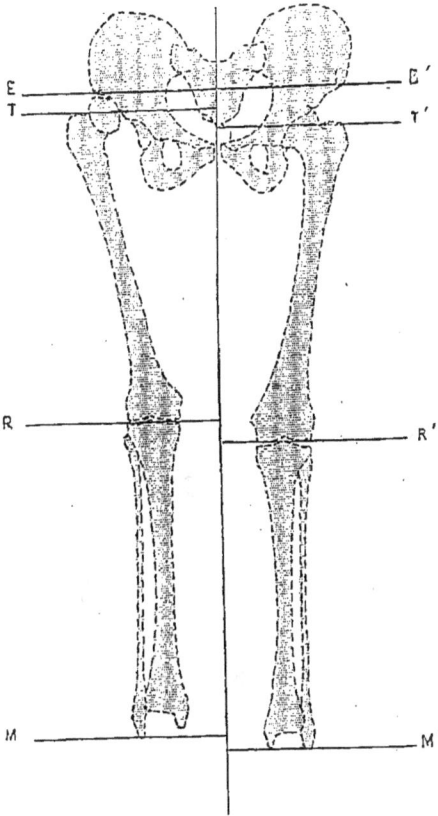

$$TR = T'R'$$
$$RM = RM'$$
$$EM \quad \text{plus petit que} \quad E'M'$$
$$\text{ascension} = E'M' - EM$$

Fig. 1. — Luxation congénitale de la hanche droite.

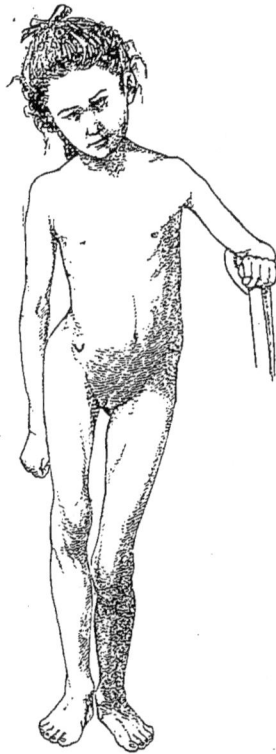

Fig. 2. — Luxation congénitale droite de 10 ans. — On voit l'atrophie du membre luxé. Le raccourcissement est énorme. La jambe saine est obligée de se replier au genou quand les deux talons reposent sur le sol.

7° Il y a dans la famille des antécédents de boiterie sans douleur. Mais voici l'enfant déshabillée.

Vous allez procéder à son examen méthodique et complet dans les trois positions suivantes; d'abord debout au repos, puis pendant la marche, enfin couchée à plat.

A. Debout au repos. — *Si vous regardez l'enfant de face* (fig. 1, 2, 3),

vous voyez souvent une inégalité de longueur manifeste des deux
jambes; parfois l'un des pieds touche le sol par la pointe, ce qui
rétablit l'équilibre. Si vous faites poser ce pied également à terre,
la jambe du côté opposé, trop longue, est obligée de se fléchir au
genou.

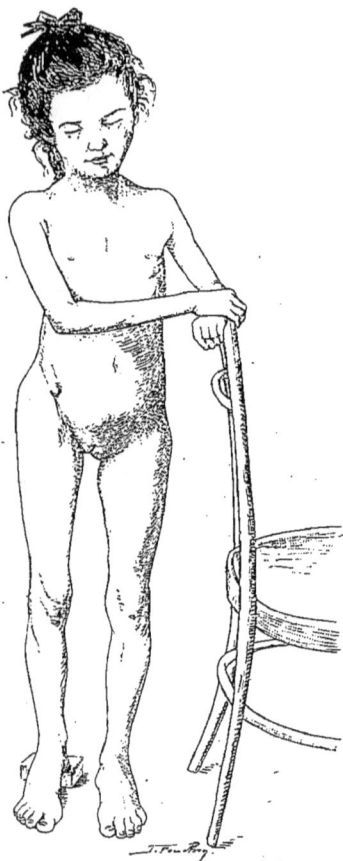

Le galbe latéral des deux hanches n'est pas pareil. Du côté le
plus court, on voit un relief
anormal du grand trochanter, le
trochanter est plus *saillant* que
du côté opposé. De plus, le trochanter paraît placé un peu *plus*

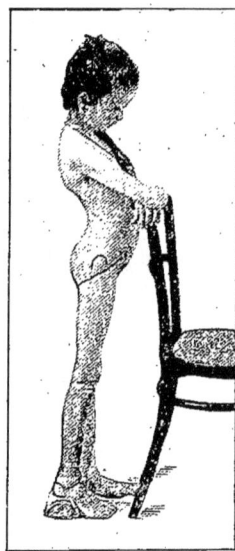

Fig. 3. — La même. — Si la jambe saine
n'est plus repliée au genou, le talon du
côté luxé ne touche plus le sol (épines iliaques restant au même niveau). Le trochanter plus saillant et plus remonté du côté de
la luxation. — Grande lèvre également remontée de ce côté.

Fig. 4. — La même, vue de côté. — Ensellure
lombaire. — On voit combien le grand trochanter est remonté au-dessus de la ligne de
Nélaton. — S'il n'y avait pas luxation, le
trochanter affleurerait cette ligne de Nélaton.
— Raccourcissement du membre (talon au-
dessus du sol), les deux épines iliaques étant
au même niveau.

haut et en même temps un peu *plus loin de la ligne médiane* et
aussi plus *en arrière* que du côté opposé.

Si vous regardez le sujet de côté (fig. 4), vous remarquerez une
certaine ensellure du côté de la jambe la plus courte.

Si *vous le regardez de dos* (fig. 5), vous constatez souvent l'exis-

tence d'une petite déviation de la ligne médiane à convexité
dirigée, tantôt du côté de la jambe la plus courte, tantôt du côté
de la jambe la plus longue. *Si vous regardez la région fessière,*
vous trouverez la fesse plus plate et plus élargie du côté de la
jambe courte et l'ischion de ce
côté plus dégarni de chairs.

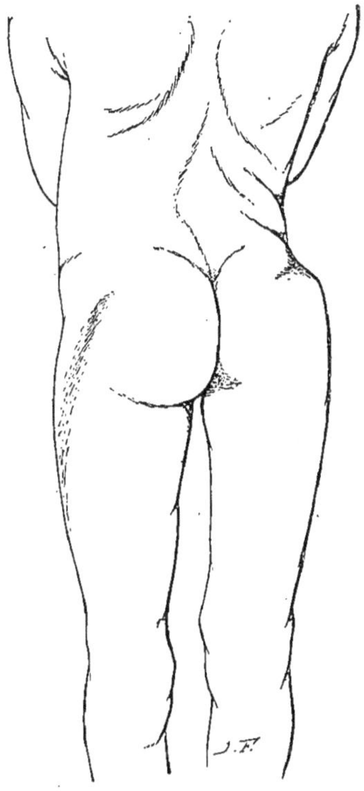

Fig. 5. — La même, vue de dos. — Déviation
latérale du dos à convexité du côté sain. —
Il en est ainsi dans la plupart des cas (mais
pas toujours).

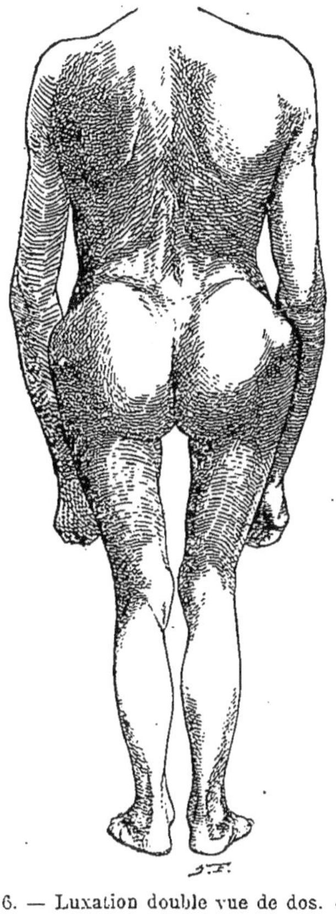

Fig. 6. — Luxation double vue de dos. — On
peut remarquer l'énorme saillie trochantérienne, la brièveté apparente des cuisses et
leur écartement à la partie supérieure tandis que les genoux sont en contact.

Si l'enfant se balance des deux côtés, si vous soupçonnez l'existence de deux luxations, vous pourrez ne pas trouver de différence
de longueur entre les deux côtés. Mais, en ce cas, malgré cette
symétrie, vous serez frappé par les particularités suivantes : en
regardant de face, par la *proéminence du ventre,* par la *saillie* et
l'*élévation* des *deux trochanters,* par la légère *inflexion* des deux
membres inférieurs *aux genoux* et même un peu *à la hanche*; en
regardant de côté vous remarquez une ensellure lombaire prononcée; en regardant de dos (fig. 6), vous voyez l'aplatissement et

l'élargissement des fesses et les saillies plus nettes des ischions. Mais vous serez généralement et forcément moins frappé par ces divers signes parce qu'ils existent des deux côtés; d'autant moins frappé, que vous savez qu'il est des enfants normaux qui ont le ventre un peu proéminent, les lombes un peu ensellées et les trochanters un peu saillants.

Mais, par contre, vous avez, dans le cas de luxation double, le *double* balancement à la marche, qui est si caractéristique et sur lequel nous devons insister un peu.

B. **Examen de la marche de l'enfant.** — Les caractères de la marche sont très importants.

L'enfant marche mal, et c'est pour cela qu'on est venu vous consulter. Mais si cette fillette boite, c'est d'une boiterie toute spéciale : *elle ne tire pas* la jambe comme dans la coxalgie, par exemple; *elle se balance* plutôt à chaque pas, *elle canarde*, le tronc oscille sur les jambes d'un côté ou des deux, suivant le cas. L'impression est la même, lorsqu'on la voit marcher habillée, que si elle avait une jambe en caoutchouc qui rentrerait un peu sur elle-même, chaque fois qu'elle vient toucher le sol et qu'elle doit supporter le poids du corps; ou bien encore c'est comme si l'enfant portait sous la plante des pieds un ressort qui se déprime à chaque foulée et se détend ensuite, dès que le pied a abandonné le sol. Ces derniers caractères existent dans la luxation simple et double.

Dans le cas d'une *luxation double*, la double oscillation à la marche rappelle le *mouvement de roulis* d'un bateau.

Maintenant si, sur l'enfant nue, vous suivez de l'œil la saillie appréciable du trochanter, on peut la voir s'élever dans la fesse à chaque pas comme si elle allait crever la peau, puis on la voit redescendre. C'est tantôt une oscillation large (mouvement de roulis), tantôt un mouvement brusque (de plongeon).

Lorsque cette démarche spéciale est bien caractérisée, il suffit de l'avoir vue une fois pour la reconnaître toujours. Or, tout le monde l'a vue. Il n'est assurément personne qui n'ait rencontré plus d'une fois dans la rue des enfants qui canardent ainsi et surtout des adultes qui plongent lamentablement des deux côtés ou d'un seul à chaque pas. Ce double plongeon lamentable, c'est la signature d'une luxation congénitale double.

Hâtons-nous d'ajouter que si la démarche des sujets atteints de luxation congénitale avait toujours une physionomie aussi brutalement caractérisée, le diagnostic ne présenterait guère de difficultés. Mais, dans la pratique courante, ne vous attendez pas à voir la boiterie se démasquer aussi ouvertement; sachez que vous devez souvent apporter une grande attention pour la retrouver, car elle ne se présentera parfois à vous qu'avec des caractères tellement atténués, tellement masqués, qu'ils peuvent échapper à un œil distrait.

Et, en effet, si la démarche que donne la luxation était toujours la démarche typique indiquée dans nos livres classiques, comment expliquer les erreurs de diagnostic qui sont journellement commises! comment expliquer que j'aie même rencontré (dût la chose vraie paraître invraisemblable) des médecins qui m'ont dit n'avoir jamais vu de luxation congénitale de la hanche!

A ceux-là, infiniment rares, heureusement, il vous suffira de faire observer que le double plongeon dans la marche, qu'ils ont vu plusieurs fois chez des adolescents ou des adultes, était un signe pathognomonique de la luxation congénitale de la hanche, pour les convaincre tout de suite qu'ils ont vu, sans s'en douter, des luxations congénitales. ·

Pour les autres, pour ceux qui, tout en sachant rapporter à sa véritable cause ce double plongeon, passent cependant assez fréquemment à côté de la maladie sans la reconnaître, j'ai dit, pour expliquer leur erreur et les mettre en garde pour l'avenir, que des causes diverses peuvent venir masquer ou même déformer les caractères propres de cette boiterie. En voici quelques-unes.

Les enfants se fatiguent assez rapidement, et, dès que l'enfant est fatigué, la boiterie s'accuse, c'est vrai, mais peut changer un peu de caractère. En effet, sous l'influence de la fatigue, les muscles péri-articulaires se contractent involontairement pendant la marche, se contracturent, dirai-je, comme dans la coxalgie vraie.

Ou bien, au contraire, l'enfant est reposé et dispos, il produit instinctivement et volontairement un effort considérable de ces mêmes muscles pour marcher devant vous. Sous l'influence de cette contraction volontaire énergique, le va-et-vient de la tête, par conséquent l'oscillation latérale, est presque supprimé pour un instant. Vous trouverez ainsi des enfants qui seront capables de faire vingt à trente pas devant vous, presque sans boiter. Il est vrai que les parents vous diront, s'ils sont sincères, que lorsque l'enfant n'est pas surveillé, et surtout après la fatigue de la journée, il boite manifestement en se balançant.

D'autres enfants prennent l'habitude de marcher sur la pointe du pied. C'est encore « un truc » qui leur sert à masquer un peu ou beaucoup la boiterie, et le raccourcissement échappe aux personnes qui ne remarquent pas cette marche sur la pointe du pied.

Voilà autant de causes d'erreur.

Sans compter qu'il y a, vous le savez bien, des luxations de la hanche autres que la luxation qui nous occupe et que si une luxation d'une autre origine vient à s'accompagner de mobilité de la tête, elle pourra arriver à donner une démarche semblable à celle-ci.

L'examen de la marche ne suffit donc pas toujours à faire le

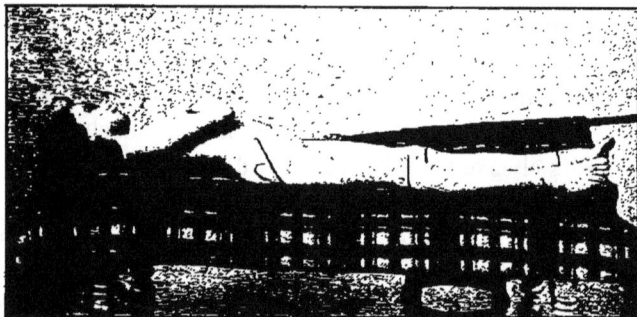

Fig. 7. — Examen de l'enfant couchée. — Raccourcissement très net du membre. Le trochanter est remonté au-dessus de la ligne de Nélaton (d'une valeur sensiblement égale au raccourcissement).

diagnostic de luxation congénitale. Ce n'est que lorsque le mouvement de plongeon existe bien nettement des deux côtés que l'on peut, pour ainsi dire à coup sûr, diagnostiquer la luxation congénitale de la hanche. Mais si la démarche ne suffit pas à faire reconnaître sûrement la maladie, elle suffit toujours à la faire soupçonner et à imposer l'examen direct et la palpation de la hanche, palpation qui nous donne, elle, le signe de certitude du déboitement.

C. **Examen de l'enfant couché.** — On fait coucher l'enfant bien à plat sur une table, ou sur le parquet recouvert d'un tapis, et avant de commencer la palpation, on jette un coup d'œil d'ensemble sur les deux jambes bien étendues.

1° *A la vue.* — Les deux épines iliaques étant mises au même niveau, le *raccourcissement* latéral déjà observé sur l'enfant debout se retrouve, mais encore plus nettement dans cette position.

Ce raccourcissement apparaît clairement (fig. 7) lorsqu'on regarde le niveau des talons, des malléoles, des genoux, des grandes lèvres.

Le pied du côté le plus court est en légère rotation interne et plus souvent encore en légère rotation externe.

On voit aussi la saillie plus grande que fait le trochanter de ce même côté.

2° *A la mensuration.* — Si l'on mesure les deux membres de l'épine à la malléole, on trouve la valeur du raccourcissement, et cette valeur mesure généralement un ou plusieurs centimètres (voir fig. 1).

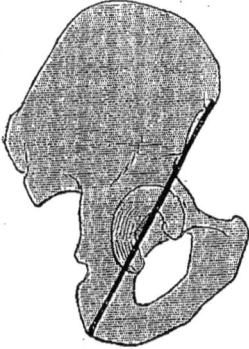

Fig. 8. — Ligne de Nélaton sur une hanche normale. — Cette ligne qui va de l'épine iliaque antéro-supérieure au sommet de l'ischion divise le cotyle en deux parties égales (postéro-supérieure et antéro-inférieure).

Mais si l'on mesure non plus à partir de l'épine, mais à partir du bord supérieur du trochanter, la longueur est au contraire la même des deux côtés, à quelques millimètres près, tout au moins pendant les premières années de la vie, avant que le membre ait pu s'atrophier par une activité moindre et sa nutrition défectueuse, conséquence de l'inflexion des vaisseaux sanguins.

Dans le cas où l'enfant boite des deux côtés, les deux membres peuvent avoir exactement la même longueur, mais on notera alors, comme il a été dit, la saillie anormale des deux trochanters, l'ensellure lombaire (moins nette cependant que lorsque l'enfant est debout), la brièveté relative des deux cuisses en comparaison du tronc et des jambes. Sur un enfant normal, les cuisses ont un centimètre de plus que les jambes; ici c'est l'inverse, les jambes sont plus longues que les cuisses. Vous remarquerez encore l'adduction des deux fémurs qui viennent se toucher et se heurter aux genoux à chaque pas. Très souvent les deux jambes sont un peu fléchies aux genoux et même un peu à la hanche. Le grand trochanter est remonté et rapproché de l'épine iliaque.

Par la mensuration on peut rendre évidente cette ascension du grand trochanter au-dessus de son niveau normal et en déterminer le degré (voir fig. 7 et suivantes, jusque fig. 12).

En effet chez un sujet normal, le bord supérieur du grand trochanter affleure la ligne de Nélaton (lorsque la cuisse est fléchie à 45°). Si le bord supérieur du grand trochanter est au-dessus de cette ligne, c'est qu'il est remonté. Il est toujours remonté dans le cas de luxation : des deux côtés ou d'un côté, suivant que le déboitement est double ou simple, et dans ce deuxième cas, le trochanter dépasse la ligne de Nélaton d'une valeur égale à celle du raccourcissement du membre correspondant.

Vous connaissez tous la manière de déterminer cette ligne de Nélaton, qui va de l'épine iliaque antéro-supérieure à l'ischion.

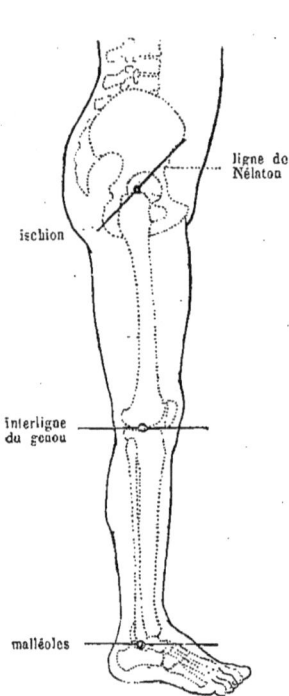

Fig. 9. — Rapports de la ligne de Nélaton avec le trochanter *sur une hanche normale* dans l'extension de la cuisse et dans la position debout.

Fig. 10. — Hanche normale. — Dans la flexion de la cuisse à 45°, la ligne de Nélaton et le bord supérieur du trochanter se confondent.

Après avoir eu soin de déterminer ces deux saillies osseuses en posant l'index dessus directement, c'est-à-dire sans faire glisser la peau dans un sens ou dans l'autre, on réunit les deux points par une ficelle qui donne cette ligne.

Pour déterminer le bord supérieur du trochanter, vous commencez par fléchir la cuisse à 45°, puis vous suivez avec le doigt la face externe du grand trochanter de bas en haut, vous remontez jusqu'à ce que votre doigt sente qu'il quitte une crête osseuse terminant supérieurement cette face externe, pour tomber dans une dépression répondant au col de l'os, dépression comblée à la vérité par des muscles ou leurs tendons, mais où le doigt peut s'enfoncer cependant en insistant un peu.

On marque sur la peau, sans faire glisser celle-ci, cette crête

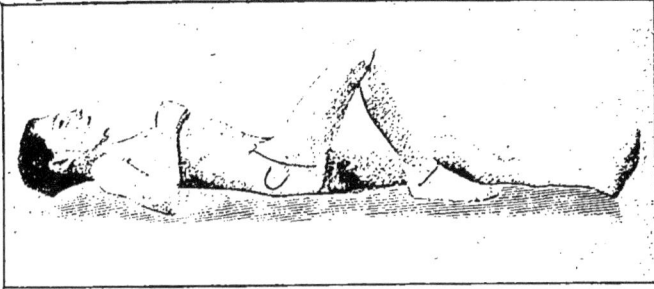

Fig. 11. — Dans une hanche luxée (même flexion à 45° de la cuisse), le trochanter est au-dessus de la ligne de Nélaton. — Enfant couché. — La distance qui sépare le trochanter de cette ligne, indique la hauteur de la luxation.

osseuse, ce bord supérieur du trochanter, soit au crayon dermogra-_phique, soit plus simplement avec une deuxième ficelle qui_est parallèle à la première (la cuisse étant fléchie à 45°).

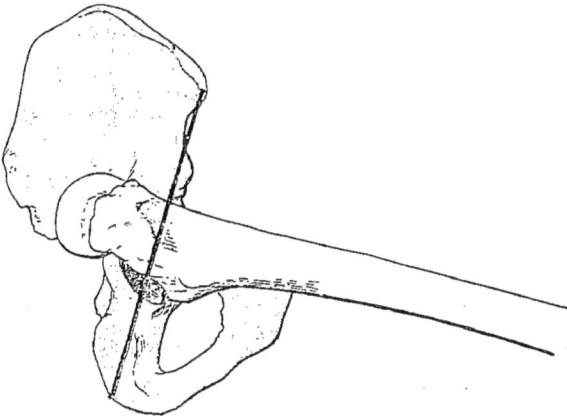

Fig. 12. — Hanche luxée. — Rapports de la ligne de Nélaton et du trochanter, sur le squelette.

La distance qui sépare les deux ficelles donne la hauteur du trochanter au-dessus de la ligne de Nélaton.

Recommencez au besoin deux ou trois fois cette recherche, en comparant avec l'autre côté, et vous finirez bien par savoir sûrement s'il y a ou non une différence de niveau entre le bord supérieur du trochanter et la ligne de Nélaton.

Reste l'examen le plus important, celui de la place qu'occupe la tête fémorale.

3° *A la palpation de la hanche.* — Dans tous les cas où il y a luxation, le grand trochanter est remonté.

Cela ne veut pas dire que toutes les fois que le trochanter est remonté il y ait luxation. Comme nous le dirons plus loin, dans

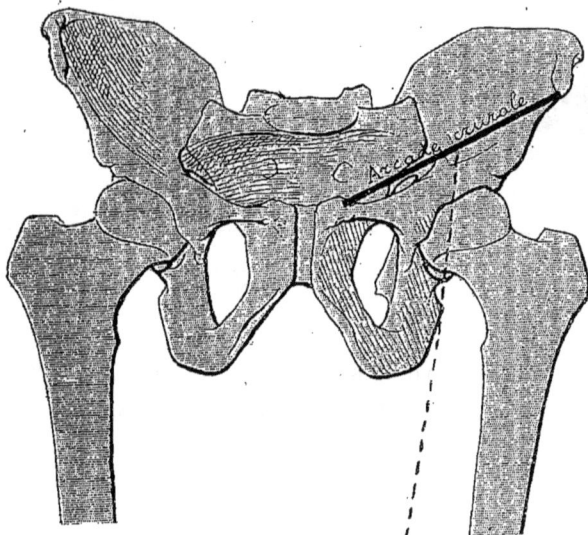

Fig. 13. — Hanche normale. — Rapports de l'arcade crurale et de l'artère avec le squelette.

certains cas de rachitisme ou dans certaines coxalgies, le trochanter est remonté sans vraie luxation.

C'est la palpation de la hanche qui peut seule donner le signe de certitude absolue.

Nous devons par conséquent étudier avec quelques détails la manière de faire cette palpation.

Et tout d'abord, il nous faut de toute nécessité donner ici quelques indications sur la palpation d'une hanche normale, si nous voulons arriver à un diagnostic précis et certain. Les livres classiques d'anatomie ne s'accordent pas sur les points qui nous intéressent, c'est pour cela que j'ai demandé à des dissections personnelles, la solution des points en litige. — Pour certains auteurs, la tête est sentie facilement au-dessous de l'artère (celle-ci croise la tête à l'union de son tiers interne et de ses deux tiers externes). — On ne peut pas sentir la tête, disent les autres, tout au moins dans la position ordinaire de la jambe, position d'extension, car si la tête fémorale est un peu plus qu'hémisphérique, et déborde à l'état sec le cotyle osseux, par contre, sur le sujet vivant à cause de la présence du bourrelet cotyloïdien elle est complètement contenue dans la cavité et vous voyez donc que l'artère se trouve en contact avec la paroi de la cavité cotyloïde et le bourrelet, mais non pas avec la tête du fémur.

Voici ce qu'il en est, en réalité, d'après mes dissections (fig. 13,

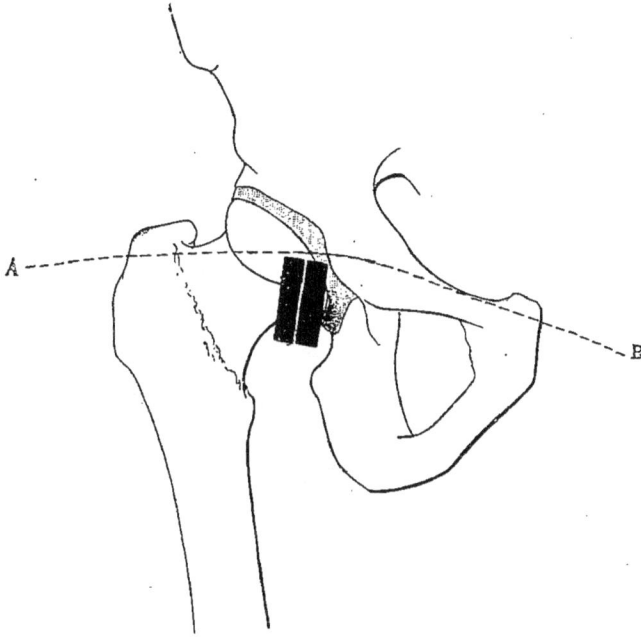

Fig. 14. — La hanche normale. — Rapports de la tête avec les vaisseaux. — La partie pointillée au-dessus de la zone accessible de la tête représente le bourrelet cotyloïdien : les deux gros traits noirs, l'artère en dehors, la veine en dedans. — L'artère croise la tête à l'union de son 1/3 interne et de ses 2/3 externes.

14 et 15) : la tête recouverte de son cartilage entre en rapport direct avec l'artère par une bandelette de 5 à 10 millimètres de hauteur, chez les enfants de trois à dix ans, sur le sujet debout ou couché, les jambes étant étendues. Il faut fléchir la cuisse à 45° pour que cette zone directement palpable de la tête, remonte et disparaisse dans la cavité du cotyle agrandie par le bourrelet.

De plus, et sur ce point tout le monde est d'accord, dans les mouvements extrêmes de la cuisse soit en arrière, soit en avant, hyperextension ou flexion forcée, il est exact que la tête (forçant le bord libre élastique du bourrelet cotyloïdien) vient déborder en avant de près de 1/3 de sa surface lisse la cavité qui la renferme et découvrir en arrière près de moitié de cette surface lisse.

La *conclusion pratique* à tirer de ces considérations anatomiques, c'est qu'à *l'état normal*, chez un enfant couché, la *tête fémorale est palpable directement en avant* sur *une hauteur de un centimètre environ* et que, pour rendre la tête plus nette pour la palper, soit en avant, soit en arrière, il suffit de porter le genou dans une

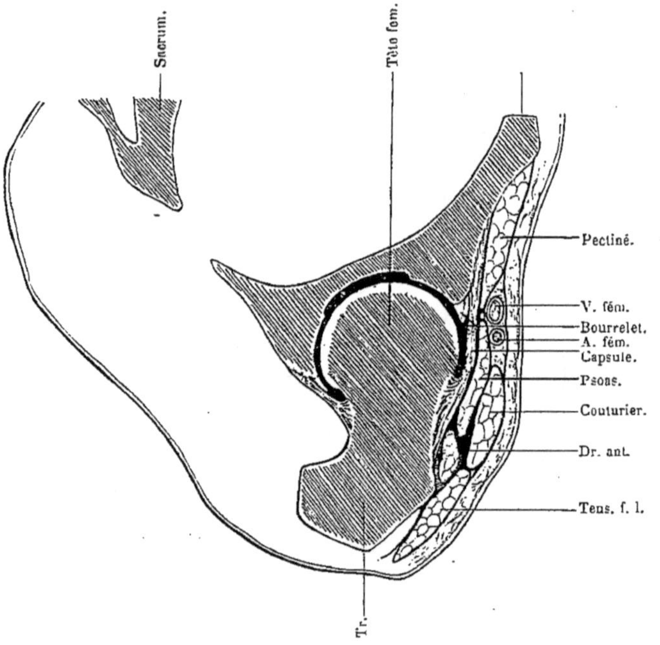

Fig. 15 — La même. — Coupe horizontale sur un sujet debout suivant A, B, de la figure précédente.

position inverse. *Pour la sentir en avant*, vous *porterez la cuisse en hyperextension* et *rotation externe* forcées (mouvements qui sont, il est vrai, bientôt limités par la tension du ligament de Bertin).

Pour la *sentir très nettement en arrière, portez la cuisse dans la position inverse de flexion, adduction et rotation interne forcées.*

De plus, vous devinez qu'il est toujours possible de sentir au-dessous de cette zone de la tête cartilagineuse la face antérieure du col fémoral, c'est-à-dire qu'on aura en réalité par la palpation une résistance osseuse sur une grande hauteur, à la partie antérieure d'une hanche normale, puisque cette résistance s'étend de la partie externe de la branche horizontale du pubis jusque sur la face antérieure de la diaphyse du fémur.

Du haut en bas nous trouvons en effet, successivement (voir fig. 16, hanche gauche) : la partie externe de la branche horizontale du pubis (sur laquelle on comprime l'artère dans les hémorrhagies), le bord antérieur ou la paroi antérieure du cotyle, la face antérieure du bourrelet cotyloïdien et au-dessous la zone osseuse appartenant à la face antérieure de la tête, qui est chez l'enfant de dix ans d'un centimètre environ, puis la face antérieure du col et enfin la ligne inter-trochantérienne vers la partie supérieure de la face antérieure du fémur.

Il est facile de distinguer par une palpation attentive à travers les tissus mous (c'est-à-dire à travers les fibres musculaires du psoas et la capsule) ce qui appartient à l'os iliaque et ce qui appartient à la tête et au col du fémur dans les parties que l'on sent; en effet, ce qui appartient à l'os iliaque reste immobile, tandis que ce qui appartient au fémur bouge dans les grands mouvements en tous sens qu'on imprime au genou.

Avant de terminer ce qui a trait à la palpation d'une hanche normale, je vous rappelle où vous devez faire cette palpation.

La partie antérieure du cotyle, et par conséquent la tête fémorale qu'elle nous cache en grande partie, est croisée à l'union de son tiers interne et de son tiers moyen par l'artère fémorale. Le point le plus interne de la tête déborde de quelques millimètres en dedans la veine fémorale d'après mes dissections. On sent battre l'artère fémorale, même chez les tout petits enfants, si on la cherche là où elle est, c'est-à-dire un peu en dedans du milieu de l'arcade crurale (dont les deux points extrêmes, comme vous savez, sont l'épine iliaque antéro-supérieure et l'épine du pubis, celle-ci placée à 1 centimètre 1/2 en dehors de la ligne médiane du corps). Sous l'artère cherchez et sentez la paroi antérieure du cotyle agrandie par le bourrelet cotyloïdien et au-dessous la zone accessible de la tête qui a une hauteur de 1 centimètre. Le col du fémur répond par son angle inféro-interne au bord interne de l'artère. La face antérieure du col fémoral est croisée, en X sensiblement, au niveau de sa partie moyenne, par le muscle couturier.

C'est donc *contre l'artère et bien manifestement en dedans du couturier que vous trouverez la bande saisissable du contour de la tête.*

Par suite de l'interposition de la lame musculaire du psoas et de la capsule antérieure épaissie et tendue dans l'extension, cette sensation est parfois assez peu précise.

Voilà ce qui est normalement.

Voici maintenant, en cas de déboîtement, ce que l'on voit et ce que l'on sent : 1° à la place normale, que nous avons indiquée;

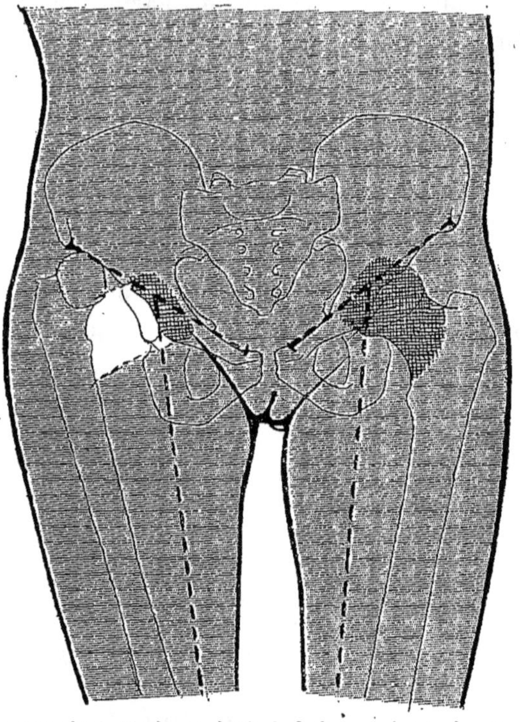

Fig. 16. — Hanche normale à gauche et luxée à droite. — A gauche on a une résistance osseuse sur une très grande hauteur. A droite, une sensation de vide ; au-dessous de l'os iliaque et de la paroi antérieure du cotyle représentés en pointillé, on sent le vide dans la partie blanche (là où devraient être la tête fémorale et le col).

2° un peu en dehors et au-dessus de cette partie normale (fig. 16, 17, 18, 19).

1° *A la place normale* (sous l'artère) on *voit une dépression et on sent un vide*. On ne voit pas toujours nettement cette dépression, même en comparant avec le côté opposé, surtout chez les enfants grassouillets, mais on la sent toujours.

Si on palpe en ce point, très haut, au niveau de la paroi antérieure du cotyle, on a évidemment une résistance osseuse sur une hauteur de quelques millimètres; mais au-dessous de cette arête osseuse (c'est-à-dire au-dessous de l'os iliaque) on ne sent rien.

Vous n'aurez plus, comme à l'état normal, cette sensation d'un plancher osseux qui arrête votre doigt. Au lieu de la résistance de la tête et du col fémoral vous aurez une sensation de vide et parfois même de trou qui laisse votre doigt s'enfoncer plus ou moins loin. Si vous êtes arrêté un peu, si vous n'avez pas nette la sensation de vide, vous sentirez tout au moins qu'il n'y a là que des tissus mous, des masses musculaires qui peuvent résister quelque

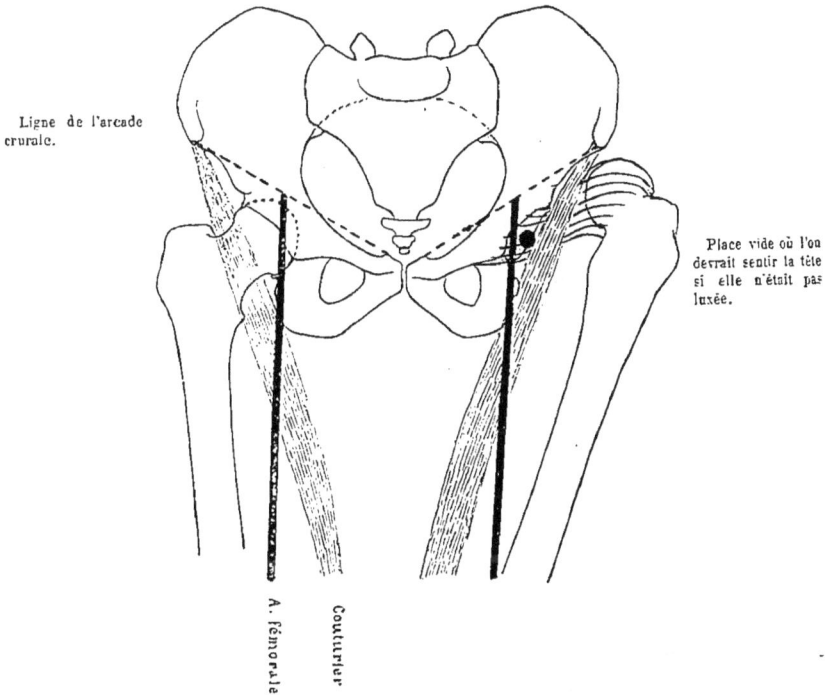

Fig. 17. — Luxation congénitale gauche. — La tête est en dehors du couturier et non plus en dedans. — En dedans du couturier, tout contre l'artère, là où se trouvait la tête, il y a un vide où l'on peut enfoncer le doigt.

peu si l'enfant se contracte, mais que votre doigt peut, en insistant, déprimer, et vous avez beau placer la cuisse en hyperextension et rotation externe, rien ne viendra sous votre pouce laissé au niveau de l'artère.

Gardez-vous cependant, chez les tout petits, de mettre la cuisse en abduction forcée; vous pourriez chez eux, par ce simple mouvement d'abduction, reporter sous votre doigt, à la place normale, la tête fémorale malgré qu'elle fût en réalité déboîtée.

2° Après avoir eu cette sensation à la place normale, *portez votre œil et votre doigt en dehors et un peu au-dessus de cette place, pendant que vous imprimez de grands mouvements en tous sens au genou.*

Vous pourrez voir le plus souvent, et en tous cas vous pourrez toujours sentir, sous la peau, au milieu des muscles, un corps mobile, très mobile, contrastant par cette mobilité avec la fixité relative de la tête fémorale à l'état normal (fig. 19), qui, dans certains mouvements, soulève la peau et que votre doigt peut saisir et

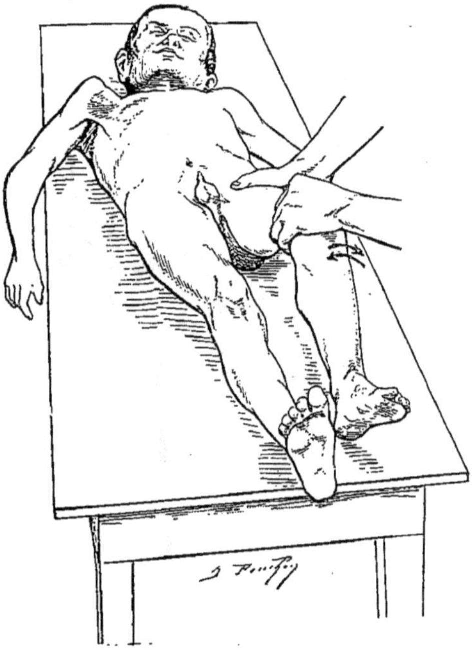

Fig. 18. — Diagnostic. — Manière de faire la palpation de la tête fémorale gauche. La position de la main droite : les 4 derniers doigts en arrière ; le pouce droit en avant touche l'artère. La main gauche, saisissant le membre au genou, lui imprime divers mouvements de rotation interne et externe, flexion et hyperextension, abduction et adduction. Le pouce droit est contre le bord externe de l'artère fémorale qu'il sent par l'extrémité de la pulpe.

reconnaître pour une saillie dure, osseuse, plus ou moins régulièrement arrondie, qui suit les mouvements du genou et qui ne peut être que la tête fémorale. Vous pouvez palper la presque totalité de son pourtour et même son sommet en faisant varier successivement les mouvements du genou, tandis que, à l'état normal, vous ne l'avez pas oublié, la tête ne présente au palper qu'une toute petite bande de son contour et jamais évidemment son sommet.

Ce corps mobile, dur, si facile à circonscrire, ce ne peut être

que la tête déboîtée, aï-je dit, car évidemment vous n'allez pas la
confondre avec le grand trochanter dont la face externe termine

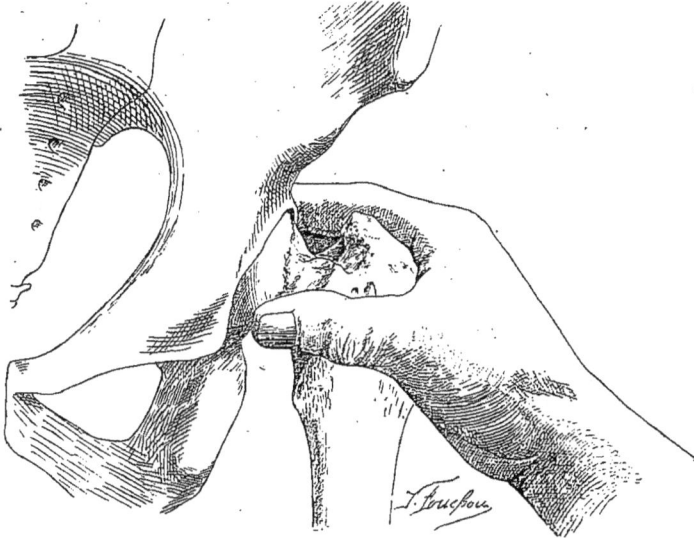

Fig. 19. — Manière de faire la palpation d'une hanche normale. — L'exploration de la tête. Le trochanter est embrassé dans le premier espace interdigital. Le pouce en avant, les autres doigts
en arrière ne peuvent sentir que très faiblement les mouvements imprimés à la tête fémorale.

la face externe de la diaphyse du fémur, trochanter que vous

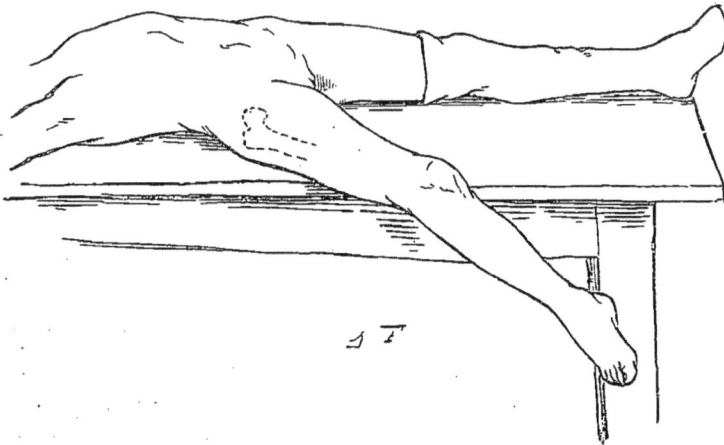

Fig. 20. — Exploration de la tête. — Pour faire saillir la tête en avant, on porte
le membre en *hyperextension et rotation externe*.

reconnaîtrez par conséquent aisément en suivant celle-ci de bas
en haut avec votre doigt.

Dans la position d'extension de la cuisse, la tête se trouve en

dehors de sa place normale, soit sous le couturier (1ᵉʳ degré de la
luxation), soit sous l'épine iliaque (2ᵉ degré), soit plus ou moins
loin dans la fesse (3ᵉ degré). — Mais sa position change aussi,
notablement, suivant l'attitude de la jambe. Ainsi, lorsque vous
avez mis *le genou en rotation externe forcée et en hyperextension*
(fig. 20), c'est à la partie antérieure ou externe de la région de la
hanche que *vous faites saillir cette tête*; gardez-vous, ai-je dit, de
faire en même temps de l'abduction, car l'abduction *chez les tout
petits* peut ramener la tête dans le cotyle instantanément et vous
empêcher de voir un déboîtement qui existe cependant. — Si vous
avez fait le mouvement inverse, c'est-à-dire l'*adduction forcée*,
avec flexion forcée et rotation interne, c'est au contraire en arrière,

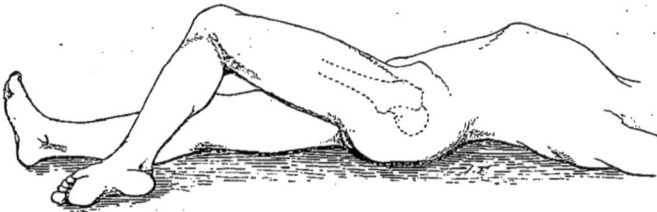

Fig. 21. — Exploration de la tête. — Par le mouvement inverse du membre (flexion, rotation
interne et adduction) on porte la tête en arrière, dans la fesse. (Voir aussi la fig. 12.)

dans la fesse, plus ou moins haut au-dessus du cotyle (comparez
avec l'autre côté normal) que vous retrouverez cette petite masse
arrondie, dure et mobile qui est la tête déboîtée (fig. 21 et fig. 12).

Si, lorsque vous avez donné à la cuisse cette dernière position,
*vous poussez de bas en haut sur le genou, vous ferez remonter la
tête dans la fesse;* si vous tirez de haut en bas sur la jambe étendue, vous l'abaisserez mais seulement chez les tout petits; plus tard
cet abaissement n'est plus manifeste. Ces mouvements d'ascension
et de descente s'accompagnent parfois de craquements.

Désormais vous êtes sûr du diagnostic et si vous explorez encore
la hanche, ce n'est pas tant pour confirmer ce diagnostic que pour
établir les particularités du cas auquel vous avez affaire.

Reste à déterminer en effet la position de la tête déboîtée par
rapport au cotyle, ce qui constitue *la forme de la luxation.* Tantôt
la tête est en avant du cotyle, tantôt en arrière ou tantôt directement au-dessus, d'où les formes dites *antérieure, postérieure, ou
suscotyloïdienne* de la luxation congénitale (fig. 22, 23, 24).

Il faut déterminer ensuite le niveau de la tête par rapport à la ligne de Nélaton, ce qui nous donnera *la hauteur de la luxation*.

Établir aussi la direction de la tête par rapport à la diaphyse, c'est-à-dire son degré d'antéversion, et encore le volume de la tête,

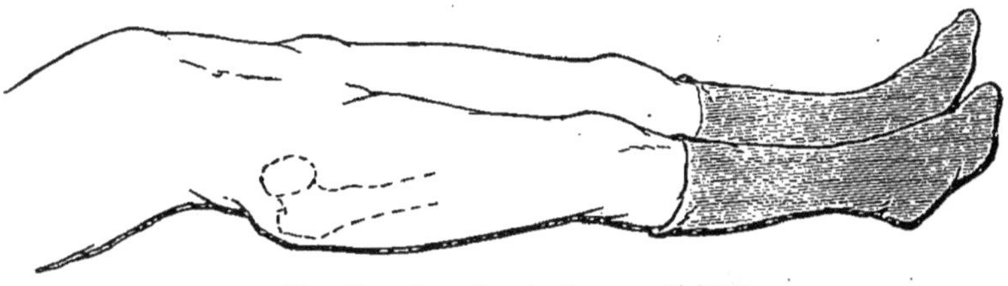

Fig. 22. — Luxation de forme antérieure.

son contour et les détails de ce contour; le degré de sa mobilité de haut en bas lorsqu'on tire sur la jambe, etc.

Après l'examen de la tête, il faut faire l'examen du col et déterminer le degré d'inclinaison de celui-ci sur la diaphyse. Générale-

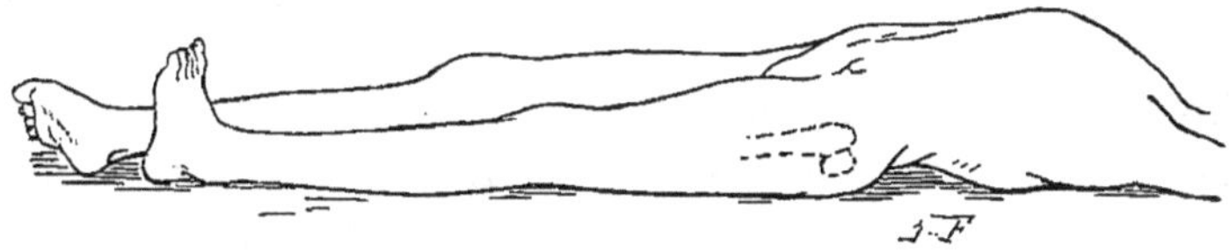

Fig. 23. — Luxation de forme postérieure avec coxa vara très accentuée.

ment le col s'élève obliquement vers la tête et celle-ci est placée à un niveau plus élevé que le grand trochanter; c'est la règle, à vrai dire, mais parfois le col est horizontal et la tête est au même niveau que le trochanter; parfois même le grand trochanter

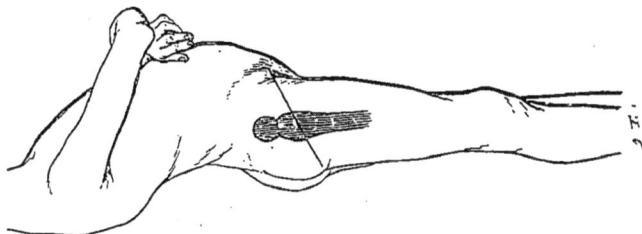

Fig. 24. — Luxation intermédiaire, directement sus-cotyloïdienne.

est situé à un niveau supérieur à celui de la tête comme dans le cas de coxa-vara très accentué. On peut établir également le degré de torsion de la diaphyse du fémur (sur son épiphyse supérieure).

Il faudrait chercher en outre si la tête déboîtée est bien libre dans sa nouvelle position ou bien si elle s'est creusé une nouvelle cavité, c'est-à-dire s'il y a un néo-cotyle. Celui-ci existe assez souvent chez l'adulte. J'en ai observé au moins 4 cas indiscutables chez l'enfant, malgré qu'on ait dit qu'on ne le trouvait jamais chez l'enfant. Mais nous reviendrons sur ce point et nous reparlerons des différentes formes de la luxation, dans la deuxième partie de ce livre, à propos des cas cliniques de la luxation congénitale.

Examen de la mobilité de la hanche en cas de déboîtement. — La flexion et l'extension ont leur jeu normal et généralement même plus que normal : il arrive même que le pied du côté malade (la jambe restant étendue sur la cuisse) puisse être porté sur l'épaule correspondante.

L'adduction est de même plus que normale : on peut porter le genou sur la hanche opposée. Par contre, l'abduction est diminuée d'environ moitié, comparativement à la hanche saine. Cela ne vous étonnera pas, lorsque j'aurai dit que, dans certains cas, les adducteurs rétractés ont perdu un tiers de leur longueur normale.

Dans le cas de néo-cotyle, en dehors des autres signes tels que crépitation osseuse et craquements, par contact direct des deux os dont l'un, l'os iliaque, n'a pas de cartilage, il faut noter que les mouvements sont presque nuls, qu'il y a, par exemple, une impossibilité de mobiliser la tête tout autour de la fosse iliaque externe, comme on le fait largement et facilement dans les cas de luxation sans néocotyle.

Après avoir étudié le diagnostic dans les cas ordinaires, ceux que vous verrez le plus souvent, je veux dire un mot du diagnostic aux deux âges extrêmes :

1° Chez l'adolescent et l'adulte, où il est extrêmement facile ;

2° Chez les tout petits enfants qui n'ont pas encore marché, où ce diagnostic peut être au contraire très difficile.

2ᵉ Cas. — *Diagnostic chez des enfants de plus de dix ans ; chez les adolescents et les adultes.*

On peut dire que, dans ce 2ᵉ cas, le plus facile, la question bien souvent ne se pose même pas (voir fig. 6). Elle est résolue d'avance par les parents qui vous amènent leur enfant parce qu'il a, disent-ils, une boiterie de naissance et qu'ils voudraient bien savoir s'il n'y a rien à faire pour améliorer sa démarche.

Cet enfant marche en canardant, en plongeant si nettement à chaque pas que le diagnostic s'impose en effet, et vous n'avez pas besoin d'un long examen pour le confirmer. Vous n'en ferez pas moins, dans tous les cas, cet examen de contrôle, complet et minutieux, sur l'enfant nu. Si cet examen méthodique n'est pas toujours indispensable pour confirmer l'existence d'une luxation, il le devient pour reconnaître la forme et le degré de cette luxation et pour établir, au point de vue pratique, s'il y a quelque chose à faire et ce qu'il convient de faire.

Vous ne le négligerez donc jamais. Nous avons déjà dit dans les pages qui précèdent la manière de faire cette palpation chez les enfants plus jeunes, c'est-à-dire dans des cas moins faciles; ici, la palpation est encore plus aisée et tous les signes physiques de la luxation sont encore plus accentués et partant plus faciles à retrouver. Nous n'y insisterons donc pas davantage.

3ᵉ Cas. — *Diagnostic chez des enfants de moins d'un an et demi; chez ceux qui ne marchent pas encore.*

Ce diagnostic, chez les jeunes enfants qui ne marchent pas encore, ne se fait presque jamais et il n'est jamais, à vrai dire, indispensable de le faire pratiquement, puisqu'on peut attendre sans inconvénient, pour commencer le traitement, le moment où l'enfant marche et même un peu plus, jusqu'à deux ou trois ans.

Cependant il peut arriver que vous soyez appelé à faire ce diagnostic avant les premiers pas de l'enfant, comme cela nous est arrivé récemment, à mon ami, le Dʳ Conzette et moi, pour une enfant de treize mois.

La mère attentive croyait avoir remarqué un raccourcissement de la jambe droite en regardant le niveau respectif des deux malléoles, et voulait savoir à quoi s'en tenir.

Effectivement il y avait une différence de niveau de 1 centimètre ; de ce même côté, nous avons vu la grande lèvre remontée d'autant.

Le grand trochanter ne faisait pas une saillie nettement appréciable chez cette enfant grassouillette, mais la tête, qu'on sentait nettement dans la main, n'était plus exactement au-dessous du milieu de l'arcade crurale sous l'artère qu'on sentait battre. Elle était, comparativement à l'autre côté, reportée de plus de 1 centimètre en dehors.

Lorsqu'on repoussait légèrement le fémur avec la main droite après l'avoir mis en rotation interne, adduction et flexion, on sentait cette tête remonter dans la fosse iliaque, ce qui ne se produisait pas de l'autre côté après une propulsion d'égale force.

Le diagnostic était certain, même sans le secours des rayons X. Mais les parents restaient incrédules. Comment les convaincre sans la radiographie qu'on ne pouvait faire sans chloroforme, à cause de la turbulence de l'enfant, — or les parents ne voulaient pas de chloroforme avant d'être convaincus que l'enfant avait bien un déboîtement.

Voici la solution que nous avons trouvée. Nous nous sommes dit que s'il y avait vraiment déboîtement, nous pouvions à cet âge si jeune, par une manœuvre très douce et point douloureuse, réduire le déboîtement et le défaire ensuite.

Ce va-et-vient provoquerait un claquement et une secousse très probablement assez nets, pour être perçus par les parents. J'ai donc fait la manœuvre ordinaire de réduction, c'est-à-dire que de la main droite j'ai mis le fémur en flexion à angle droit puis en forte abduction de 60 à 80° tandis que ma main gauche poussait sur la tête fémorale. Sous cette poussée la tête est rentrée de bas en haut avec un petit grincement. La réduction était faite mais sans signes assez clairs pour les assistants; alors je me suis mis en mesure de la défaire. Pour cela j'ai ramené simplement le genou un peu en dedans, tout en poussant légèrement sur lui; subitement la tête bondit jusque dans la fesse avec un claquement très net cette fois. Ce bond et ce claquement ont été vus et entendus très distinctement par les parents qui suivaient cet examen.

Trois ou quatre fois, j'ai répété cette manœuvre de rentrée et de sortie de la tête. Le claquement se produisait toujours très nettement, accompagnant la secousse visible de la tête fémorale rentrant et sortant.

Le diagnostic était rendu ainsi archi-évident si je puis dire. Quinze jours après, sur la prière instante des parents, l'enfant, malgré son bas âge (13 mois), subissait une réduction définitive et était immobilisée dans un appareil plâtré ordinaire. Le traitement s'est fait avec un plein succès démontré par la radiographie faite sous chloroforme, l'anesthésie étant cette fois acceptée par les parents.

Voilà donc une enfant guérie de sa « boiterie de naissance », peut-on dire, avant d'avoir boité !

Mais je reviendrai plus tard sur l'âge où il faudrait faire la
réduction; je n'ai cité ce cas dès maintenant que pour montrer la
possibilité de faire, même chez les enfants qui n'ont pas encore
marché, le diagnostic de la maladie par le seul examen direct de
la hanche et par la palpation.

En résumé nous pouvons dire :

*Le diagnostic de la luxation congénitale de la hanche se fait par
la palpation qui révèle qu'à la place normale de la tête et du col il
y a un vide; que, au contraire, au-dessus et en dehors de cette place
normale, il y a un corps arrondi, dur, très mobile qui ne peut être
que la tête fémorale déboîtée.*

Cette palpation permet d'affirmer la luxation. Les commémoratifs révèlent que cette luxation est congénitale.

Dans le cas de luxations doubles, les signes existent des deux
côtés.

Dans la luxation double, les deux jambes peuvent être égales et
symétriques ou inégales et asymétriques.

Les deux luxations peuvent être de variétés différentes : — l'une
antérieure peu marquée, — l'autre postérieure très accentuée.

Mais nous reviendrons sur ces points dans la deuxième partie,
clinique, de ce livre.

DIAGNOSTIC DIFFÉRENTIEL DE LA LUXATION CONGÉNITALE

Si vous avez bien lu les pages qui précèdent, vous arriverez
toujours facilement à faire ce diagnostic différentiel même sans le
secours des rayons X. Le praticien doit savoir s'en passer pour
faire le diagnostic, car il ne peut pas les avoir à chaque instant à
sa disposition, et cela est surtout vrai pour les médecins éloignés
des grandes villes.

A. Diagnostic d'avec des maladies autres que des luxations, mais
causant de la boiterie.

1° *L'enfant boite sans douleurs spontanées ou provoquées.*

a) Chez les tout petits ce peut être : la coxa vara ou une inégalité
de longueur des deux membres inférieurs.

b) Chez les enfants d'un âge plus avancé, certaines affections nerveuses, maladie de Friedreich, atrophie musculaire, etc.

a) Chez les tout petits la coxa vara donne une démarche assez semblable à celle de la luxation congénitale.

L'on y est trompé quelquefois et l'erreur s'explique aisément, car il y a entre les deux maladies plusieurs signes communs, à savoir :

Le retard de la marche et les caractères analogues de la marche. L'enfant canarde un peu en marchant, des deux côtés ou d'un seul; — il ne souffre pas, les trochanters sont, dans les deux maladies, au-dessus de la ligne de Nélaton.

Voici les signes différentiels qui vous permettent de faire le diagnostic :

La coxa vara est d'origine rachitique; vous retrouverez d'autres signes de rachitisme : gros ventre, extrémités nouées, etc., sans compter les commémoratifs.

En examinant l'enfant nu (dans le cas de coxa vara) on sentira par le palper les têtes fémorales et le plancher osseux du col à la place normale, sous l'artère, ou immédiatement contre l'artère, bien en dedans du couturier; si la cuisse est mise en rotation externe et hyperextension cette sensation de la tête à sa place normale devient plus nette. Tandis que, dans la luxation, la tête n'est pas sentie à cette place normale, mais on la retrouve plus ou moins loin en dehors de l'artère, sous le couturier ou sous l'épine iliaque, et cette tête va et vient et peut être sentie par tout son pourtour.

La coxa vara existe ordinairement des deux côtés, et c'est surtout d'avec la luxation double qu'il faut la distinguer. — Mais elle peut exister d'un côté — et donner même un petit raccourcissement du membre atteint, et alors c'est avec la luxation unilatérale qu'il faut se garder de la confondre.

Inégalité congénitale des deux membres inférieurs, affection bien rare.

Le diagnostic se fait de même par les signes différents que donne la palpation dans les deux cas.

Faut-il parler de l'absence ou de l'atrophie congénitale des fessiers — qui peuvent donner une démarche un peu analogue. — C'est une affection qu'on ne voit à peu près jamais en vérité. Au reste le diagnostic se ferait de même par le résultat de la palpation dans les deux cas.

b) A un âge un peu plus avancé, une démarche défectueuse avec balancement un peu analogue au balancement de la luxation congénitale peut être causée par **certaines affections nerveuses inté-**

ressant les muscles de la fesse et des lombes (comme la maladie de Friedreich, comme l'atrophie musculaire progressive [type infantile], etc.).

Ce balancement existe généralement des deux côtés et c'est surtout à une luxation double qu'on pourrait penser; encore tout récemment une enfant ayant de l'atrophie musculaire progressive m'est arrivée avec le diagnostic de luxation congénitale double porté par trois médecins.

Voici les signes communs aux deux maladies : outre ce dandinement, il y a de l'ensellure lombaire et pas de douleurs.

Signes différentiels : cette boiterie est apparue plus ou moins tard; souvent après que l'enfant avait pendant plusieurs années marché normalement.

A l'examen de l'enfant nu, s'il ne s'agit pas de luxation, par le palper on sent les têtes fémorales sous l'artère et non pas en dehors sous l'épine iliaque ou dans la fesse, comme dans le cas de déboitement.

A la mensuration on trouve les trochanters sur la ligne de Nélaton.

Enfin l'affection nerveuse s'accompagne généralement d'un certain nombre d'autres signes propres : il suffit d'y penser pour retrouver ces signes propres.

2° L'*enfant boite* en même temps qu'il *accuse quelques douleurs* de la hanche (spontanées ou provoquées).

Cette boiterie avec douleurs est causée par les diverses arthrites de la hanche, tuberculeuse (coxalgie) ou autres, c'est-à-dire arthrite traumatique, entorse, ostéomyélite, rhumatisme, arthrite scarlatineuse, etc.

Le diagnostic ne présente presque jamais de difficultés.

Caractères propres à ces maladies autres que la luxation.

Commémoratifs : Le malade ne boite que depuis peu de temps, il n'a pas toujours boitillé. (Il est vrai que dans quelques cas de luxation vraie l'on n'a pas remarqué la boiterie dès les premiers pas de l'enfant, on ne l'a remarquée que plus tard à trois, quatre, cinq ans.)

Ceci n'est donc pas absolu.

Mais l'enfant a des douleurs spontanées, le jour ou la nuit, dans ces arthrites diverses.

Caractères de la boiterie : l'enfant ne se balance pas en marchant, il tire la jambe, il marche avec moins de franchise que dans la luxation, car il souffre généralement un peu en marchant.

Examen direct de l'enfant nu. — Au palper on sent la tête et le col à leur place normale, sous l'artère, et l'on ne sent rien dans aucun point voisin.

La pression localisée sur la tête fémorale est douloureuse.

A la mensuration les deux jambes sont égales ou même la jambe malade est plus longue au début (dans la coxalgie vraie).

Le trochanter est sur la ligne de Nélaton, etc.

Le diagnostic est donc en réalité bien aisé, et cependant l'on peut citer un grand nombre de cas où l'on a pris la luxation congénitale pour une coxalgie.

Je puis citer une de mes malades (Louise B., de Reims), atteinte de luxation congénitale, qui a été soignée par un très grand maître pour une coxalgie *pendant trois ans.*

Cette erreur fâcheuse aurait été évitée si ce chirurgien s'était donné la peine de faire une palpation méthodique de la tête fémorale. Ce qui explique (sans l'excuser) cette erreur, c'est que cette enfant avait éprouvé, après les marches un peu longues, une certaine fatigue douloureuse qui avait été prise pour les douleurs de la coxalgie.

Le diagnostic de luxation que j'ai pu faire aisément par la seule palpation de la tête a été mis complètement hors de toute discussion par les rayons X, qui venaient d'être découverts, et j'ai fait ensuite la réduction du déboîtement avec mes amis, les Drs Arnould et Colaneri.

Retenez donc qu'une enfant, atteinte de luxation congénitale, pouvant à la rigueur avoir de temps à autre des douleurs d'entorse, c'est bien plus par la palpation attentive de la hanche que par l'existence ou l'absence de phénomènes douloureux que se fera ici le diagnostic.

B. **Diagnostic différentiel avec les autres luxations de la hanche, c'est-à-dire qui ne sont pas congénitales).** — On trouve parfois, chez un enfant qui boite en plongeant, tous les signes physiques que nous avons décrits comme caractéristiques d'une luxation de la hanche, mais cette luxation est-elle bien congénitale?

1° **La luxation traumatique** est facile à distinguer par les commémoratifs, et elle est infiniment rare chez les enfants.

2° **La coxalgie,** à une période avancée, *donne quelquefois une luxation* qu'on peut prendre pour une luxation congénitale si l'on ne voit l'enfant qu'après la disparition des signes aigus de la maladie.

Signes différentiels : commémoratifs et évolution bien différents.

La boiterie n'a pas commencé ici dès les premiers pas de l'enfant; elle est apparue plus tard avec les autres signes de la coxalgie, douleurs, etc. — Il y a eu généralement des abcès. La mobilité du fémur est beaucoup moindre généralement dans la luxation de la coxalgie que dans la luxation congénitale; l'adduction est diminuée, tandis que dans la luxation congénitale elle est plutôt augmentée; de même la flexion de la cuisse est limitée dans le cas de luxation de coxalgie, et non pas dans la luxation congénitale. Dans la coxalgie, la tête fémorale non seulement ne roule pas avec la même facilité dans la fesse, mais encore n'a pas la même netteté de contours, elle se trouve au milieu de tissus lardacés ou sclérosés et elle est généralement très amoindrie dans ses dimensions, elle est parfois même presque entièrement détruite. L'atrophie du membre est également plus grande dans le cas de coxalgie.

Certaines maladies aiguës (ostéomyélite, fièvre typhoïde, etc.) peuvent causer exceptionnellement une arthrite avec déboîtement de la hanche.

Dans ces cas, le diagnostic est facilité par les commémoratifs et l'évolution extrêmement rapide de la luxation.

3° La paralysie infantile peut donner aussi des luxations de la hanche.

Signes différentiels : assez souvent, la tête se déplace en dedans, tandis que dans la luxation congénitale elle se déplace en dehors et en haut. Mais en tout cas les commémoratifs sont différents. Cela a commencé après une fièvre plus ou moins nette. L'atrophie du membre est plus grande, il y a paralysie complète de certains muscles, des troubles de calorification, de nutrition et de coloration dans des segments plus ou moins étendus du membre; la tête du fémur est plus mobile et plus mobilisable que dans la luxation congénitale à cause de la paralysie de certains muscles. Il y a laxité articulaire, hanche folle, hanche de polichinelle, tandis que dans la luxation congénitale, l'abduction est au contraire très limitée.

Coexistence de la luxation congénitale avec d'autres maladies.

Pour terminer ce qui regarde le diagnostic, il faut savoir qu'on peut observer la coexistence d'une autre maladie avec une luxation congénitale de la hanche. Mais il est toujours possible sinon facile, par l'étude des commémoratifs et l'examen attentif des signes physiques, de retrouver, en les distinguant, les caractères des deux affections superposées.

Nous allons examiner rapidement ces autres maladies qui peuvent coexister avec celle-ci.

C'est parfois du *rachitisme*. Ainsi, il peut y avoir à la fois une luxation congénitale vraie et de la coxa vara.

C'est la *maladie de Little*.

J'ai vu trois fois des maladies de Little avec une luxation congénitale vraie et, dans les 3 cas, des confrères distingués avaient fait uniquement le diagnostic de maladie de Little (contracture des adducteurs, etc.), sans reconnaître la luxation congénitale.

C'est une *coxalgie vraie* ou une *arthrite traumatique*.

Lorsque à une luxation congénitale reconnue viennent s'ajouter des douleurs, ce qui n'est pas très rare, s'agit-il d'une coxalgie surajoutée, ou d'une simple fatigue douloureuse, d'une simple entorse?

Presque toujours, il s'agit d'une simple entorse et un repos de quelques jours, avec une immobilisation par l'extension ou par un bandage, aura raison de ces douleurs.

Lorsque cela dure, malgré le repos et l'immobilisation, chez un enfant qui, par ailleurs, a un mauvais état général, il faut se méfier.

J'ai vu ainsi, dans ces dix dernières années, 2 cas de coxalgie vraie, entée sur des luxations congénitale de la hanche.

L'existence d'une coxalgie ne pouvait pas être mise en doute dans ces 2 cas, car il est survenu des abcès tuberculeux bien typiques.

Mais, à côté de ces cas non douteux, je puis citer au moins deux erreurs de diagnostic pour des cas où l'on avait pensé à une coxalgie compliquant une luxation et où il s'agissait simplement d'une luxation avec formation d'un néo-cotyle et arthrite inflammatoire consécutive. Chez les deux enfants on retrouvait à peu près les mêmes symptômes : fatigue douloureuse à la marche qui avait fini par rendre celle-ci impossible, une déviation de la cuisse en flexion et adduction très marquées. Les essais de mobilisation de la hanche étaient douloureux et provoquaient de gros craquements. Avouons qu'il était permis de penser à une coxalgie greffée sur la luxation congénitale simple existant jusque-là.

Comment faire ce diagnostic difficile (fig. 25, 26)? Nous avons pu reconnaître l'existence d'un néocotyle non seulement par les rayons X mais encore par le seul examen clinique. L'enfant ayant été anesthésié, les mouvements de la tête fémorale étaient réduits dans ces 2 cas à 15 à 20 degrés seulement, malgré la résolution

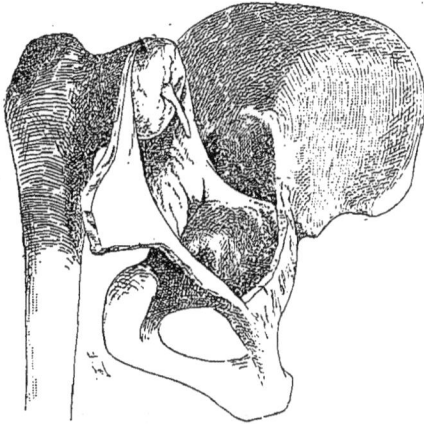

Fig. 25. — Néocotyle. — Luxation avec néocotyle d'après un cas personnel. — Le néocotyle est placé directement au-dessus de l'ancien cotyle déshabité. Entre les deux cotyles, une arête fibreuse.

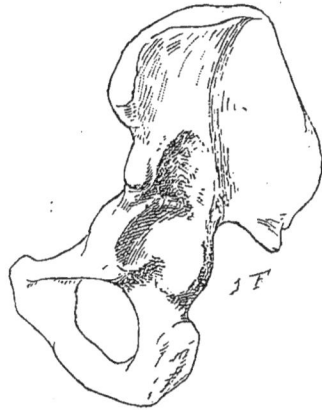

Fig. 26. — Autre cas de néocotyle. — Le néocotyle est moins creux et moins large que l'ancien cotyle.

chloroformique, tandis que dans la luxation avec coxalgie, sans néocotyle, la tête aurait pu être promenée autour de la fosse iliaque. Les craquements que cette mobilisation produisait étaient très bruyants; on sentait qu'ils étaient produits par le frottement de deux surfaces osseuses, érodées (fig. 27, 28), comme cela arrive dans le néocotyle, tandis que dans le cas de coxalgie avec luxation, la tête qui est en contact avec les tissus mous de la fosse iliaque ne peut donner de pareils craquements [1].

1. Autres éléments de diagnostic du néocotyle.

On a dit que le néocotyle ne s'observe pas chez les enfants, mais seulement chez les adultes; cela faciliterait bien le diagnostic si c'était vrai, mais cela n'est pas absolument vrai, je l'ai observé 4 fois chez des enfants de neuf à quatorze ans. Ce qu'on peut dire tout au moins, c'est qu'il est très rare au-dessous de dix ans.

C'est presque toujours en avant de la fosse iliaque que se font les néocotyles. Lors donc que la tête est en arrière il n'y a à peu près jamais de néocotyle. Et dans les cas où la tête, sans qu'il existe de néocotyle, est en avant, si l'on fléchit très fortement

La présence du néocotyle a été ici confirmée très nettement par les rayons X, ai-je dit, — et même dans un cas par un examen direct, car n'ayant pu réduire la luxation par les moyens ordinaires, j'ai dû faire à ciel ouvert la réduction sanglante; or je n'ai pas trouvé trace de fongosités, ni aucune des lésions ordinaires de la coxalgie, mais un néocotyle typique que voici figuré (fig. 198 de la planche III, placée à la fin du livre).

Remarquons dès maintenant, à propos des luxations avec néo-

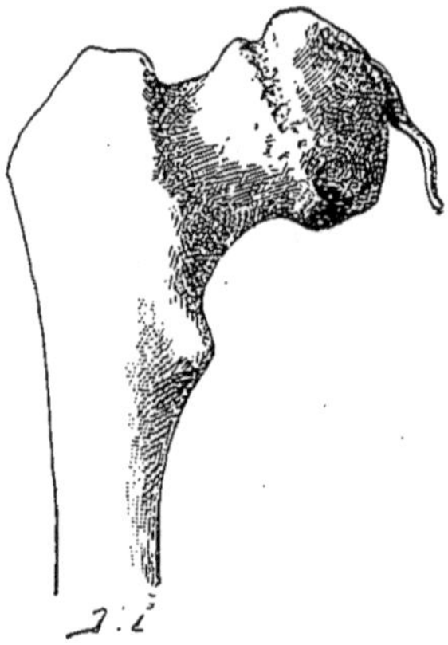

Fig. 27. — Chez un de nos malades la surface de la tête fémorale était érodée par le frottement de la surface osseuse nue du néocotyle (d'où les douleurs et l'impotence). Sillon sur la tête répondant au rebord du néocotyle.

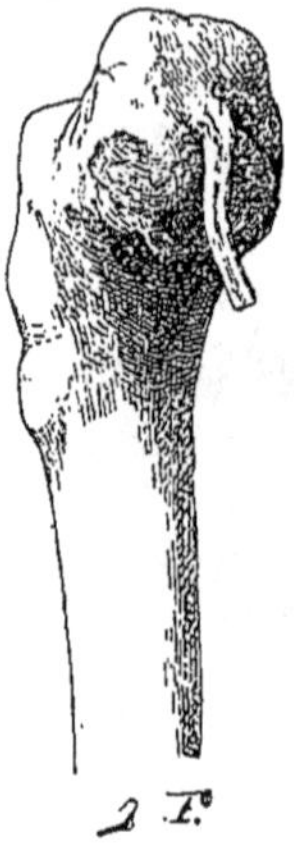

Fig. 28. — La même. — Le ligament rond persistait chez cette enfant de 10 ans et son insertion se confondait avec la bride fibreuse séparant l'ancien et le nouveau cotyle.

cotyle, que, d'après l'opinion généralement acceptée, le sujet

la cuisse, on fait filer la tête très loin en arrière, tandis que cela n'est pas avec un néocotyle.

Autre signe : si, fixant le bassin d'une main, on tire fortement sur le fémur avec l'autre main en le laissant ensuite revenir à sa place, on a la sensation d'une loge osseuse dans laquelle le fémur va et vient. Ce mouvement de va et vient est limité, il ne mesure que 1 centimètre à 1 centimètre et demi, mais il est net le plus souvent et fait penser à une luxation qu'on pourrait reproduire et réduire à volonté.

Lorsqu'on a cette sensation, c'est qu'il existe un néocotyle. Car il n'est pas possible de penser qu'on a pu, par ce mouvement, avec cette facilité chez un enfant âgé (il s'agit presque toujours d'enfants de plus de dix ans), reporter la tête fémorale dans le vrai cotyle, c'est-à-dire dans l'ancien cotyle.

Et de même, lorsque les parents vous disent ou que vous constatez que l'enfant peut à volonté reproduire et remettre le déboîtement, vous penserez à l'existence d'un néocotyle. J'ai vu un enfant pouvant faire sortir ainsi et rentrer à volonté la tête fémorale dans un néocotyle qui se continuait franchement et très largement avec le cotyle primitif.

Enfin lorsque le malade arrive avec des douleurs très vives et une adduction marquée (voir diagnostic, page 39) et que votre examen provoque des craquements osseux très manifestes, vous pouvez presque à coup sûr diagnostiquer l'existence d'un néocotyle.

marche plus facilement dans ces cas. Je dois avouer que la majeure partie des cas observés par moi, trois cas sur quatre, vont à l'encontre de cette opinion. En particulier, les deux enfants dont je viens de parler en étaient arrivés à une impotence presque complète.

Et M. Kirmisson cite un cas presque identique...

Je sais bien que cette impotence était due à l'arthrite inflammatoire survenue; mais celle-ci doit être bien fréquente dans le cas de néocotyle...

CHAPITRE II

PRONOSTIC

Sommaire. — *Abandonnée à elle-même* la luxation congénitale s'aggrave
d'année en année jusqu'à l'âge mûr — à peu près toujours.

La boiterie devient de plus en plus disgracieuse — et la résistance à la
marche de plus en plus faible. L'on peut observer à une certaine
période des crises douloureuses et même en certains cas une impotence au moins relative et momentanée.

L'abstention du médecin en présence de cette maladie n'est donc pas permise.

Soumise à un bon traitement la maladie guérit et l'état de la hanche redevient normal ou sensiblement normal. Ce traitement est très bénin et
très court, de 4 à 6 mois.

Il guérit toujours pourvu qu'on ait affaire à des enfants de moins de 7 ans.
De 7 à 12 ans l'on a encore 9 chances sur 10 d'obtenir la réduction —
et il n'en coûte rien d'entreprendre cette réduction.

De 12 à 15 ans l'on a encore 3 chances sur 4 d'obtenir la réduction.

A partir de 15 ans les difficultés de la réduction deviennent presque
insurmontables, cependant en préparant les malades longtemps à
l'avance, l'on aura de temps à autre quelques succès.

Voilà pour la luxation simple.

S'il s'agit de luxation double les limites d'âge indiquées ci-dessus doivent
être abaissées de 2 à 3 ans.

C'est-à-dire qu'une luxation double de 7 ans aura les mêmes chances de
réductibilité qu'une luxation simple de 9 à 10 ans.

Une luxation double de 12 ans les mêmes chances qu'une luxation simple
de 15 ans.

Réduire est tout. — Si nous avons réduit, nous saurons maintenir la
réduction ; ceci est bien acquis aujourd'hui, mais ce n'était pas vrai il y
a quelques années, où nous savions encore moins maintenir que réduire.

Aujourd'hui, avec les progrès tout récents de notre technique, nous avons
reculé beaucoup les limites de la réduction et nous avons des moyens
très assurés de la maintenir.

Nous dirons d'abord le pronostic de la luxation abandonnée à
elle-même, puis nous passerons au pronostic de la luxation soumise à la réduction non sanglante.

A. — *Pronostic de la luxation abandonnée à elle-même.*

Dire que l'infirmité passera « avec l'âge », suivant la formule chère à tous les parents, est une absurdité évidente pour tous ceux qui savent que cette infirmité a pour cause un déboîtement de la hanche.

Ce déboîtement ne se réduit pas plus tout seul qu'une luxation traumatique de l'épaule. Au contraire, la boiterie qui en est le résultat augmentera avec le degré du déboîtement, lequel s'accentue avec l'âge logiquement et fatalement.

Ainsi, à la naissance, la tête fémorale affleure généralement le rebord postéro-supérieur du cotyle; lorsque l'enfant fait ses premiers pas, elle glisse un peu davantage vers l'épine iliaque; et ne trouvant au-dessus d'elle aucun arrêt osseux, elle va remonter naturellement au fur et à mesure que l'enfant marche et qu'il augmente de poids en grandissant; elle va remonter et généralement se porter aussi en arrière dans la fosse iliaque. Chez un enfant de dix ans atteint de luxation double, j'ai trouvé la tête fémorale déjà reportée à 10 centimètres et demi au-dessus et en arrière du milieu de la ligne de Nélaton.

Dans la plupart des cas, cette tête finit par atteindre la crête iliaque. Je sais bien qu'elle s'arrête généralement contre ce rebord, mais considérez le chemin qu'elle a parcouru pour arriver jusque-là!

Il est trop clair que le devoir du médecin est d'avertir les parents, que le déboîtement augmentera avec l'âge de l'enfant et qu'en même temps et dans la même proportion augmentera aussi la boiterie qui, insignifiante au début, deviendra d'année en année plus disgracieuse et plus pénible.

Ceci n'est pas absolu, je ne l'ignore pas. On rencontre de loin en loin des cas de luxation, particulièrement des luxations doubles, chez des jeunes filles qui, ayant de bons muscles et sachant marcher adroitement, sont arrivées à gouverner et à atténuer le balancement du bassin au point de donner, au moins pour quelques minutes, tant qu'elles peuvent soutenir l'effort, l'illusion d'une démarche presque correcte et qui peuvent ainsi faire quelques pas en public sans boiterie appréciable.

Mais ces faits sont de véritables curiosités, tant ils sont exceptionnels. Est-il besoin de dire qu'il serait fou de déterminer notre ligne de conduite d'après de pareilles raretés?

La règle générale à retenir, la loi qui doit nous guider, c'est, on ne saurait trop le répéter, que les enfants atteints de luxation congénitale de la hanche voient leur infirmité augmenter avec l'âge et aboutir, non seulement à une boiterie extrêmement disgracieuse et à une incapacité relative de marcher, mais parfois même à une impotence presque complète.

A cette défectuosité de la marche, s'ajoute habituellement une certaine déformation du bassin et de la colonne vertébrale, dont il ne faut pas exagérer la gravité, mais qu'on ne peut pas nier non plus.

Le pronostic de la luxation double comparé au pronostic de la luxation simple. — On a l'habitude de dire que le pronostic de la luxation bilatérale est plus bénin que celui de la luxation simple. Or cela n'est pas exact dans la grande majorité des cas.

La luxation double est généralement plus grave, non pas seulement parce que, d'antérieure, sa forme devient plus rapidement postérieure et, par suite, la luxation se trouve être plus souvent et plus promptement irréductible, mais parce qu'elle aboutit beaucoup plus fréquemment à l'impotence ou tout au moins à des incapacités fonctionnelles pénibles.

Non seulement la malade se fatigue plus vite; mais elle se trouve arrêtée beaucoup plus souvent par de véritables poussées d'arthrite ou d'entorses douloureuses qui l'empêchent de marcher pendant plusieurs jours ou plusieurs semaines.

Cependant, je dois reconnaître que l'opinion assez généralement accréditée qu'une luxation double est préférable à une luxation simple n'est pas sans s'appuyer sur quelques faits et quelques raisons. Nous avons dit qu'on a vu parfois, très rarement il est vrai, des jeunes filles de dix-huit et de vingt ans, ou des adultes, qui avec des luxations doubles, hautes de 10 et 12 centimètres, ne boitent pas d'une manière notable. L'enfant qui se balance d'un côté, se hâte de poser l'autre pied, ce qui réduit le balancement du premier côté et le premier pied à son tour en se posant très vite, réduit le balancement de ce deuxième côté et ainsi de suite. C'est un phénomène un peu analogue à celui qui fait que les enfants boitent moins dans la marche rapide et dans la course que dans la marche lente.

Or ces faits de boiterie atténuée se voient bien plus exceptionnellement encore dans la luxation unilatérale.

Malgré ces faits, l'on peut dire que, d'une manière générale, la boiterie de la luxation congénitale double est plus disgracieuse et plus pénible que celle de la luxation simple.

L'impotence absolue est exceptionnelle sans doute, même dans la luxation double, mais on peut dire cependant que si la majorité des sujets atteints de luxation simple est capable de marcher assez longtemps sans fatigue appréciable et sans douleurs, le contraire a lieu habituellement dans une luxation double.

Cette question du pronostic comparé des luxations simple et double, question qu'on serait tenté de croire oiseuse, a un très haut intérêt pratique.

Il s'agit de savoir, dans les cas limites, ou l'un des côtés est réductible et l'autre ne l'est pas, s'il y a avantage pour le malade à le débarrasser de sa luxation d'un côté ou bien à le laisser comme il est avec ses 2 luxations.

Nous étudierons dans la partie clinique (page 212, 5ᵉ cas; lux. double) la réponse à faire à cette question et la conduite à suivre en pareille occurrence. Mais nous pouvons dire dès maintenant que cette réponse n'est pas uniforme pour tous les cas, et que c'est là une question « d'espèces ».

Le pronostic varie suivant la hauteur et suivant la forme de la luxation. — Si le pronostic est plus grave d'une manière générale pour les luxations bilatérales que pour les luxations simples, il varie pour les unes et les autres suivant la hauteur et suivant « la forme » du déboîtement.

Le pronostic est moins grave pour la forme antérieure que pour la forme postérieure, non pas seulement parce que dès le début la boiterie est plus disgracieuse dans la première, mais aussi parce que la luxation de forme postérieure s'aggrave presque fatalement, tandis que la forme antérieure s'arrête parfois dans son évolution, la tête trouvant un point d'appui assez solide derrière l'épine iliaque antérieure et supérieure.

C'est dans le cas de forme antérieure qu'une jeune fille qui a de bons muscles et sait marcher sur la pointe du pied, arrive à masquer assez bien son infirmité.

C'est dans le cas de forme postérieure qu'on observe au contraire le plongeon lamentable à chaque pas.

La luxation directement sus-cotyloïdienne tient le milieu, suivant nous, au point de vue de son pronostic, entre les deux formes antérieure et postérieure.

PRONOSTIC   47

Sans vouloir entrer dans de plus longs détails, nous pensons qu'après ce que nous venons de dire du pronostic de la luxation congénitale de la hanche abandonnée à elle-même, il nous sera permis de conclure que c'est un avenir réellement pénible et parfois misérable qui attend ces enfants. Faut-il évoquer en outre la douleur morale, plus aiguë peut-être que la douleur physique, que causent à ces jeunes filles (puisque la maladie frappe surtout les jeunes filles) leur disgrâce et leur infériorité esthétique?...

Bien inexcusable serait donc le médecin qui négligerait de faire ce qu'il faut pour guérir cette maladie, sous le prétexte qu'elle ne met pas en danger les jours de ceux qui en sont atteints.

B. — *Pronostic de la luxation soumise à la réduction non sanglante.*

L'abstention et l'inertie des praticiens seront d'autant plus inexcusables, désormais, qu'aucun médecin n'ignorera plus le traitement par lequel ces enfants disgraciés sont débarrassés de leur boiterie et redeviennent en quelques mois des êtres normaux.

Vous pouvez promettre aux parents cette guérison.

Mais cette promesse sommaire ne suffira pas aux parents qui vous demanderont de préciser. Ils vous poseront les diverses questions suivantes :

1° Êtes-vous sûr de guérir l'enfant?

2° Le traitement est-il dangereux?

3° Est-il pénible?

4° Combien de temps va-t-il durer?

A ces questions, voici les réponses à faire :

— Oui, il guérira, j'en suis moralement sûr.

Le traitement n'est pas dangereux.

Il n'est pas pénible.

Il nécessite un repos de quelques mois (4 à 6 à peine), après quoi on rendra l'enfant à la vie ordinaire.

Le traitement actif n'aura donc duré que six mois, et au bout d'un an, votre enfant marchera sans fatigue et sans boiterie.

1° Il guérira : A une double condition :

a) De réduire le déboîtement,

b) De le maintenir réduit.

Commençons par la fin si vous voulez, c'est-à-dire par la question du maintien.

Cette question, encore obscure et incertaine il y a cinq ou six ans, est parfaitement résolue aujourd'hui grâce aux derniers perfectionnements et aux dernières simplifications de la technique.

Il ne faut maintenant qu'un peu d'attention et de patience pour arriver sûrement à conserver la réduction acquise.

Le médecin peut promettre de conserver une bonne réduction, anatomique, dès qu'il l'aura obtenue, sans compter même qu'une précision mathématique dans la conservation du pôle de la tête en regard du pôle de la cavité cotyloïde n'est pas absolument indispensable pour guérir la boiterie.

L'expérience de ces dix dernières années a montré qu'on marche encore très bien avec une simple transposition antérieure peu accentuée.

Or, ce que les parents veulent, c'est que l'enfant ne boite plus; ce résultat fonctionnel est le seul qui les intéresse, et de celui-là, je le répète, on est moralement sûr, si l'on est prêt à appliquer très exactement la technique que nous décrirons plus loin.

Reste la première question; les chances qu'on a d'obtenir la réduction?

La réponse que vous y ferez dépend de l'âge de l'enfant.

1° *Enfants au-dessous de dix à douze ans.* — Lorsque l'enfant a moins de six ans, nous sommes certains (absolument certains, peut-on dire) de réduire la luxation. Nous pouvons le promettre pour ces enfants, au même titre par exemple que nous pourrions promettre la réduction à cet homme qui se présenterait à nous venant de se déboîter l'épaule à l'instant.

Lorsque l'enfant a de six à douze ans, nous sommes encore presque sûrs de pouvoir réduire, s'il s'agit d'une luxation simple — et de même aussi dans le cas de luxation double, s'il s'agit d'un enfant de moins de dix ans.

2° *Enfant au-dessus de dix à douze ans.* — Au delà de cet âge, nous ne pouvons plus être aussi rassurants. Cependant, entre douze et quinze ans pour une luxation simple, et entre dix et douze ans pour une luxation double, nous avons encore près des trois quarts de chances d'arriver à la réduction.

Avec de pareilles chances de succès, nous pouvons, nous devons tenter cette réduction. Nous ferons cette tentative en nous entourant, bien entendu, de toutes les garanties possibles, aussi bien pour augmenter nos chances de succès que pour rendre dans tous les cas notre action parfaitement bénigne.

C'est pour faciliter la réduction, dirons-nous aux parents, que nous ferons une extension préalable qui durera plusieurs mois. Et c'est pour que notre tentative reste bénigne que nous limiterons notre séance de réduction à une durée d'une demi-heure à trois quarts d'heure au maximum. Dans ces conditions, nous ne ferons courir aucun danger à l'enfant, tout en ayant bien des chances de la guérir.

3° *Au-dessus de quinze ans*, nos chances sont très notablement réduites, sans être cependant nulles.

J'ai réduit des luxations simples de seize ans, et des luxations doubles de treize à quatorze ans. Et je dois dire que chez une jeune fille de seize ans où j'ai réussi, la réduction a été même obtenue en moins de dix minutes. Je n'ai pas eu l'occasion de traiter des enfants plus âgés, mais d'autres chirurgiens, qui ont eu cette occasion, ont réussi dans quelques cas de dix-huit, vingt et même vingt-deux ans[1].

Il n'y a rien là qui doive nous étonner. Bouvier et Sedillot et plusieurs autres anatomo-pathologistes ont trouvé, en faisant des autopsies d'adultes atteints de luxations congénitales de la hanche, des cas où il était possible de faire rentrer la tête dans la cavité sans grand effort, le canal de la capsule fémorale étant demeuré parfaitement perméable et libre.

Il n'est guère permis de compter sur des cas aussi favorables qui doivent être infiniment rares, mais l'on aurait certainement de temps à autre d'agréables surprises et des succès si l'on soumettait systématiquement à une longue extension préalable les adolescents et les adultes atteints de luxation congénitale; si, au lieu de chercher à réduire d'emblée, l'on préparait par tous les moyens possibles cette réduction.

Si donc les parents, avertis de l'existence de ces quelques cas heureux de réduction à des âges avancés, veulent qu'on fasse un

---

1. Les épreuves de ce livre étaient imprimées lorsque m'est arrivée une femme *de 26 ans*, Mlle Alice B., de Marseille, atteinte de luxation congénitale gauche.

J'ai soumis cette courageuse jeune femme à une extension continue de 12 kilogr., qui a pu être portée, au 15° jour, à 28 kilogr. — Après 2 mois 1/2 de cette extension, la tête s'était abaissée à un demi centimètre de la ligne de Nélaton.

Je me suis alors décidé à un essai de réduction qui, après 35 minutes de manœuvres laborieuses, a parfaitement réussi (6 juillet 1905). La réduction a été vérifiée par la radiographie.

essai chez leurs enfants âgés de plus de quinze et seize ans, cet essai est permis et même indiqué.

Mais j'ai à peine besoin de vous faire remarquer qu'il est d'autres éléments d'appréciation que l'âge du sujet pour établir les chances de réductibilité de tel cas de luxation congénitale.

Je veux parler de la hauteur de la luxation au-dessus de la ligne de Nélaton et de la forme de la luxation qui peut être, soit antérieure, soit supra-cotyloïdienne, soit postérieure, suivant que la tête fémorale est située en avant, ou directement au-dessus, ou en arrière de la cavité cotyloïde.

La réduction se fera beaucoup plus aisément et à un âge beaucoup plus avancé dans la forme antérieure que dans la forme postérieure, c'est dire que celle-ci deviendra beaucoup plus promptement irréductible que la forme antérieure, sans qu'on puisse à cet égard rien préciser d'une manière absolue; il est permis de dire, par exemple, qu'une luxation de quinze ans, à forme franchement antérieure, présente autant de chances de réduction qu'une luxation postérieure de neuf à dix ans.

La luxation de seize ans que j'ai réduite était de forme antérieure (voir fig. 22), et par contre j'ai réduit un cas de luxation *double* à forme *postérieure* de près de treize ans, après, il est vrai, une longue préparation de trois mois.

Donc il n'y a rien d'absolu à cet égard.

Et puis n'oublions pas que, d'une manière générale, la luxation est d'autant plus haute et d'autant plus antérieure que le sujet est plus âgé.

C'est pour cela que j'insiste sur la question de l'âge, car c'est de ce facteur que dépendent, non pas toujours certes, mais dans la généralité des cas, tous les autres facteurs du pronostic.

Il restera bien évident pour tous que, dans tel cas exceptionnel, une luxation de cinq ans pourra être aussi difficile à réduire que telle autre de sept à huit ans; il suffit pour cela que celle-ci soit antérieure avec un *petit* raccourcissement et que la première (cinq ans) offre un raccourcissement très accentué ou soit nettement postérieure.

Mais, à part ces conditions spéciales propres à tel cas particulier, conditions que chaque praticien saura d'ailleurs déterminer et préciser en examinant chaque malade, on peut s'en tenir aux lois générales données plus haut d'après l'âge du sujet.

Enfin la réduction dépend aussi, est-il vraiment besoin de le dire? de l'habileté et de l'application du praticien.

Tel médecin, spécialiste ou non, arrivera à réduire des cas irréductibles pour son voisin moins ingénieux ou surtout moins persévérant, et un médecin attentif à bien surveiller la préparation du malade de longs mois avant la réduction et à suivre, le jour où il veut faire celle-ci, tous les détails de la technique dont l'exposé va suivre, aura des guérisons plus belles que tel autre médecin trop pressé, ou moins attentif, ou moins adroit, mais cela se devine aisément, et vous n'avez pas oublié les qualités de patience et d'attention que nous avons réclamées dès les premières pages de ce livre de ceux qui veulent aborder le traitement de la luxation congénitale de la hanche.

Nous nous bornons ici à ces quelques indications sur le pronostic du traitement non sanglant, nous réservant de revenir dans la deuxième partie clinique de ce livre sur les particularités que présentent les divers cas cliniques de la luxation congénitale.

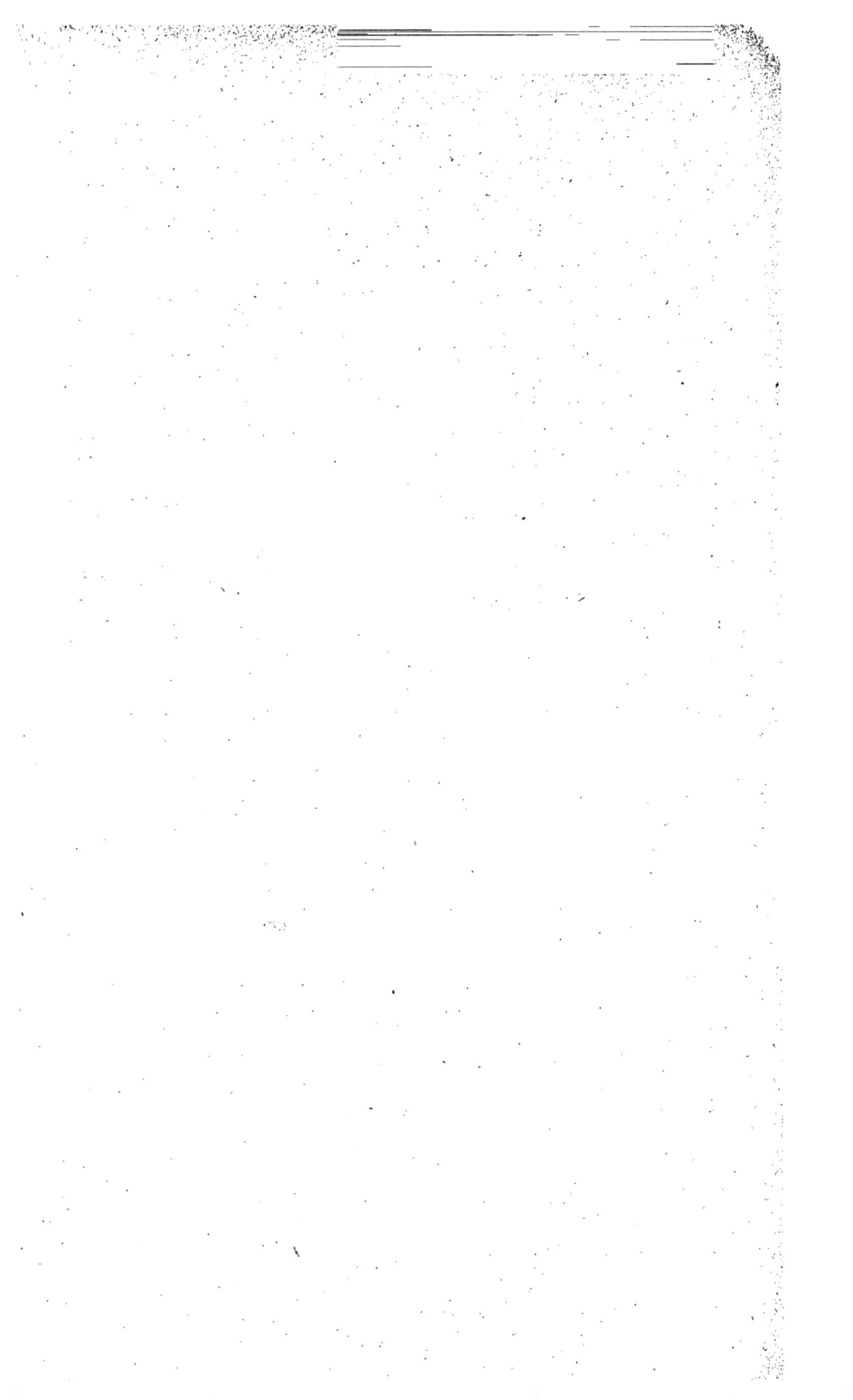

PREMIÈRE PARTIE

ÉTUDE TECHNIQUE DES MOYENS THÉRAPEUTIQUES

(CE QU'IL FAUT SAVOIR FAIRE POUR TRAITER TOUTES LES LUXATIONS DE LA HANCHE)

CHAPITRE III

1° AGE DE CHOIX POUR FAIRE LE TRAITEMENT

Sommaire. — Lorsqu'on a le choix de l'âge, traiter les enfants à 2 ou 3 ans pour les luxations simples et doubles : en un mot, dès que les enfants sont propres. Nous avons personnellement traité quelques enfants de 14 à 18 mois et obtenu chez eux des guérisons parfaites, dans l'espace de 4 mois.

Il arrive qu'un médecin ayant à traiter un cas de luxation congénitale de la hanche peut choisir le moment de son intervention. S'il a le choix, le médecin doit s'occuper de son petit malade entre deux et trois ans.

A cet âge la réduction est très facile, elle est même possible sans anesthésie, surtout après quelques jours d'extension préalable.

Et, d'autre part, l'enfant est déjà assez « grand » pour être propre; il ne souillera pas l'appareil. La contention est alors assez facile, tandis qu'à un an et demi par exemple, si la réduction est sans contredit plus aisée, la contention est un peu plus délicate à obtenir exactement, et j'aime mieux, pour les praticiens peu exercés à faire des appareils plâtrés très précis, augmenter la facilité de la contention au risque d'augmenter en même temps un peu (si peu en vérité!) la difficulté de la réduction; d'autant plus que celle-ci peut être sensiblement diminuée, je le répète, par une extension préalable de quinze jours que rien ne les empêchera de faire.

Tout se trouve ainsi concilié pour rendre le traitement aisé et sûr.

Je viens de dire que la contention est plus aisée à assurer à cet âge qu'à un âge plus tendre — pourquoi? ·

Parce que le rebord postérieur du cotyle est plus net à trois ans qu'à dix-huit mois, et que la rétraction élastique des tissus périarticulaires et en particulier des muscles, rétraction qui doit, à la suite de la réduction, appliquer et presser la tête contre le fond du cotyle, est aussi plus vigoureuse à trois ans qu'à un an et demi.

Voilà pour les luxations simples. Quant aux doubles, si l'on a le choix de l'âge et qu'on ait affaire à un enfant déjà propre, on interviendra de préférence six mois plus tôt, c'est-à-dire à deux ans ou deux ans et demi. Cependant trois ans est encore un âge très favorable... et même quatre ans.

Il faut noter que si, dans la luxation double, la difficulté de la réduction augmente plus rapidement avec l'âge, par contre, la contention se trouve être aussi sûre à deux ans que dans une luxation simple à trois ans ou trois ans et demi.

On peut donc intervenir à un âge plus tendre dans la luxation bilatérale que dans la luxation simple.

2° EXPOSÉ DU PROBLÈME THÉRAPEUTIQUE A RÉSOUDRE

Sommaire. — 1° La réduction ; 2° la contention ou maintien de la réduction.
La réduction rencontre trois obstacles.
a) *L'élévation de la tête fémorale*, reportée quelquefois très haut dans la fesse et maintenue là par la rétraction des tendons et des muscles longs de la cuisse.
L'abaissement de la tête sera possible, si l'on supprime cette rétraction, ce raccourcissement progressif des tendons et des muscles, en suivant une marche inverse, c'est-à-dire en faisant une traction continue puissante (18 à 20 kilogr.) pendant quelques semaines ou même quelques mois, 2, 4, 6 mois sur ces tissus rétractés. Parfois même une extension forcée extemporanée de 60 à 100 kilogr. nous donnera l'allongement immédiat voulu de ces tendons et muscles. De plus, en fléchissant la jambe sur la cuisse et le fémur sur le bassin, on relâche séance tenante les muscles antérieurs et postérieurs de la cuisse et ainsi s'obtient l'abaissement de la tête jusqu'au niveau de la cavité. Le chloroforme est également un puissant auxiliaire pour cela.

b) *Le rétrécissement de la capsule.* Jamais le canal n'est comblé entièrement. L'on a vu, chez l'adulte même, ce canal garder encore en certains cas une capacité suffisante, pour permettre le libre retour de la tête dans le cotyle.

Cependant il se rétrécit assez notablement d'une manière générale. Mais il reste dilatable par les manœuvres de réduction et les faits ont démontré que, jusqu'à 7 ans toujours, — et jusqu'à 10, 12, 15 ans presque toujours, et quelquefois même au-dessus de 15 ans — on pouvait amener la dilatation du léger rétrécissement capsulaire existant, en faisant travailler longuement la tête à l'entrée de ce détroit.

c) *L'étroitesse de la fente qui représente l'entrée du cotyle.* En réalité cette étroitesse est le principal obstacle à la réduction, d'autant qu'on a moins de prise sur cet obstacle que sur les deux précédents. Cependant cette fente, dont la lèvre postérieure est osseuse et la lèvre antérieure ligamenteuse, se laisse agrandir généralement, de même que le détroit capsulaire, par le travail prolongé et habile de la tête qu'on présente successivement dans tous les sens pour la faire mordre sous la lèvre ligamenteuse pendant les manœuvres de réduction.

Et, en fait, jusqu'à 10 ou 15 ans, on arrive presque toujours, avec un peu de persévérance et d'efforts, à reporter la tête dans le cotyle, — cotyle rudimentaire sans doute, mais suffisant pour donner un point d'appui momentané à la tête si, par ailleurs, nous mettons la cuisse en abduction forcée.

2° **Le maintien de la réduction**, c'était le gros problème autrefois.

Le maintien de la réduction est devenu un jeu aujourd'hui, grâce à la position d'abduction forcée donnée à la cuisse, et grâce à nos appareils plâtrés.

Par ce maintien prolongé artificiellement pendant 5 à 6 mois, les deux organes mal formés, tête et cotyle, vont se façonner mutuellement, harmoniquement; le cotyle va se creuser profondément, tandis que la capsule revient sur elle-même et se rétrécit tout autour des extrémités articulaires remises au contact.

C'est la fonction qui refait l'organe; 5 à 6 mois après cette contention artificielle, on pourra lâcher les deux extrémités articulaires, elles ne s'abandonneront plus, si vraiment pendant les 5 à 6 mois de contention le sommet de la tête a été bien réellement maintenu contre le cotyle osseux et non pas en un autre point, par exemple contre la capsule.

Exposé rapide du problème thérapeutique à résoudre et des difficultés à vaincre.

Avant de décrire les divers temps du traitement, il est indispensable de dire un mot des obstacles que nous rencontrerons en chemin. Il faut les connaître pour être à même d'en triompher et pour saisir la raison de chaque détail du traitement.

1° **Obstacles s'opposant à la réduction du déboîtement.** — A l'époque, encore toute récente, où la croyance à l'incurabilité de

cette maladie passait. pour un article de foi, on disait aux auda-
cieux qui prétendaient discuter :

Où voulez-vous ramener la tête du fémur? il n'y a pas, ou il n'y
a plus de cotyle. D'ailleurs, ce cotyle existerait-il, que des obsta-
bles invincibles s'opposeraient à la descente de la tête jusqu'à lui :
1° à savoir, *la fixation de la tête dans la fesse* soit par des adhé-
rences reliant la capsule au
périoste de la fosse iliaque,
soit par le racourcissement
et la rétraction des muscles
et des tendons de la partie
antérieure et de la partie
postérieure de la cuisse; 2° *le
retrécissement en sablier* de
la partie médiane *de la capsule*, rétrécissement infran-
chissable, et 3° *la fermeture
du cotyle osseux, par la capsule* fémorale qui passe sur
lui comme un couvercle solide, scléreux, inextensible;
ce couvercle est plaqué sur
la surface antérieure du cotyle presque à la manière
du périoste plaqué sur l'os.

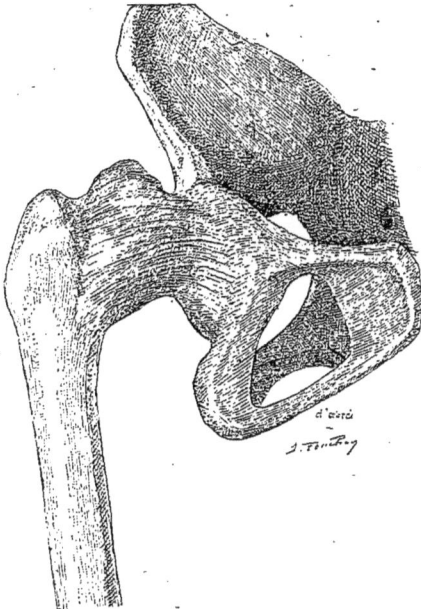

Fig. 29. — Rétrécissement de la capsule entre
la tête et le cotyle. — Vue extérieure.
(D'après Pravaz.)

Voilà bien des impossibi-
lités accumulées, semble-t-il,
à plaisir par la nature pour rendre le problème de la réduction à
jamais insoluble.

Voici notre réponse :

Il y a toujours un cotyle, non pas certes un cotyle de forme
régulière ou de développement suffisant, mais une dépression à la
place normale de la cavité cotyloïde, un cotyle rudimentaire
toujours assez net pour qu'on sache où il faut descendre la tête
fémorale.

Quant aux impossibilités dont vous parlez, quant à ces obstacles
« invincibles », qui s'opposeraient à l'abaissement de la tête jusqu'à
ce cotyle rudimentaire, s'ils sont invincibles chez cette jeune fille
de vingt ans, ils ne l'ont pas toujours été, ils ne l'étaient pas dans
la première et même dans les premières années de la vie; ils le

deviendront à la longue de la même façon qu'une luxation traumatique n'est jamais ou presque jamais irréductible d'emblée,
mais le devient après quelques mois.

L'anatomie pathologique de la luxation congénitale de la hanche
nous apprend en effet qu'à la naissance les deux extrémités articulaires, si elles ne sont déjà plus emboîtées, sont encore au même
niveau, en regard, qu'elles se
touchent encore par quel-
ques points.

Mais après la naissance,
sous l'influence de l'action
des muscles longs de la
cuisse, dans la position horizontale d'extension, et surtout après les premiers pas
de l'enfant, sous l'influence
de la pesée du corps, elles
s'éloignent de plus en plus
l'une de l'autre, la tête remonte dans la fesse.

Du fait de cette ascension,
les muscles longs de la cuisse
se rétractent progressivement.

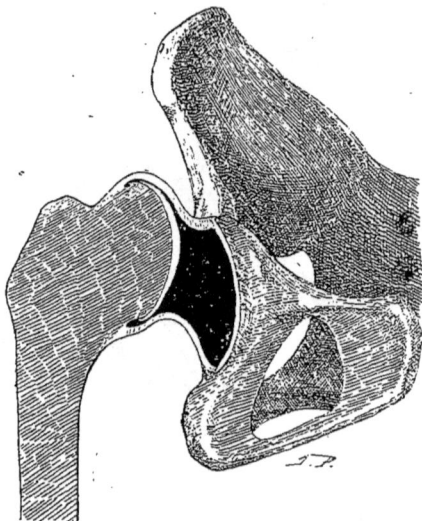

Fig. 30. — Vue intérieure du rétrécissement.

La capsule s'étire d'autant ; elle se retrécit en son milieu entre
le cotyle et la tête (voir fig. 29, 30).

Au niveau de ce détroit, la capsule se plisse et s'épaissit. La
cavité cotyloïdienne va se trouver de plus en plus effacée par la
tension du feuillet capsulaire antérieur qui passe sur elle, comme
un couvercle, si bien que l'entrée du cotyle sera réduite, un jour ou
l'autre, à l'état d'une fente presque virtuelle (toujours ouverte peu
ou beaucoup cependant, fig. 34, 32).

Par ailleurs le cotyle et la tête, qui, n'étant plus en rapport, ne
peuvent plus se façonner réciproquement, se sont plus ou moins
déformés ; le bassin s'est déformé à son tour, et vous pressentez
aussi les autres lésions secondaires qu'amènera par la suite le
déboîtement de la hanche.

Telles sont indiquées sommairement les lésions anatomiques
de la luxation congénitale et leur évolution ; mais ce que nous en
voulons dégager ici, c'est que, dans les premières années de la vie,

il n'y a pas encore d'impossibilité anatomique à la descente de la tête jusque dans le cotyle ; ni la rétraction des muscles, ni le rétrécissement de la capsule, ni la fermeture du cotyle ne sont encore suffisants pour empêcher cet abaissement.

Nous savons aujourd'hui que cette impossibilité n'existe guère avant quinze ans ou tout au moins que la résistance qu'opposent les obstacles mentionnés peut être modifiée jusqu'à cet âge, par un long et patient brassage, par une extension douce et progressive faite pendant des semaines et des mois. Pravaz, qui a soutenu le premier la théorie de la réductibilité chez les enfants, apportait déjà des faits à l'appui de son opinion. Bien plus, il existe quelques rares pièces anatomiques de luxation congénitale d'*adultes* ; vous lisez bien d'adultes de vingt-cinq, trente, quarante ans, chez qui l'on a pu librement, par un canal capsulaire suffisamment large, ramener la tête dans le cotyle. Et ce qui est tout au moins piquant, c'est que Bouvier, qui jetait l'anathème sur Pravaz et affirmait l'impossibilité de réduire en aucun cas, a apporté lui-même une de ces pièces anatomiques, se donnant ainsi à lui-même un démenti catégorique.

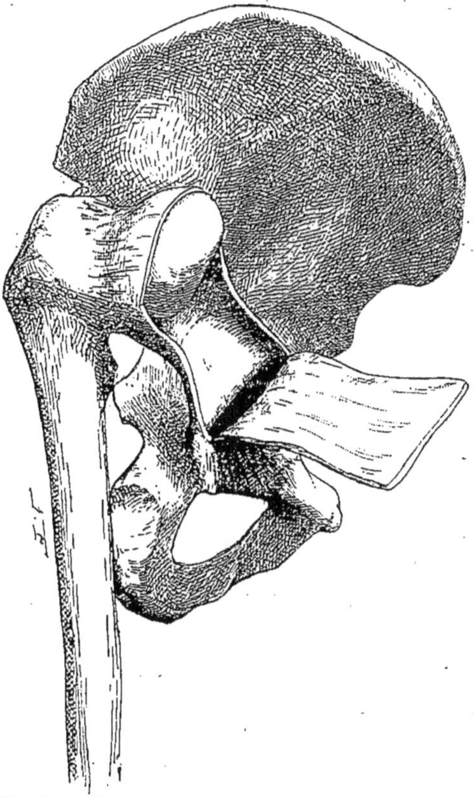

Fig. 31. — Un cas personnel de luxation de 10 ans où l'orifice d'entrée du cotyle était exceptionnellement rétréci. — La capsule antérieure, très rétractée, a transformé l'orifice en une boutonnière tellement étroite qu'il était impossible de la faire franchir à la tête fémorale. J'ai dû faire l'opération sanglante. (Voir appendice p. 261.)

Mais ce fait de la réductibilité par les moyens indiqués ne s'accorde-t-il pas avec ce que nous observons ailleurs ?

Dans le traitement du pied bot, par exemple, dans le redressement de la coxalgie, on arrive très bien, par des manœuvres

douces et progressives, d'une durée de plusieurs mois, à modifier
et à allonger des tissus fibreux qui paraissaient au début absolument inextensibles; l'on y arrive en leur faisant subir simplement un travail inverse de celui qui a amené leur rétraction et
leur raccourcissement, rétraction qui avait duré ici, comme dans
la luxation, plusieurs an-
nées.

Il est donc possible de
triompher du premier ob-
stacle au retour de la tête
dans le cotyle rudimentaire,
à savoir la rétraction des
tendons et des muscles.

Quant aux deux autres,
le rétrécissement de la capsule en sablier et la fermeture du cotyle par la capsule antérieure passant sur
lui comme un volet presque
rigide, cette disposition est
tout à fait comparable à
celle d'un gant neuf dont
les parois sont accolées;
nous aurons à séparer les
deux feuillets en procédant
comme on fait avec l'ins-
trument, avec la pince du
marchand de gants. L'ins-
trument sera ici la tête
fémorale elle-même — que nous ferons agir et mordre entre
les deux feuillets de la capsule, longuement et patiemment, en
la présentant à l'entrée de la partie rétrécie, soit de pointe,
soit de face, soit de coin. Petit à petit, cette tête osseuse, ainsi
maniée en divers sens, arrivera par un mouvement de bascule,
par un mouvement de levier, par les diverses manœuvres que
nous dirons, et après dix, quinze, vingt minutes d'efforts persévérants à soulever, distendre, allonger progressivement la capsule et elle finira par forcer le passage pour venir se loger, au
moins en partie, dans la loge ostéo-fibreuse que fait le cotyle avec
la capsule (voir fig. 32, 33 et 34).

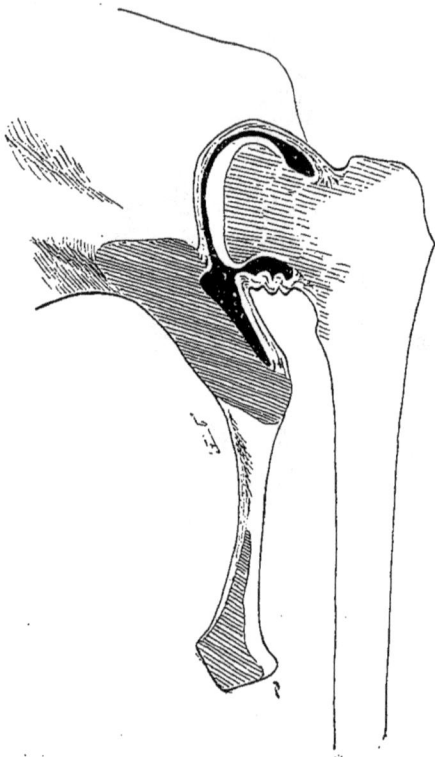

Fig. 32. — La même pendant la tentative de réduction (coupe schématique).

Cette loge existait sans doute virtuellement, mais par suite du plissement et du rétrécissement de la capsule, résultat de plusieurs années d'un travail de rétraction, il a fallu retrouver et rouvrir cette voie obstruée.... Mais cela se peut, vous le voyez, et cela doit être, — non pas toujours et indéfiniment, mais pendant les premières années de la vie.

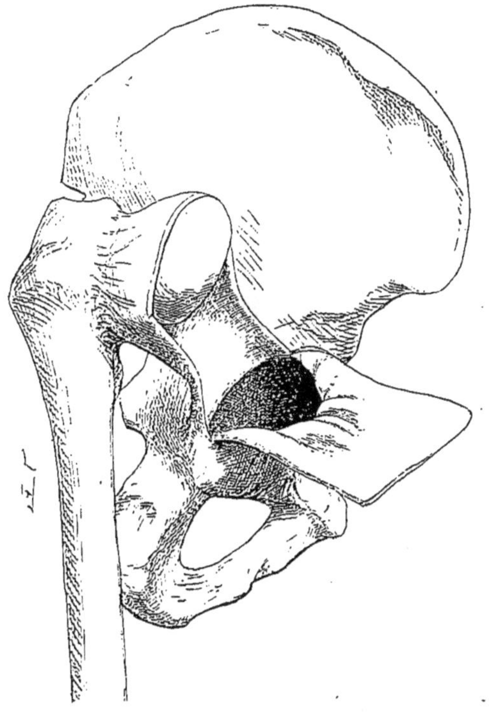

Aujourd'hui la question est jugée, et ce que les contemporains de Pravaz appelaient son erreur est devenu la vérité, une vérité indiscutable.

Il est parfaitement acquis que l'abaissement de la tête dans le canal capsulaire jusqu'à la cavité cotyloïdienne n'est impossible qu'à partir d'un certain âge changeant avec les sujets, et aussi pourrait-on dire avec le médecin, d'après le souci qu'on aura eu de préparer plus ou moins longuement les tissus avant l'opération.

Il est même démontré aujourd'hui que, contrairement à ce que pensait Pravaz, chez les enfants jeunes, au-dessous de huit à dix ans, cet abaissement de la tête peut se faire d'emblée, sans extension préparatoire, mais, il est vrai, avec l'aide du chloroforme que Pravaz n'avait pas.

Mais nous en avons assez dit pour montrer comment a pu être résolue pratiquement la première partie du problème thérapeutique, à savoir la réduction de la luxation congénitale de la hanche.

Restait à résoudre la deuxième partie du problème : à savoir le maintien de la réduction.

Fig. 33. — Comment la réduction deviendra possible dans des cas un peu moins rebelles que le précédent. — L'action de la tête fémorale dans les manœuvres de réduction a transformé progressivement la fente linéaire en un orifice circulaire de largeur suffisante.

2° **Maintien de la réduction.** — Les partisans du dogme de l'incurabilité de la luxation congénitale disaient : « En supposant que vous rameniez la tête fémorale dans ce cotyle rudimentaire, à quoi cela sert-il? La tête remontera aussitôt que vous l'aurez lâchée, car elle ne peut se fixer sur cette surface plate, les muscles l'auront bien vite ramenée à sa place.

Nous répondrons :

« Il n'est pas absolument vrai de dire que la tête fémorale ramenée au niveau du cotyle rudimentaire n'y trouve aucun appui. Ce cotyle, au contraire, a toujours, ou à peu près toujours, un rebord supérieur et postérieur assez net qui servira à la tête fémorale « de heurtoir », une barrière capable de la retenir, de l'arrêter, au moins un court instant, pour peu que nous donnions à la cuisse une position d'abduction.

Sans doute, cette rétention est très instable, et si nous abandonnons le membre inférieur, la tête aura tôt fait de retourner à sa

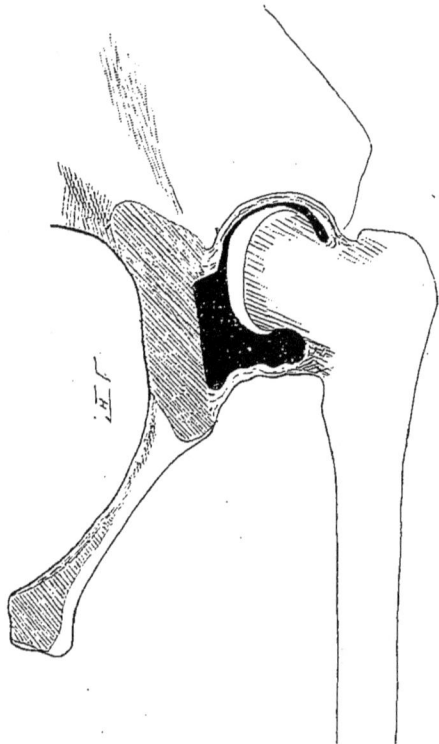

Fig. 34. — La même (coupe schématique).

place primitive, dans la fosse iliaque; en effet, même dans les meilleurs cas, le cotyle n'est jamais assez profond ni assez bien formé, j'en conviens, pour retenir à lui tout seul, d'une manière durable et définitive, la tête fémorale comme le cotyle retient celle-ci par exemple dans une luxation traumatique réduite. Mais ne pouvons-nous pas lui venir en aide, soit en appliquant sur le grand trochanter, à l'exemple de Pravaz, des pelotes de pression maintenues par une ceinture (pelotes destinées à plaquer de force la tête fémorale contre le cotyle), soit en portant la cuisse en abduction notable et en la fixant par un appareil plâtré, comme font les orthopédistes modernes?

Pravaz avait montré par des faits bien observés qu'il était possible, avec ces pelotes, de retenir artificiellement la tête fémorale au contact du cotyle rudimentaire.

Mais on devine combien ce maintien était encore instable et à combien de risques de récidive l'on restait exposé.

Il fallait toute l'attention quotidienne et toute l'habileté de Pravaz pour assurer ce maintien, et encore suffisait-il d'un choc un peu violent pour chasser la tête fémorale.

Si la difficulté n'était plus dès lors insurmontable, elle restait cependant très grosse. Ce sont les orthopédistes modernes, Lorenz surtout, qui en ont trouvé la solution. Ils ont mis la cuisse en abduction forcée à près de 90 degrés, au lieu de la laisser en abduction légère, à la manière de Pravaz.

Autant la tête fémorale sans abduction ou en abduction légère était instable, autant elle se trouve solidement fixée dans la position « moderne » d'abduction marquée de la cuisse, et cette abduction est aujourd'hui très facile à conserver avec nos appareils plâtrés.

C'est très simple, à coup sûr, comme vous le voyez, mais il fallait y penser.

Mais ce n'est pas tout, et nous n'en n'avons pas fini avec les objections.

« Très bien, accordent les opposants, voilà la tête fémorale fixée par un appareil plâtré au niveau du cotyle, dans cette position d'abduction extrême; mais vous ne pouvez pas laisser le malade indéfiniment dans une position aussi extraordinaire. Vous l'abandonnerez donc un jour ou l'autre, et ce jour-là, adieu tous vos efforts, la tête lâchée filera dans la fosse iliaque; vous n'êtes pas plus avancé que le premier jour et le malade a perdu un ou deux ans! Vous n'avez pas oublié le jugement sévère de Farabeuf[1]... »

Vous vous trompez, leur répondrons-nous; vous semblez croire que nous avons affaire ici à deux corps inertes, maintenus en contact, à deux éléments immuables, et que ce contact, quelque prolongé qu'il soit, ne saurait modifier: c'est là une erreur complète. Ce cotyle et cette tête sont deux organes vivants en voie de transformation continuelle, surtout chez les enfants très jeunes; et ces deux organes ne pourront pas rester ainsi « nez à nez » si j'ose dire, pendant de longs mois, sans réagir l'un sur l'autre, sans

---

1. Farabeuf, *Manuel des résections* : La luxation congénitale de la hanche.

se modifier, sans se transformer continuellement et profondément l'un par l'autre.

Isolés par le fait de là luxation, le cotyle et la tête s'étaient déformés et rapetissés ; remis au contact, ils vont reprendre leur forme et leurs dimensions normales.

Le sommet de la tête fémorale mis et maintenu en regard du cotyle plat, ne va pas rester inerte, il va travailler, il va presser sur le cotyle, il va le « tarauder », le pénétrer petit à petit, s'y creuser une loge, une case de plus en plus nette qui finira par devenir sensiblement aussi profonde que le cotyle normal et par conséquent suffisante ; tandis que la forme de la tête elle-même va se modifier symétriquement. Là encore, la fonction fait l'organe, ou tout au moins, puisqu'il faut compter avec l'influence ancestrale qui nous a donné un cotyle rudimentaire, va assurer son déve-

Fig. 35. — Un autre cas de néocotyle (Le Damany). — L'ancien cotyle s'est déformé tandis que le néocotyle a pris une forme régulière.

loppement régulier, son harmonie, sa forme définitive en un mot.

Ne retrouvons-nous pas ici la grande loi des êtres vivants, que tous vous connaissez ? Il n'y a rien là non plus qui heurte les idées reçues.

Ne savons-nous pas, en effet, qu'une tête fémorale luxée *trau-matiquement* dans la fosse iliaque est capable, assez souvent même chez l'adulte, de se creuser une loge sur cette surface plane ; que la tête dans la luxation congénitale elle-même, peut également ment créer une néocavité dans la fosse iliaque, lorsque la rupture de la capsule lui permet d'agir directement sur l'os coxal (fig. 35).

A plus forte raison, va-t-on admettre que cette tête puisse arriver à se créer une loge dans l'ancien cotyle dont la forme et la pro-fondeur se rapprochent beaucoup dans certains cas favorables de celles d'un cotyle normal et lequel cotyle, dans les plus mauvais cas, est encore assez nettement dessiné. La tête va trouver là une épaisse couche de cartilage qui se laissera facilement façonner.

C'est ainsi, en effet, que les choses se passent. Pravaz avait déjà

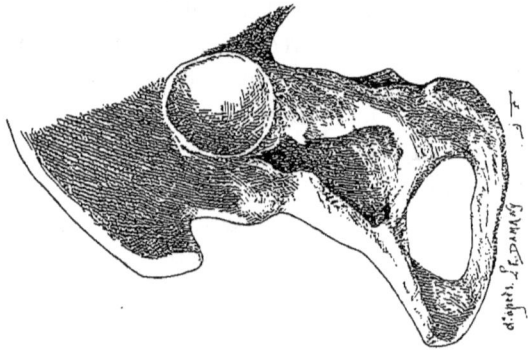

pressenti et même nettement formulé cette loi de transformation, des organes vivants, au contact les uns des autres.

Des expériences faites chez les animaux confirmaient encore récemment (Le Damany, fig. 36) l'assertion de Pravaz que celui-ci appuyait déjà sur des observations cliniques nombreuses.

On peut donc affirmer que la tête fémorale remise au contact de la paroi osseuse et cartilagineuse du cotyle, la travaille, la façonne et s'y crée un véritable « nid » qui devient suffisant à la longue. Cela est si vrai que j'ai pu, chez plusieurs de mes malades où j'ai continué la pression de la tête sur le cotyle pendant huit, dix, douze mois en abduction forcée, arriver

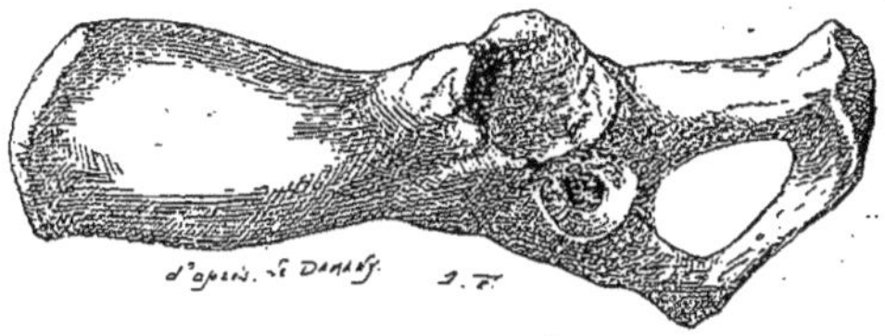

Fig. 36. — Dans ce cas de Le Damany, on avait produit une luxation expérimentale du fémur chez un lapin et il s'était produit un néocotyle au-dessus et en arrière de l'ancien.

à donner à celui-ci un développement plus considérable, une profondeur plus grande, que celle du cotyle normal (où la tête, de par la position d'extension naturelle de la jambe, n'appuie guère sur le fond mais plutôt sur le plafond du cotyle).

Dans les cas dont je parle, le trochanter était plus effacé et la cavité apparaissait aux rayons X et à l'examen clinique plus profonde du côté malade que du côté sain.

Le jour où la forme et le développement normaux des deux extrémités articulaires seront ainsi retrouvés, on pourra cesser la position d'abduction artificielle de la cuisse. Le membre inférieur pourra être remis dans sa position normale, la réduction ne se défera plus. L'expérience et l'observation ont montré que ce résultat était acquis après environ cinq mois de pression de la tête sur le cotyle, cinq mois d'abduction de la cuisse.

Voilà donc résolue la deuxième partie du problème : *Le maintien de la réduction.*

La question du traitement de la luxation congénitale de la hanche revient par conséquent à ceci :

S'efforcer de ramener la tête jusque dans le cotyle rudimentaire et maintenir artificiellement ce contact, et mieux encore assurer, au lieu d'un simple contact, une *pression* réciproque des deux extrémités articulaires.

Or, l'abduction forcée assure justement cette pression réciproque des deux os et favorise en outre le travail de rétraction des tissus fibreux périarticulaires qui, de même qu'ils avaient été distendus par la luxation, se rétractent après la réduction et contribuent ainsi puissamment à rendre cette réduction plus stable.

Et ainsi, après un temps qui varie de quatre à six mois, le cotyle plat sera devenu un cotyle creux suffisant pour retenir la tête fémorale.

A partir de ce moment, où la tête a reconquis, moitié par la force, moitié par la douceur, son droit de cité dans le cotyle, nous pourrons ramener le membre de cette position extrême à la position normale sans que la tête dérape désormais, même lorsque nous laisserons marcher les enfants. Et à la suite de la réduction anatomique s'obtiendra la disparition de la boiterie.

La guérison fonctionnelle sera complétée par des massages, des exercices divers et surtout par la marche elle-même. Si bien que nous verrons le malade arriver, au bout de quelques mois, six à douze généralement, à un état sensiblement normal.

L'antéversion de la tête, la torsion du fémur et du squelette, les autres déformations qui étaient la cause ou la conséquence de la luxation, vont disparaître petit à petit d'une manière naturelle dès que la luxation sera réduite et maintenue ainsi artificiellement, et cette disparition se fera d'autant plus vite et plus complètement que le sujet sera plus jeune. Ainsi se trouve résolu le problème thérapeutique de la guérison de la luxation congénitale de la hanche.

Ayant ainsi posé le problème et indiqué à très grands traits la manière de le résoudre, nous pouvons entrer dans le détail de la technique de ce traitement.

CHAPITRE IV

SCHÉMA ET INDICATION RAPIDE DES DIVERS TEMPS DU TRAITEMENT

Sommaire. — 1° **On prépare la réduction.**

a) Par l'extension continue plus ou moins prolongée.

b) Par l'extension forcée extemporanée.

c) Par le pétrissage des adducteurs.

2° **On fait la réduction** par 3 manœuvres.

La 1re : flexion directe à 90° et traction directe sur le genou fléchi.

La 2e : fléchir à 90°, puis rabattre le genou en dehors par un mouvement de bascule.

La 3e : fléchir le genou puis le tirer non plus en dehors mais en dedans.

3° **On vérifie la réduction,** — diagnostic de la réduction obtenue.

4° **On la parfait** par quelques mouvements de vrille sur le fémur et en la défaisant et refaisant plusieurs fois.

5° **On choisit la position de maintien.**

C'est généralement 70, 70 et 0.

C'est-à-dire 70° de flexion, 70° d'abduction et 0 de rotation.

C'est la position de choix pour le creusement du cotyle.

Parfois cela ne tient pas ainsi. — On est alors obligé de se résigner temporairement, pour deux à trois semaines, à une abduction plus forte, 90° ou plus — et flexion forcée. Mais après ces deux ou trois semaines, on remet les choses dans la position de choix et cela tient cette fois.

6° **Appareil plâtré.**

7° **Un seul ou mieux plusieurs appareils** (deux ou trois).

8° **On lâche l'enfant** au 4e ou 5e mois, — on le masse et on lui apprend à marcher.

Le traitement comprend la réduction et le maintien de la réduction.

A. — *La réduction.*

Elle se fait sous chloroforme.

1° **Assouplissement des tissus périarticulaires rétractés.** — Dès que l'enfant dort, on commence par assouplir et allonger les tissus périarticulaires rétractés, on les brasse, on les pétrit, on les distend pour rendre possible l'abaissement, jusqu'au niveau du cotyle, de la tête fémorale (parfois très remontée) et arriver à obtenir l'élargissement du canal capsulaire et l'élargissement de la fente presque virtuelle qui représente l'entrée du cotyle. Cette distension immédiate se fait par des tractions à la main ou avec un moufle et un dynamomètre.

Nous avons déjà dit (au chap. Pronostic) que, pour les vieilles luxations, cette extension immédiate ne suffisait pas, et qu'il fallait faire, à l'exemple de Pravaz, une extension continue de plusieurs semaines ou de plusieurs mois avant de passer à la réduction. Et par contre, pour les tout petits, cette extension forcée immédiate est inutile, le simple pétrissage des adducteurs suffit, sans autre préparation pour les cas faciles, chez les enfants de moins de six ans.

Ainsi donc, dès que l'enfant est endormi, on fait, pour distendre les tissus rétractés, soit une extension forcée de la jambe malade que deux aides, l'un au genou, l'autre au pied, tirent en bas et en dehors, le tronc étant bien maintenu d'autre part, soit un simple pétrissage des adducteurs sur la cuisse portée en abduction, après quoi on passe aux manœuvres de la réduction proprement dite.

2° **Manœuvres de réduction.** — L'enfant, couché sur le dos, est attiré vers l'extrémité inférieure de la table, le bassin affleurant cette extrémité. Vous faites fixer le bassin sur la table solidement par un ou deux aides.

Vous-même, debout ou assis, placé au pied du membre malade, vous saisissez le genou de vos deux mains (la jambe étant repliée sous la cuisse), et vous commencerez par lui faire décrire quelques larges mouvements de circumduction en tous sens pour distendre encore une fois les tissus périarticulaires. Puis vous commencerez la manœuvre proprement dite de réduction : pour cela vous fléchissez le genou jusque sur le ventre, puis vous revenez à la flexion à angle droit et vous vous y tenez; mais en tirant fortement le genou vers vous comme pour le détacher de l'os iliaque; en même temps que vous tirez à vous, vous pouvez aussi porter le genou un peu en dehors, en légère abduction. Parfois la réduction se fait par cette traction seule.

Mais généralement vous devez y ajouter une action directe sur la tête fémorale. Vous laissez donc une seule main pour tirer ainsi sur le genou et vous allez avec l'autre main à la recherche de la tête que vous trouvez butant contre le bord postérieur du cotyle, vous poussez directement sur elle pour la conduire par-dessus le rebord postérieur dans la cavité.

Insistez pendant quelques minutes, jusqu'à ce que la réduction se fasse.

Vous pouvez aussi avec avantage confier à un aide le soin de tirer avec ses deux mains sur le genou et de porter en même temps en dehors, degré par degré, le genou fléchi tandis que vous-même vous poussez avec les deux vôtres sur la tête fémorale, et cette manœuvre, continuée pendant quelques minutes avec persé-vérance et patience pour décoller petit à petit la capsule qui ferme en avant le cotyle, vous donnera presque toujours la réduction.

Cette réduction s'obtient donc, soit dans la flexion directe à 90° sans presque d'abduction quelquefois, soit plus souvent en y ajoutant une abduction plus ou moins marquée suivant les cas; l'on doit aller parfois doucement et progressivement jusqu'à une abduction de 90° avant d'obtenir la réduction. Nous indiquerons plus loin d'autres manœuvres qui conduisent au résultat désiré, au cas où, par hasard, les manœuvres précédentes auraient échoué.

Lorsque la tête rentre dans le cotyle, vous êtes averti par la *production d'un claquement* et une secousse très appréciables pour l'opérateur et même pour les assistants.

On vérifie la réduction en la défaisant. Pour la défaire, il suffit de reporter la cuisse en dedans; à un moment donné, la tête bondit subitement hors du cotyle et retourne à sa place primitive : on l'a vue et entendue sortir du cotyle. On la remet alors en place par la même manœuvre qui a déjà réussi une première fois, et qui réussit encore plus aisément cette fois.

La réduction étant obtenue et vérifiée, on se met en mesure de la maintenir.

On affermit tout d'abord cette réduction et l'on amorce le creusement du cotyle en poussant vigoureusement la tête contre celui-ci par des mouvements de vrille.

Il n'y a plus qu'à choisir la position dans laquelle on fixera la cuisse.

B. — *Position du maintien.*

Cette position est chose capitale pour le résultat final. La meil-leure position, c'est une position de flexion de 70°, et d'abduction également à 70° sans se préoccuper de la rotation, c'est-à-dire avec une rotation indifférente, ni externe ni interne.

Voilà la position idéale, *la position de choix*.

C'est la position idéale parce que c'est dans cette position de la cuisse que le sommet de la tête va creuser le fond du cotyle un peu en avant et au-dessus de son centre, ce qui a été reconnu le plus avantageux pour le maintien de la réduction. Mais, dans certains cas, il n'est pas possible de donner d'emblée à la cuisse cette position, parce que, dans cette position de choix la réduction « ne tient pas », le cotyle étant plat, la tête retombe et refile en arrière. Alors, on se résigne à laisser, pour quelque temps, la cuisse dans la seule position où « cela tient », qui n'est plus une position de choix, mais une *position de nécessité*.

Cette position « où cela tient » est généralement une abduction forcée de la cuisse avec le genou abaissé jusqu'au-dessous du plan de la table et reporté en même temps vers le flanc du sujet; et nous conserverons cette position de nécessité pendant quelques semaines, après quoi, la loge ostéo-fibreuse de la tête s'étant un peu agrandie en avant et en bas, tandis que les tissus postérieurs et la capsule postérieure se sont rétractés, nous pourrons donner à la cuisse (sans que cela dérape cette fois) la position de choix indiquée plus haut, celle où la tête regarde bien le fond du cotyle; car dans la position provisoire de nécessité, le sommet de la tête ne regardait pas le cotyle mais la capsule antérieure. Grâce à cet artifice, à ce « détour », le traitement de ces mauvais cas reviendra, après deux à trois semaines, au traitement ordinaire des cas habituels.

On fixe les deux leviers articulaires de la hanche, dans la position de choix, par un grand appareil plâtré qui embrassera pour plus de sûreté la totalité du membre inférieur et avec lequel l'enfant restera au repos pour plus de sûreté également, du moins pendant les six à huit premières semaines.

Il faut de quatre à six mois pour que se fasse, par la pression de la tête, un creusement suffisant du cotyle. L'appareil, mis dans la position idéale, peut être laissé en place quatre à cinq mois; mais il est plus prudent de l'enlever au deuxième mois et demi pour vérifier la réduction : et d'en remettre un autre pour une seconde période de deux à trois mois dans la même position que précédemment (après vérification et rectification si besoin est de la réduction) ou dans une position intermédiaire entre la position primitive et la position normale, c'est-à-dire avec seulement 35° de flexion et d'abduction. Après ce plâtre, on remet la jambe droite d'un coup, ou bien on la laisse revenir progressivement.

C. — *Traitement consécutif.*

Après ces cinq mois, l'appareil enlevé, on laisse la jambe se dérouiller un peu et revenir d'elle-même à la position normale, mais ceci demande parfois de deux à quatre mois environ, au cas où l'enfant n'a pas marché avec le deuxième appareil.

L'on n'attend pas cette date pour mettre l'enfant sur pieds. Il marche un mois après qu'il a été délivré de son appareil; si l'enfant a marché avec son deuxième appareil, il continue à marcher sans rien, à la suite de l'enlèvement de celui-ci, après les cinq mois révolus. Les enfants marchent mal au début, puis de mieux en mieux, sous l'influence des massages et des exercices.

En règle générale, un an après la réduction, la boiterie a complètement disparu, les enfants se servent librement de leur jambe, ils sont complètement guéris.

Voilà le schéma du traitement de la luxation congénitale de la hanche.

Mais nous n'avons pu qu'indiquer simplement les grandes lignes de notre thérapeutique et ces indications ne sont pas suffisantes pour guider le médecin qui n'a pas encore abordé le traitement de cette maladie.

Il nous faut maintenant reprendre un à un les divers temps de la technique et les étudier minutieusement dans autant de chapitres particuliers en accompagnant chaque détail du traitement d'une ou plusieurs figures. C'est l'objet des chapitres suivants.

CHAPITRE V

L'EXTENSION CONTINUE PRÉALABLE

A. — *Nécessité de cette extension préalable.*

J'estime qu'il est un très grand nombre de luxations congénitales de la hanche qui sont encore aujourd'hui considérées comme
irréductibles et qu'on pourrait cependant réduire si l'on voulait
bien les soumettre à une extension préalable de 15 à 25 kilogrammes surveillée patiemment, pendant plusieurs mois.

On oublie trop de nos jours cette influence énorme de l'extension préalable.

Encore tout récemment nous en avons eu la preuve palpable.

Il s'agissait d'une jeune fille de 16 ans et demi avec une luxation droite (voir obs. 2°, p. 242).

Un de mes assistants, — un peu influencé par les affirmations de
certains spécialistes qui disent et écrivent couramment que l'extension préalable ne sert à rien, — m'a demandé de faire la réduction
sans cette extension préalable.

J'ai voulu faire « un essai loyal ». J'ai commencé la séance par
une extension forcée extemporanée de 100 kilogrammes pendant 12
minutes. Après quoi j'ai fait consciencieusement et vigoureusement
la 1re, la 2e et la 3e manœuvre et les ai fait faire successivement par
ce même assistant, qui avait demandé cette tentative immédiate, et
après lui par tous les autres. Eh bien, 50 minutes d'efforts consi-
dérables et variés n'ont servi à rien. Nous avons dû abandonner la
partie. Nous avons décidé de soumettre l'enfant à une extension
continue de 18 à 20 kilogrammes pour plusieurs mois; après
2 mois de cette extension, je fais une 2e tentative de réduction;
celle-ci est obtenue, en moins de 10 minutes, malgré les 16 ans
passés de la jeune fille, par quelques manœuvres douces. Voilà, ce

me semble, un fait assez probant[1]. Mais Pravaz n'avait-il pas fait déjà cette preuve, en arrivant à réduire véritablement des luxations congénitales de la hanche sans avoir l'appoint du chloroforme, et quelles luxations? des luxations doubles de 14 et 15 ans. J'en suis personnellement certain ayant eu l'observation d'une de ses opérées qui était la grand'mère d'une de mes petites luxées.

Le secret de ses guérisons se trouve là, dans le soin qu'il mettait à soumettre ses malades pendant 4, 6, 8 et même 12 mois à une extension préalable d'une valeur énorme : 18 et 20 kilogrammes, extension vraiment continue, car il voyait ses malades tous les jours pour s'assurer que la traction était bien appliquée et bien agissante.

Sans doute, nous pouvons aujourd'hui, par des manœuvres un peu vigoureuses, réduire séance tenante la luxation congénitale jusqu'à 6 ans et 10 ans sans extension préalable; mais est-ce une raison pour se priver des bienfaits de cette extension continue préalable qui doit logiquement reculer notablement les limites de réductibilité de la luxation congénitale et qui, dans les cas considérés comme réductibles, doit faciliter énormément la besogne? Usez-en, vous qui le pouvez, qui avez les malades près de vous; usez-en dans tous les cas tant soit peu rebelles soit par l'âge (passé 6 ans), soit par la hauteur ou la forme postérieure de la luxation chez les enfants plus jeunes.

Faites-la même chez les tout petits enfants si vous désirez personnellement ou si les parents vous demandent la réduction sans chloroforme, car celle-ci deviendra alors possible. N'oubliez pas que Pravaz faisait cette réduction sans anesthésie, dans des cas autrement graves, grâce à cette extension préparatoire.

B. — *Manière de faire de l'extension préalable.*

Il y a bien des manières de faire une extension continue sur la cuisse et le membre inférieur tout entier.

Il n'est pas de médecin qui n'en ait fait pour le traitement d'une fracture de cuisse ou d'une coxalgie. Si vous avez un procédé que vous connaissez bien (extension d'Hennequin ou de Tillaux avec

---

1. Plus probant encore est le cas, cité dans la note de la page 49, d'une femme de 20 ans, chez qui une extension de 28 kilogr., continuée pendant 2 mois 1/2 nous a permis de réduire.

le diachylon), tenez vous-y, en y apportant cette modification très agréable pour le malade : la permission de s'asseoir. La position horizontale du tronc n'est pas obligatoire ici comme dans l'extension de la coxalgie.

S'il n'y a pas de procédé que vous préfériez *a priori*, en voici un que je vous conseille parce qu'il peut être employé partout et

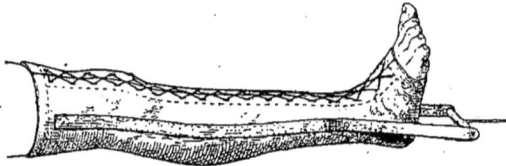

Fig. 37. — Guêtre en coutil ou en cuir pour l'extension continue

que les parents sont d'ordinaire capables de le bien surveiller, chose nécessaire pour que l'extension soit vraiment continue.

Faites faire en coutil ou mieux en cuir doux, en basane, par

Fig. 38. — Appareil extemporané d'extension continue. — Le pied est bandé jusqu'au dessus des malléoles. Une bande est placée en étrier sous la plante : les deux chefs de cette bande remontent jusqu'à la racine de la cuisse.

votre cordonnier, un long bas qui remontera jusqu'au tiers supérieur de la cuisse et qui sera lacé par devant, avec des œillets et des pattes à la manière des chaussures lacées ; on ménagera une

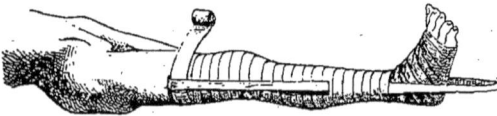

Fig. 39. — Les deux chefs de la bande en U sont recouverts jusqu'au-dessus du genou. Ils sont ensuite rabattus de chaque côté du membre, et l'on continue le bandage en descendant jusqu'aux malléoles.

fenêtre dans le talon, ou tout au moins on n'y mettra pas de couture pour éviter de le blesser. Du milieu de la partie jambière du bas part, de chaque côté, une lanière de cuir, qu'on maintient écartée des malléoles (sur lesquelles elle pourrait amener une pression douloureuse) au moyen d'une baguette de bois transversale, sensiblement plus large que la plante du pied et à chaque bout de laquelle se trouve un crochet passant dans un trou pratiqué à l'extrémité de chaque lanière.

A la partie médiane de la baguette est un autre crochet où se fixe la corde qui soutient le poids ; cette corde passe sur une poulie,

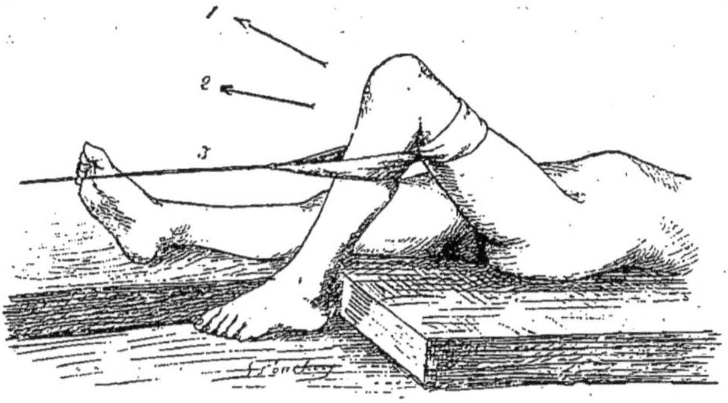

Fig. 40. — Extension continue dans le cas de flexion notable de la cuisse sur le bassin ; pendant une première période on élève la poulie de façon à donner à l'extension la direction donnée par la flèche 1. On abaisse progressivement la poulie au fur et à mesure que la correction se fait, ce qui donnera, dans la suite, les directions 2 et 3. Dès que la direction de la cuisse est devenue presque normale, on applique la traction suivant le mode ordinaire. Pour éviter le gonflement du pied et de la jambe, on les entoure d'un bandage ouaté.

et, à défaut de poulie, sur la tringle transversale du pied du lit ou du cadre, ou bien encore dans un trou creusé dans la paroi pleine terminant le cadre ou le lit en bois. Rien n'est plus facile à adapter.

A l'extrémité de cette corde, on met un poids en plomb ou en sable de la valeur voulue.

C. — *Contre-extension.*

Le moyen le plus simple et auquel vous vous en tiendrez toujours, c'est d'élever au moyen de quelques briques le pied du lit de l'enfant.

Cette différence de niveau et le poids du tronc de l'enfant suffisent à réaliser la contre-extension.

Vous pouvez en outre retenir par quelques tours de bande de « crêpe Velpeau » le tronc de l'enfant sur le cadre ou sur le lit de bois.

Mais je ne vous conseille pas de faire une contre-extension directe en mettant un lien quelconque autour de la racine du membre. Ce lien, même un écheveau de laine, est assez mal toléré, — et vous n'en avez pas besoin.

D. — *Valeur du poids de l'extension.*

La valeur du poids doit être plus élevée que dans l'extension continue de la coxalgie.

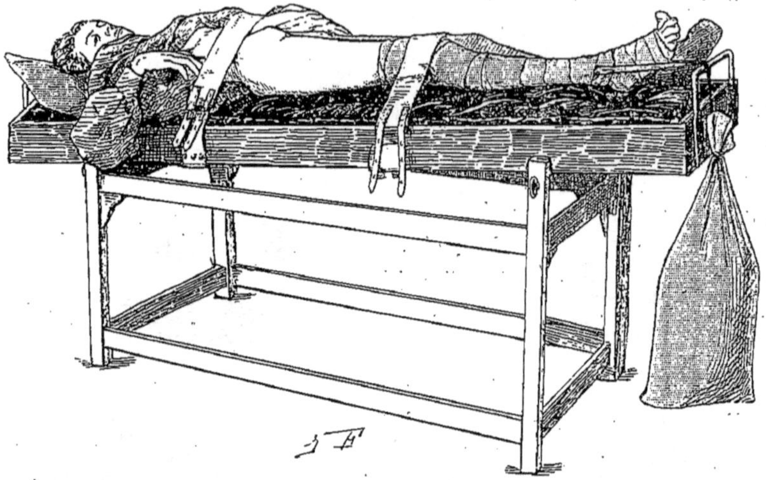

Fig. 41. — Extension continue. — La malade est couchée et maintenue sur notre gouttière à extension. La contre-extension est assurée par la surélévation (du côté des pieds) du châssis sur lequel repose la gouttière.

Vous emploierez couramment 6 à 12 kilogrammes pour des

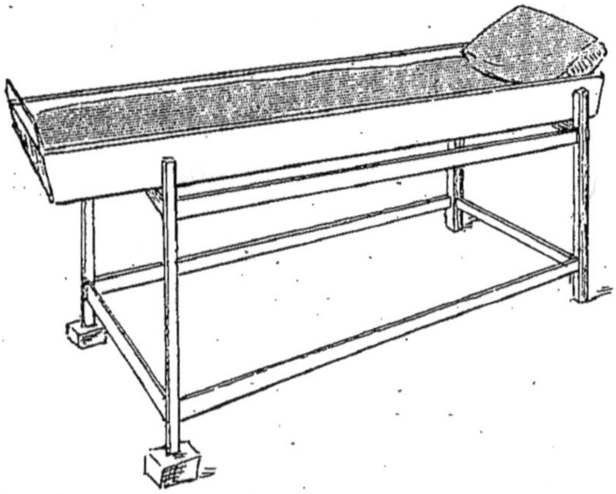

Fig. 42. — On assure très simplement la contre-extension en plaçant des briques sous les pieds d'avant du lit ou du châssis qui supporte le cadre.

enfants de cinq à huit ans, — et 12 à 20 kilogrammes pour ceux de huit à quinze ans.

La guêtre sera lacée plus ou moins étroitement, en tout cas assez solidement pour qu'elle ne soit pas entraînée par le poids extenseur qui est considérable.

C'est là une affaire de tâtonnement de la part des mères.

Pour faire accepter et tolérer ces fortes tractions, il faut procéder avec beaucoup de méthode et une sage progression.

On commence par tâter la susceptibilité de l'enfant et sa tolérance — en n'employant que des tractions de 3 à 6 kilogrammes, suivant l'âge. Puis on ajoute tous les jours 500 grammes jusqu'à ce qu'on soit arrivé à la traction définitive, laquelle variera de 10 à 20 kilogrammes, suivant que l'enfant est plus ou moins âgé et qu'il supporte l'extension plus ou moins vaillamment.

Si la peau est irritable, si elle rougit et devient sensible par endroits, on la saupoudre d'amidon, on la recouvre d'un carré de ouate maintenu au besoin par une bande molle, et on réapplique la guêtre par dessus.

Ce changement et cette réapplication soulagent, parce que cela modifie toujours un peu les points de pression.

Le secret pour obtenir beaucoup par l'extension continue, c'est d'apprendre à la mère de l'enfant, non seulement à la surveiller, mais à la faire elle-même; en suivant les instructions du médecin et après quelques tâtonnements, les mères intelligentes, ou même les gardes attentives, auront bientôt appris à faire cette extension d'après le système que je viens d'indiquer.

C'est pour cela, je le répète, que je me suis arrêté à ce procédé de préférence à tel ou tel autre que le médecin pourrait seul appliquer tout en étant dans l'impossibilité de le surveiller constamment comme il le faudrait.

La mère, au contraire, va s'en occuper toute la journée; elle trouvera dans son esprit et dans son cœur de femme et de mère mille petits moyens d'adoucir (sans compromettre le résultat) ce que cette traction pourrait avoir, à la longue, d'un peu pénible pour son enfant. Elle voit l'importance de cette extension préalable, et elle arrivera mieux que personne à lui faire donner, si je puis dire, son maximum de rendement.

E. — *Durée de l'extension préalable.*

La durée de l'extension continue préalable variera de dix jours à six mois.

Prenons quelques exemples :

Pour un cas de luxation simple de six ans, ou de moins de six ans, dix à vingt jours d'une extension de 6 à 10 kilogr. suffiront généralement.

Pour une luxation simple de six à dix ans, on fera une extension de 10 à 15 kilogr., d'une durée de quatre à huit semaines.

Pour une luxation simple de dix à quinze ans, l'extension durera de deux à quatre mois et aura une valeur de 12 à 20 kilogr.

Pour la luxation double, on abaisse de trois ans la limite d'âge établie pour la luxation simple, c'est-à-dire que pour une luxation double de six ans, on prend les mêmes chiffres que pour une luxation simple de neuf ans, et pour une luxation double de neuf ans, les mêmes chiffres que pour une luxation simple de douze.

Pour une luxation double de douze ans, on fera donc de quatre à six mois d'extension d'une valeur de 15 à 20 kilogr.

Cela paraît long et l'on peut craindre que cette extension prolongée ne fatigue l'enfant et ne compromette un peu sa santé générale. C'est ce qui ne manquerait pas de se produire assez souvent si l'enfant passait tout ce temps enfermé dans un taudis de grande ville. Mais il n'arrivera rien de semblable si on le fait vivre toute la journée au grand air, comme on le fait couramment dans le traitement de la coxalgie.

Autre critérium de la durée de l'extension.

En dehors de la durée, n'y a-t-il pas quelque signe direct nous indiquant que le but poursuivi par l'extension est atteint? Oui, il y a généralement, dans les modifications anatomiques de la hanche amenées par l'extension, un signe direct qui nous renseigne sur le moment où nous pouvons la cesser.

Pravaz disait :

« On reconnaît que le moment est venu de réduire aux signes suivants :

« La tête fémorale a été abaissée un peu au-dessous de l'épine antérieure et inférieure. Le grand trochanter s'est notablement effacé. L'ensellure lombaire a presque disparu. Les malades accusent de vagues tiraillements dans la hanche. Ils ont de la difficulté à mouvoir spontanément le membre luxé. La direction du pied, soit qu'il fût porté en dedans ou en dehors, s'est rapprochée de la position naturelle.

« C'est à ce moment, dit Pravaz, que vous pourrez passer à la réduction. »

Un abaissement aussi considérable, nécessaire au temps de Pravaz qui devait réduire sans chloroforme, ne l'est heureusement plus aujourd'hui.

Maintenant que nous avons l'anesthésie, nous pouvons, par un effort vigoureux instantané (voir plus loin : Extension forcée extemporanée, p. 80), gagner les derniers centimètres.

Il n'est donc pas besoin que l'extension préalable ait amené la tête au contact de l'épine iliaque inférieure pour tenter la réduction proprement dite.

A ce propos, je veux citer un fait que j'ai observé tout récemment, et qui me paraît instructif.

Il s'agit d'une enfant de dix ans et demi, à luxation double. — Du côté droit, le trochanter est à 4 centimètres au-dessus de la ligne de Nélaton ; du côté gauche, le sommet de la tête est senti à 10 centimètres 1/2 au-dessus de cette ligne et tout à fait en arrière près du sacrum.

Depuis trois ans, un grand chirurgien spécialiste l'avait en traitement, mais n'était arrivé à aucun résultat.

Du côté droit (le moins luxé), la réduction se fait dès le premier jour et je mets immédiatement le 2e côté à l'extension. — Extension de 15 à 18 kilogrammes, très surveillée. Après deux mois et demi de cette extension, d'ailleurs très bien supportée, le sommet de la tête était descendu de 5 cent. 1/2 seulement, soit à la moitié seulement de la distance à parcourir.

Les parents m'ayant un peu pressé, j'ai voulu hâter les choses et j'ai fait une séance d'extension forcée extemporanée, sous chloroforme, pendant 15 minutes. Nous avons tiré à 120 kilogrammes et le trochanter s'est abaissé jusqu'à 5 millimètres au-dessus de la ligne de Nélaton. Voyant cela, j'ai cédé à la tentation, bien naturelle, de faire séance tenante, l'enfant étant déjà endormi, un essai de réduction, mais sans espoir, je l'avoue. Et voilà qu'après vingt à vingt-cinq minutes de manœuvres assez vigoureuses, nous obtenons la réduction.

Au sujet de cette règle de Pravaz, à savoir qu'il faut que la tête affleure l'épine iliaque inférieure, j'ai donc le droit de dire : évidemment si cela est, c'est parfait et vous pourrez compter toujours arriver à cet affleurement un peu plus tôt, un peu plus tard chez les enfants de moins de six ans.

Lorsque vous aurez cet affleurement, vous pourrez promettre sûrement que vous obtiendrez la réduction. Mais, de ce qu'on n'est pas arrivé à l'affleurement avec une extension de 15 kilogrammes, même prolongée pendant deux ou trois mois, et qu'on reste encore à une distance de 4 et 5 centimètres de l'épine iliaque inférieure, on ne doit pas conclure, vous le voyez, à la certitude d'un échec, et renoncer à tout espoir et à toute tentative de réduction.

Au fond, cela n'a rien de bien étonnant. Lorsque les spécialistes prennent un enfant de dix ans avec luxation simple, ils arrivent

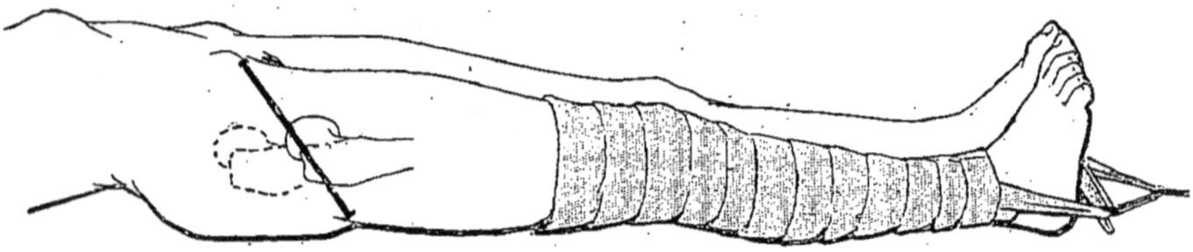

Fig. 43. —-Abaissement du fémur sous l'influence de l'extension continue ou extemporanée. — Le pointillé représente les anciens rapports de la tête et du trochanter avec la ligne de Nélaton ; les traits pleins, leurs rapports actuels, après extension.

presque toujours à la réduction séance tenante, sans avoir fait d'extension préalable.

Or, il s'agit souvent d'un raccourcissement de 4 à 5 centimètres.

4 à 5 centimètres, voilà donc le raccourcissement que l'on peut supprimer séance tenante, sous le chloroforme et par des manœuvres vigoureuses.

Changeons donc la formule de Pravaz et disons pour les praticiens :

Lorsque vous aurez ramené le trochanter près de la ligne de Nélaton, à 1 ou 2 centimètres de cette ligne (fig. 43), *vous pourrez passer à la réduction et vous réussirez.* Mais ne désespérez pas de réussir encore avec un moindre abaissement, pourvu que vous ayez continué la traction pendant plusieurs mois dans les cas d'enfants avancés en âge, ou de luxations postérieures....

CHAPITRE VI

EXTENSION FORCÉE EXTEMPORANÉE

Sommaire. — Sa valeur : 60 à 100 kilogrammes suivant les cas. — Sa durée : 5
à 12 minutes. — Placer le lien de l'extension non pas au genou mais au
cou-de-pied. — Se servir d'écheveaux de laine douce soit pour l'extension, soit pour la contre-extension à l'aine. — Si on la mesure au
dynamomètre et si l'on ne tire pas directement sur le genou, elle est
inoffensive. Et, d'autre part, elle est très utile et même indispensable
en certains cas.
On peut l'associer à la précédente (extension continue) pour les cas
difficiles.

Dès que le malade est endormi, on tire la jambe malade avec
une extension extemporanée d'une valeur approximative de 60 à
80 kilogr. ou même davantage.

A. — *Nécessité de cette extension.*

Cette extension forcée prépare, allonge et distend les tissus
fibreux périarticulaires.

Elle remplace, jusqu'à un certain point, l'extension continue
préalable, lorsque celle-ci n'a pu être faite et que l'on est pressé
d'intervenir. N'oublions pas cependant qu'elle ne vaut pas, pour
les cas rebelles, une extension continue de quelques semaines et
surtout de quelques mois.

Mais, dans les cas difficiles, pourquoi ne pas faire les deux exten-
sions, comme chez l'enfant dont nous avons rapporté l'histoire
à la page précédente. Lorsque l'extension continue préalable n'a
pas pu donner l'abaissement complet du grand trochanter jusqu'au
niveau de la ligne de Nélaton, l'extension forcée immédiate fera
le reste bien souvent.

Je conseille fortement de recourir à cette extension forcée même dans les cas où elle n'est pas rigoureusement indispensable, par exemple pour les enfants de 5 à 10 ans.

1° Parce qu'elle est très efficace et facilite beaucoup la besogne ultérieure.

2° Parce qu'elle est facile à faire et d'une bénignité assurée, pourvu que l'on ait soin de tirer sur le pied et non pas sur le genou, la pression localisée sur le genou pouvant écraser le nerf sciatique poplité externe contre la tête du péroné et causer des paralysies (ces paralysies d'autrefois ont toujours guéri dans la suite, il est vrai) et pourvu que l'extension soit toujours mesurée au dynamomètre et ne dépasse pas 80 à 100 kilogr. pendant une durée de 10 minutes. Dans ces conditions, je puis certifier qu'elle est parfaitement bénigne.

Personnellement, je suis même allé bien au-dessus de ce chiffre, jusque près de 150 kilogr. chez des enfants de plus de 10 ans, sans y trouver d'inconvénient.

B. — *Manière de faire l'extension extemporanée.*

Elle peut être faite simplement avec les mains, voici comment :

La contre-extension est assurée par un écheveau passé sous l'aine du côté malade et fixé d'autre part à « la tête de la table » ou au mur de ce côté, ou bien encore sans écheveau par une ou deux personnes qui immobilisent et retiennent le bassin, tandis qu'une troisième personne retient l'enfant sous les bras. L'extension est faite par un aide ou deux tirant sur la jambe et le pied (en bas et en dehors) de toutes leurs forces, avec continuité, pendant plusieurs minutes. Leur prise sur le membre malade est directe ou se fait par l'intermédiaire d'un écheveau passé en nœud coulant au-dessus des malléoles. Le médecin lui-même, placé en dedans du membre, profite de la tension des adducteurs pour commencer à les pétrir et à les distendre. Mais cette traction est très fatigante pour les aides, au bout d'une à deux minutes leurs forces sont épuisées au point que l'on peut constater au dynamomètre que la traction n'est guère plus que 10 à 20 kilogrammes. Ce procédé est donc très insuffisant pour les cas quelque peu rebelles, à raccourcissement accentué. Il est bien préférable de se servir d'une moufle ou d'un treuil de la manière suivante (fig. 44 et 45) :

Le cou-de-pied est saisi dans un nœud coulant par un autre éche-veau de laine douce (ou deux écheveaux passés l'un sur l'autre) et l'autre extrémité de l'écheveau est attachée à une moufle ou à un treuil fixé quelque part, contre le mur, en face des pieds de l'enfant. Entre l'éche-veau et la corde du treuil, on a placé un dynamomètre. Ces pré-paratifs faits, on tire au degré voulu et on maintient à ce degré en se guidant constam-ment sur les indica-tions du dynamomètre.

A défaut de treuil, de moufle ou de dyna-momètre, l'extension peut se faire simple-ment comme suit : à l'extrémité de l'éche-veau de traction on at-tache avec une corde 3 à 4 poids de 20 kilogr. qu'on trouve partout, ou des choses pesantes quelconques (grenaille de plomb, sacs de sa-ble, etc.) liés ensemble de manière à faire un poids total de 60 à 80 kilogr. calculé

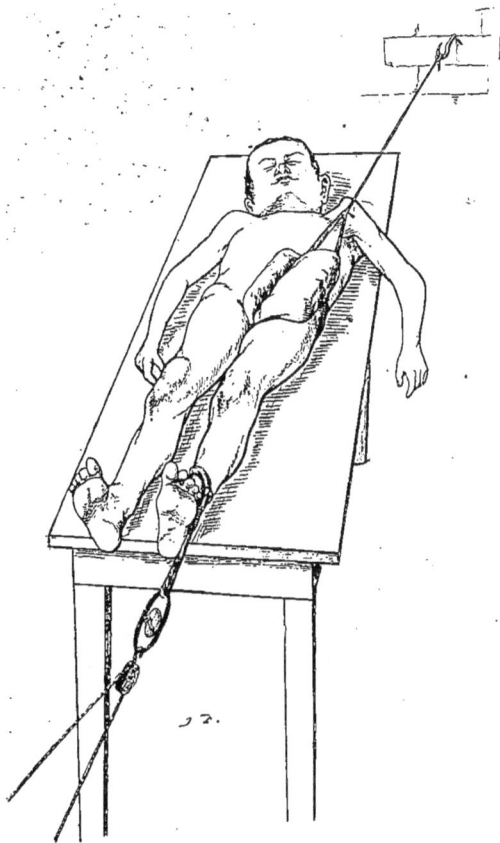

Fig. 44. — Extension forcée extemporanée. — Comment on réalise la contre-extension dans l'extension extemporanée. — Un écheveau est placé à la racine du membre (pro-tégée par un coussin d'ouate) et vient se rattacher à un crochet, planté dans le mur derrière le malade. On fait l'extension avec un autre écheveau passé en nœud coulant autour du cou de pied.

d'avance ; l'extrémité de l'écheveau ou de la corde qui le relie au poids passe sur le dossier d'une chaise comme sur une poulie et tombe librement du côté opposé au siège. Il suffit de faire main-tenir la chaise par une ou deux personnes ou simplement par d'autres corps lourds placés sur le siège.

C. — *Contre-extension.*

Nous en avons déjà dit un mot.

L'enfant est retenu par un, ou mieux deux écheveaux de laine douce, épais et résistants, dont l'une des extrémités passe dans l'aine du côté malade et va se fixer (par l'intermédiaire d'autres écheveaux ou d'une corde) à un point fixe quelconque, par exemple un crochet planté au mur du côté de la tête du malade.

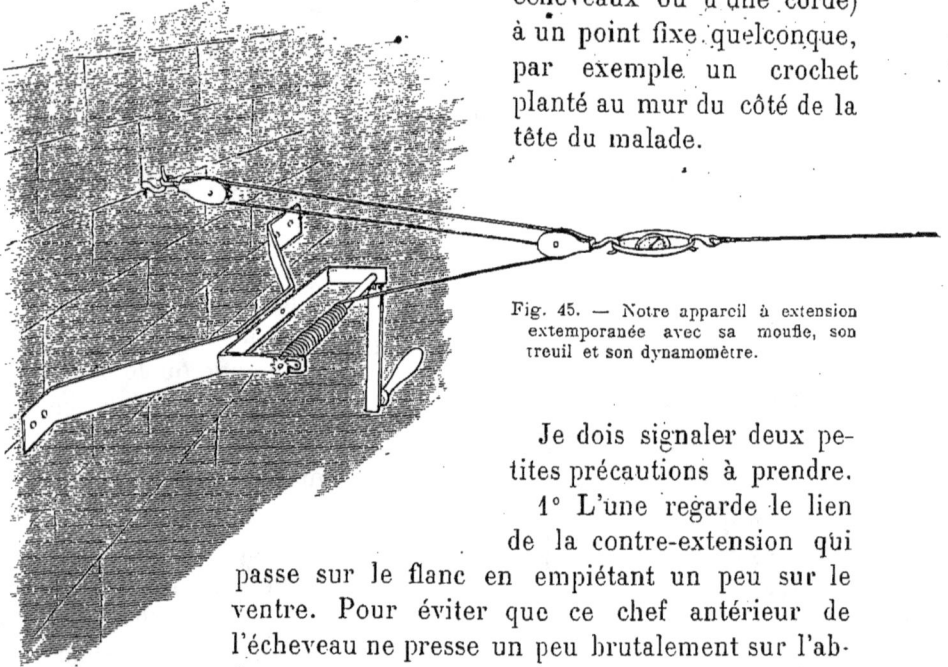

Fig. 45. — Notre appareil à extension extemporanée avec sa moufle, son treuil et son dynamomètre.

Je dois signaler deux petites précautions à prendre.

1° L'une regarde le lien de la contre-extension qui passe sur le flanc en empiétant un peu sur le ventre. Pour éviter que ce chef antérieur de l'écheveau ne presse un peu brutalement sur l'abdomen, on protège celui-ci par un épais rouleau d'ouate ou un coussin; on peut aussi soulever avec les mains ce chef antérieur de l'écheveau, mais c'est fatigant. Si le crochet relevant le lien de la contre-extension est très élevé au-dessus du plan de la table, cet inconvénient est à peu près supprimé.

2° L'autre précaution regarde le lien de l'extension. Il faut surveiller son attache au pied, et il est préférable de mettre le nœud coulant en arrière, contre le talon. Le pied est, bien entendu, exsangue pendant les quelques minutes que dure la traction, comme s'il était serré par une bande d'Esmarch; mais cela n'a pas d'inconvénients.

D. — *Valeur et durée de la traction extemporanée.*

Valeur de la traction. — Nous venons de l'indiquer. Cette valeur varie de 60 à 80 et même 100 kilogrammes suivant l'âge du sujet.

Sa durée. — Elle sera de cinq à dix minutes suivant l'âge du sujet et la hauteur de la luxation et suivant le résultat qu'on observe dès le début de cette extension.

Voici comment doit être conduite et surveillée cette extension extemporanée. Le médecin, les yeux sur la hanche malade, suit et contrôle l'effet de la traction de minute en minute. A son commandement un aide commence par faire une traction de 35 à 50 kilogr. Dès la première minute, il doit voir déjà, avec cette traction modérée, le grand trochanter s'abaisser sensiblement au-dessous de son niveau primitif déterminé préalablement, par rapport à la ligne de Nélaton.

Parfois on le voit, dès la deuxième ou troisième minute, descendre jusqu'au niveau de cette ligne ou même à quelques millimètres au-dessous; le résultat est donc obtenu. On continue néanmoins pendant encore une ou deux minutes cette même traction, cinq minutes en tout, puis on la fait cesser graduellement.

Si, au contraire, on constate que le trochanter, tout en s'abaissant manifestement, après une ou deux minutes d'une traction de 50 à 60 kilogrammes, reste encore très loin, on fait augmenter progressivement la traction de 10, 20, 30 kilogrammes, les yeux toujours fixés sur le dynamomètre, jusqu'à ce que le trochanter descende sur la ligne de Nélaton ou bien jusqu'à ce qu'on ait atteint 100 kilogrammes.

Il est sage de ne pas dépasser le poids de 100 kilogrammes, ni une durée de dix à douze minutes, quoique j'aie plusieurs fois atteint un chiffre supérieur, ai-je dit, et maintenu cette traction pendant un quart d'heure sans inconvénient. Lorsque les dix ou douze minutes sont écoulées, même au cas où cela n'aurait pas suffi pour déterminer la descente complète du trochanter, on diminue progressivement (en une minute) la traction et on la ramène à zéro. On débarrasse l'enfant des écheveaux de l'extension et de la contre-extension et on passe au pétrissage des adducteurs, déjà partiellement fait par la pression produite sur les insertions supérieures de ces muscles par l'écheveau de la contre-extension.

Mais il est un cas où le pétrissage des adducteurs doit se faire avant l'extension forcée : c'est dans les luxations où la cuisse est presque fixée dans une adduction marquée de plus de 25° à 30°.

Cette adduction peut atteindre et même dépasser 45° dans certains cas de luxation très douloureuse avec néocotyle.

L'extension forcée appliquée d'emblée sur une cuisse ainsi déviée agirait suivant une ligne trop différente de l'axe du membre et pourrait, à la rigueur, amener une fracture de cuisse.

Vous aurez soin, en pareil cas, de commencer par corriger l'adduction existante, c'est-à-dire que vous commencerez par le pétrissage des adducteurs; après quoi vous installerez votre extension forcée de la manière que nous venons de dire.

CHAPITRE VII

PÉTRISSAGE DES ADDUCTEURS

Sommaire. — L'extension continue et l'extension extemporanée agissent un
peu sur les adducteurs, mais pas suffisamment.
Il faut s'occuper directement de leur allongement, en fléchissant la cuisse
et en la portant progressivement en abduction ; on rend possible les
progrès de cette abduction en agissant et pressant avec le bord cubital
de la main ou avec les pouces sur les tendons des adducteurs tendus
et exposés par cette abduction même.
La rupture sous-cutanée n'est nécessaire que dans ces cas exceptionnels, et,
comme elle compromet un peu les fonctions du membre pour plus tard,
il vaut mieux l'éviter d'une manière générale.

A. — *Pourquoi le pétrissage et non pas la rupture sous-cutanée des adducteurs?*

Il est certain que la ténotomie des adducteurs ou leur rupture
non sanglante favorise la réduction bien plus que le pétrissage de
ces muscles.

Pourquoi donc ne pas faire la rupture ou même de préférence la
ténotomie qui est encore plus facile et moins traumatisante que la
rupture des tendons par la pression des pouces?

Il est une raison grave de ne pas faire la ténotomie, c'est que
l'infection de la plaie serait à craindre sous l'influence des
manœuvres prolongées et violentes que nécessite parfois la réduction, à la suite même de la ténotomie.

Quant à la rupture sous-cutanée par la pression des pouces, je
conseille de s'en abstenir autant que possible et de lui préférer le
pétrissage qui suffit dans presque tous les cas. En effet, après la
rupture complète, les deux bouts des tendons qui vont être tenus
pendant longtemps écartés l'un de l'autre, par le fait de l'immobili-

sation de la cuisse dans la position d'abduction forcée, ne pourront plus se rejoindre. J'ai vu des enfants conserver ainsi, comme conséquence de cette rupture, une profonde dépression au niveau de la partie interne de la cuisse, et ces enfants marchent moins bien. D'un autre côté ces muscles, lorsqu'ils ne sont pas rompus, permettent une contention plus précise, brident la tête fémorale en avant et contribuent ainsi à empêcher une reluxation antérieure. Ils font plus encore, ils servent au début par leur réaction vigoureuse, d'autant plus vigoureuse qu'ils sont plus tendus, à assurer la pression de la tête fémorale sur le fond du cotyle et à favoriser par conséquent le creusement de celui-ci.

Disons enfin qu'à la suite de la rupture de ces muscles, on peut observer des hématomes qui se développent dans le cours de l'opération, sous l'influence des manœuvres vigoureuses et prolongées qu'on peut être obligé de faire. On se contentera donc du simple pétrissage, du simple allongement des adducteurs puisque celui-ci suffit presque toujours pour obtenir la réduction.

B. — *Manière de faire le pétrissage des adducteurs.*

Pour faire ce pétrissage des adducteurs il faut, comme pour la rupture, un ou deux aides qui assurent l'immobilisation du bassin.

1° **Fixation du bassin et contre-extension.** — Le bassin est porté sur l'extrémité de la table. Des deux aides, l'un fléchit et presse fortement sur le ventre la jambe saine repliée; le deuxième saisit l'os iliaque sain des deux mains, l'une tenant l'ischion, l'autre fixant l'épine et la crête iliaques.

Le chloroformisateur lui-même peut, à défaut d'une autre personne, aider à retenir l'enfant par la tête ou par les bras.

2° **Traction.** — L'enfant étant ainsi maintenu, un ou deux aides saisissent la jambe malade, l'un au-dessus du genou, l'autre sur le cou-de-pied, et tirent vigoureusement en bas et en dehors (abduction et hyperextension).

On voit, avec cette traction, se tendre sous la peau la corde des adducteurs.

3° **Pétrissage proprement dit.** — C'est le long de cette corde tendue et rigide que vous allez presser tantôt avec le poing fermé, tantôt avec le bord cubital de la main, tantôt avec les pouces, pour l'assouplir, la distendre, l'allonger. Vous pressez vigoureusement, mais *en répartissant votre pesée sur une assez grande longueur* au lieu de la localiser aux attaches pubiennes des adducteurs, ce qui pourrait les rompre contre votre gré.

Ces manœuvres de pétrissage sont prolongées pendant deux ou trois minutes. Il est utile de pétrir également les muscles qui s'insèrent à l'épine iliaque antérieure et supérieure et ceux qui

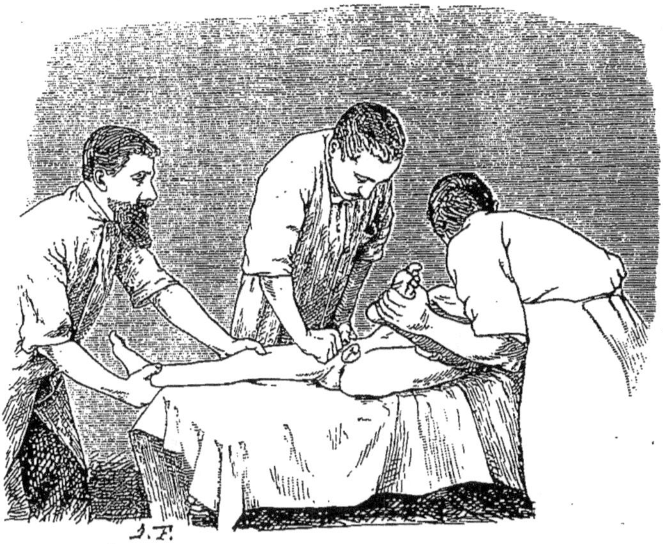

Fig. 46. — Relâchement et distension des adducteurs dans l'extension de la cuisse. — Le bassin solidement fixé et maintenu par un aide appuyant sur le ventre, la jambe saine repliée, un second aide tire sur le membre malade et le porte en abduction. Le chirurgien exerce, avec son poing fermé, des mouvements de va-et-vient sur la corde tendue que forme l'insertion supérieure des adducteurs.

s'insèrent à l'ischion, car ces deux groupes de muscles fémoraux sont rétractés, de même que les adducteurs, et gênent aussi les manœuvres de réduction.

C. — *Indications spéciales de la rupture sous-cutanée des adducteurs.*

Dans les cas exceptionnels où vous constaterez, au cours de l'opération, que le pétrissage n'a pas donné la distension voulue des adducteurs, que la résistance opposée par ceux-ci vous empêche de porter le genou en dehors, aussi loin que cela serait nécessaire, vous pourrez les rompre en procédant comme je vais l'indiquer (fig. 47).

Le bassin étant immobilisé et la jambe malade tirée comme
ci-dessus, pressez avec vos deux pouces, placés l'un à côté de l'autre,
sur la corde saillante des adducteurs, en travers, près du pubis, en
pesant de plus en plus fortement et d'une manière continue. Si vous
n'arrivez pas ainsi, insistez avec toutes vos forces et par à-coups
pendant une ou deux minutes, jusqu'à ce que vous sentiez un premier tendon céder sous vos pouces.

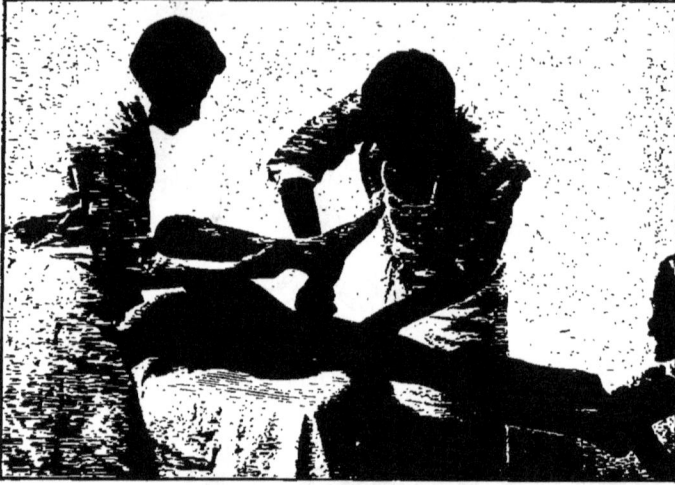

Fig. 47. — Rupture des adducteurs. — Un aide fixe le bassin, l'autre porte la jambe malade en
hyperextension et abduction. L'opérateur exerce avec ses pouces une forte pression sur le
point d'insertion supérieur des adducteurs, ainsi fortement tendus, pour les détacher.

L'aide qui tire sent également la jambe qui cède et vient en
dehors.

Vous continuez votre pression et bientôt un deuxième, puis un
troisième faisceau tendineux cèdent à leur tour et vos pouces s'en-
foncent dans la peau qui se déprime dans la profondeur des chairs
jusque vers l'ischion.

En même temps, la jambe est portée par l'aide en dehors, dans
une position d'abduction forcée, et c'est fini.

Vous priez un aide de faire une large pression avec une compresse ou de l'ouate sur l'endroit de la rupture pour empêcher la
formation d'un hématome sous-cutané. L'aide continuera cette
pression aussi exactement que possible pendant le cours des
manœuvres de réduction et jusqu'à ce que l'appareil plâtré soit
appliqué. Il reprendra même cette compression, par-dessus l'appa-

reil, jusqu'à ce que celui-ci soit solide, c'est le moyen de bien assurer l'hémostase définitive.

S'il s'agit d'une luxation très ancienne et d'un enfant très musclé, l'extension pratiquée par un seul aide et la pression de deux pouces peuvent ne pas suffire à amener la rupture. Il faudrait alors mettre deux aides à la traction et ajouter l'action de deux pouces supplémentaires qui vont presser à côté ou au-dessus des vôtres.

Mais encore une fois, ce n'est que dans des cas très rares que cette rupture est nécessaire.

D. — *Pétrissage des adducteurs non plus sur la cuisse étendue, mais sur la cuisse fléchie.*

Lorsqu'on fait le pétrissage de la manière que nous venons de dire sur la cuisse étendue, pendant qu'on fait tirer très fortement

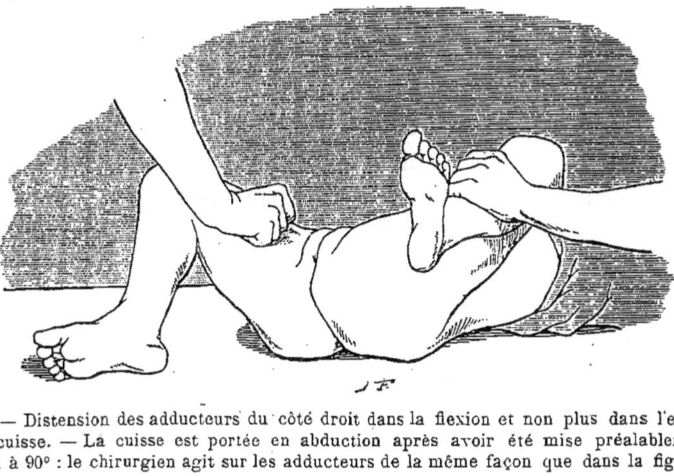

Fig. 48. — Distension des adducteurs du côté droit dans la flexion et non plus dans l'extension de la cuisse. — La cuisse est portée en abduction après avoir été mise préalablement en flexion à 90° : le chirurgien agit sur les adducteurs de la même façon que dans la figure précédente.

sur elle par un ou deux aides, l'on agit non pas seulement sur les adducteurs mais aussi sur les muscles antérieurs et les muscles postérieurs de la cuisse. L'allongement de ces derniers muscles est avantageux dans tous les cas, et il est indispensable dans les luxations avec raccourcissement quelque peu notable.

Mais lorsque, par l'extension continue et l'extension forcée extemporanée, décrites dans les chapitres qui précèdent, l'on a déjà obtenu l'allongement des muscles longs de la cuisse dans la mesure nécessaire et suffisante pour l'abaissement de la tête fémo-

rale et qu'il ne s'agit plus que de rendre possible l'abduction large
de la cuisse, empêchée par la résistance encore notable des adducteurs, alors on pétrira les adducteurs sur la cuisse fléchie.

Pour isoler la résistance des adducteurs, on commencera par
fléchir fortement la jambe sur la cuisse, ce qui relâche les muscles
postérieurs de la cuisse; puis l'on fléchit à 90° la cuisse sur le
bassin, ce qui relâche les muscles antérieurs de la cuisse. — Il ne
reste plus dès lors qu'à essayer de porter la cuisse en abduction
pour mettre en évidence la résistance des adducteurs. Ceux-ci
s'opposent aux mouvements d'abduction large du fémur; or nous
avons besoin de cette abduction large, soit pour réduire (le plus
souvent), soit pour maintenir (toujours); nous l'obtiendrons par le
pétrissage, par le brassage des adducteurs faits, cette fois, sur la
cuisse fléchie, et non plus sur la cuisse étendue.

Plus on porte en abduction cette cuisse fléchie, plus ces muscles
sont tendus et bien mis en évidence pour les pétrir et les rompre.
— Et, d'autre part, plus on les pétrit, plus on peut porter loin
l'abduction de la cuisse.

Cas où suffit le pétrissage des adducteurs sur la cuisse fléchie, sans aucune autre préparation de la réduction.

Dans les cas de *raccourcissement peu marqué* (moins de 3 centimètres), il n'est pas absolument nécessaire d'allonger les muscles
antérieurs et postérieurs de la cuisse par une traction directe en
extension; il suffira de les *relâcher*, séance tenante, par la flexion
de la jambe et la flexion de la cuisse, pour amener un abaissement
suffisant de la tête, jusqu'au niveau du cotyle.

Et dans toutes les luxations basses, il suffirait donc, à la rigueur,
avant de faire les manœuvres proprement dites de réduction, de
s'occuper des seuls muscles adducteurs, c'est-à-dire de faire leur
pétrissage sur la cuisse fléchie et portée progressivement en dehors,
sans s'occuper des autres muscles de la cuisse.

Au contraire, dans le cas de *raccourcissement très grand*, de plus
de 4 centimètres, l'action isolée sur les adducteurs ne suffirait
plus; il faut commencer par faire tirer sur le membre inférieur
en extension soit avec les mains, soit mieux avec la moufle, parce
qu'il est nécessaire d'allonger un peu les muscles antérieurs et
postérieurs de la cuisse eux-mêmes, leur simple relâchement par
la flexion de la jambe et de la cuisse ne nous permettant pas en
ce cas d'abaisser la tête fémorale au niveau du cotyle.

CHAPITRE VIII

MANŒUVRES DE RÉDUCTION

Sommaire. — 1ʳᵉ *manœuvre*. Flexion du genou à 90° et traction directe sur le genou fléchi, sans abduction, ni flexion, ni rotation.

On peut tirer avec une seule main et peser avec l'autre sur la tête ou sur le grand trochanter de dehors en dedans pour faciliter la réduction.

On peut faire aussi cette manœuvre à deux personnes, l'une tirant sur le genou, l'autre pressant directement sur la hanche.

2ᵉ *manœuvre* : *a*) flexion du genou comme ci-dessus à 90°; *b*) Rabattre en dehors ce genou fléchi.

Augmenter petit à petit cette abduction, en même temps qu'on tire le genou à soi. Mais, en plus, on agit directement sur la tête pour la diriger et la pousser vers la cavité cotyloïde.

Il vaut mieux faire cette manœuvre à deux : un aide agit sur le genou et vous-même poussez directement sur la tête.

Et la rotation? on essaie de la rotation à 0. Mais si elle ne réussit pas, on essaie alternativement d'un peu de rotation en dehors et d'un peu de rotation en dedans (associée à l'abduction et à la pression sur la hanche).

3ᵉ *manœuvre*. — Si les manœuvres précédentes ne réussissent pas, on couche le malade sur le côté sain, la hanche malade en haut, on fléchit le genou à 90°, puis un aide le porte en *adduction* forcée tandis qu'on presse sur la tête fémorale pour la faire rentrer dans le cotyle. Généralement on est obligé de faire en même temps une rotation interne très marquée pour arriver à la réduction.

Dès qu'elle est obtenue, on porte la cuisse en abduction (en tirant à soi pendant ce mouvement de transport, pour ne pas laisser déraper la tête).

Les manœuvres à faire pour arriver à la réduction ne peuvent pas être enfermées dans des formules mathématiques invariables, pas davantage, par exemple, que les manœuvres à faire pour franchir un rétrécissement de l'urèthre. Comme vous le devinez, chaque opérateur a ses manœuvres préférées et même, si j'ose dire, ses artifices et ses « trucs » à lui, et quels que soient les principes que je vais vous indiquer, il restera une grande place à votre instinct, à votre initiative et à votre ingéniosité personnelle.

Cette réserve faite, je me hâte de vous dire qu'il est cependant possible de vous donner quelques règles précises pour arriver à la réduction.

Les manœuvres que je vais décrire m'ont donné, ou ont donné à d'autres, la réduction dans plusieurs centaines de cas, les uns aisés et les autres difficiles.

Elles ont donc fait amplement leurs preuves et je puis vous promettre qu'en les appliquant exactement et patiemment, vous réussirez à obtenir la réduction avec une constance presque absolue dans les cas vraiment réductibles, c'est-à-dire ceux où un spécialiste exercé saura obtenir cette réduction.

Ces manœuvres sont au nombre de 3. La première suffit presque toujours pour les cas faciles, chez les enfants au-dessous de six ans. Les deux autres réussissent chez les enfants de six à quinze ans et chez les enfants plus jeunes où la première manœuvre n'aura pas réussi.

1re manœuvre. — La réduction se fait par une traction directe sur le genou fléchi à 90°. La traction se fait dans le plan de la flexion pure. *Peu ou pas d'abduction, peu ou pas de rotation.*

2e manœuvre. — La réduction se fait en fléchissant d'abord le genou puis en le portant en dehors dans le plan de l'*abduction* en même temps qu'on tire à soi, donc traction et mouvement de bascule en dehors, doux et progressif. Pas de rotation, ou *rotation externe* légère.

Dans ces deux manœuvres, l'une des mains agit sur le genou, tandis que l'autre agit directement sur la tête fémorale pour la conduire dans la cavité.

3e manœuvre. — La réduction se fait en tirant sur le genou porté en *adduction* forcée, le sujet étant couché sur le côté sain. On commence par fléchir le genou à angle droit, puis on le porte en dedans et on tire avec deux mains, tandis que deux autres mains poussent sur la tête pour la faire tomber dans le cotyle. Pas de rotation ou *rotation interne.*

Ces diverses manœuvres se font avec une force variable, à une seule ou à deux personnes et même à trois et quatre personnes, comme nous allons voir.

Mais avant de passer à la description des manœuvres il est

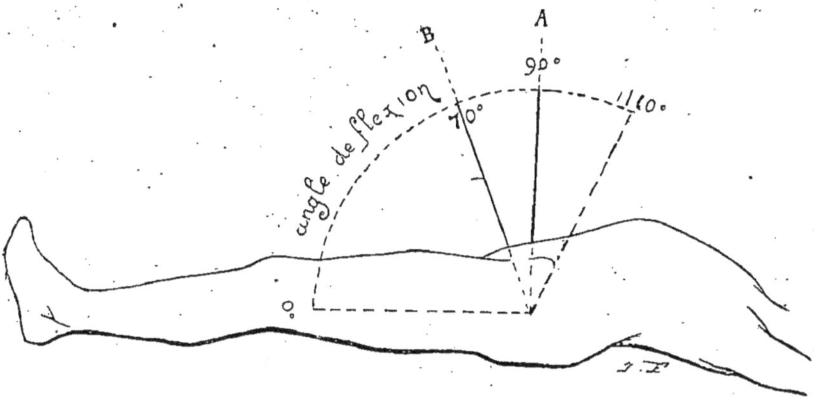

Fig. 49. — Plan de la flexion pure ou directe. — Plan vertical parallèle au plan vertical divisant le corps en deux moitiés droite et gauche. Lorsque le genou dépasse 90°, en rapprochant le genou du ventre, on fait de la flexion forcée, de $90° + n°$

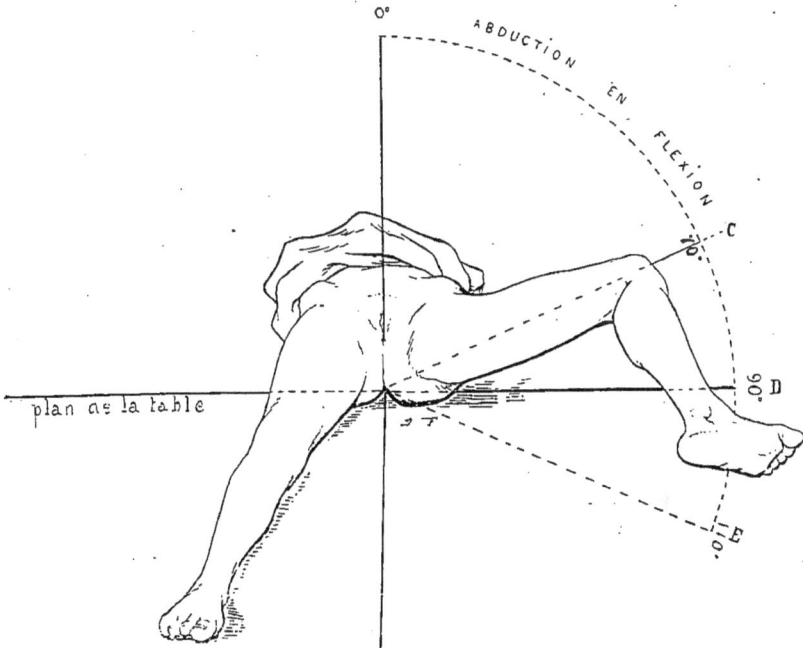

Fig. 50. — L'abduction en flexion dans le plan vertical transversal bicotyloïdien ou dans un plan parallèle à ce dernier (le sujet couché). — Il semble que le genou gauche arrivé ainsi en D soit en rotation externe de 90° parce que la rotule regarde la tête de l'enfant. En réalité, le fémur est dans la rotation à 0° pour cette position de la cuisse (flexion préalable, puis abduction de 90°).

indispensable de dire clairement ce que nous appelons la flexion, l'abduction et la rotation, — d'autant que tout le monde n'entend pas ces termes de la même manière.

Voici figuré : 1° le plan de la *flexion* pure. Lorsque nous disons que nous faisons une flexion de 90° ou de 70°, voici où nous plaçons le genou (fig. 49).

2° Lorsque de là nous rabattons la jambe en dehors, lorsque de la flexion nous passons à l'*abduction*, voici dans quel plan se fait cette abduction (fig. 50).

C et D marquent 70° et 90° d'abduction.

Fig. 51. — Sur le sujet couché, la cuisse droite est dans l'abduction de nos livres d'anatomie. Cette abduction se fait sur le plan de la table sans flexion préalable ; elle se fait par conséquent sur un plan perpendiculaire au plan de l'abduction de la cuisse gauche dans la figure précédente : de même le fémur est dans la rotation à 0° pour cette position de la cuisse, malgré que la rotule regarde le plafond (l'enfant couché).

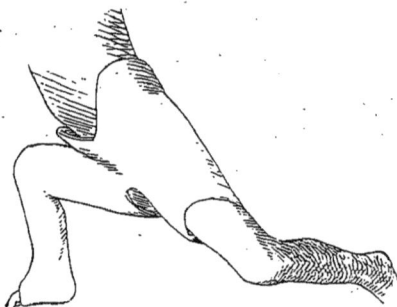

Fig. 52. — Luxation *droite*. — Première position de la jambe après la réduction. — Flexion à angle aigu et abduction. — Pour mieux assurer l'immobilisation du bassin la jambe saine (*gauche*) a été prise aussi dans un collier de plâtre.

3° Il semble que lorsque le genou a cette position d'abduction de 90°, en partant de la flexion à 90° ; lorsqu'il est en D, il semble, dis-je, qu'il est en rotation externe, la face « antérieure » de la rotule regarde alors, en effet, la tête de l'enfant couché.

En réalité, on est arrivé en D par un simple mouvement de flexion, puis d'abduction directe *sans rotation* du tout. Vous pouvez vérifier la chose sur un squelette ou sur vous-même.

Le genou en D est donc à 90, 90 et 0 : 90 de flexion, 90 d'abduction, 0 de rotation.

Remarquez bien que cette abduction, cet écartement qui se fait en partant du plan de flexion, se fait en réalité sur un plan perpendiculaire à l'abduction de nos livres d'anatomie et de physiologie normales.

Tandis que la *première* de ces deux abductions (fig. 50 et 52), celle dont il est question dans nos manœuvres de réduction, se fait (sur l'enfant couché) dans *un plan transversal vertical*, passant par la ligne bicotyloïdienne, ou un plan parallèle à celui-ci, la *deuxième* abduction, celle de nos livres d'anatomie normale, se fait *dans un plan horizontal*, le plan du lit ou de la table (voir fig. 51 et 53).

- Les deux abductions lorsqu'elles arrivent à 90° se rencontrent (en D, fig. 50); mais lors même que les deux abductions se rencontrent en ce point, le genou n'a pas, dans le point D, une orientation identique dans les deux cas, et les deux abductions ne se confondent pas absolument; car, dans le 1er cas, la rotule regarde la tête de l'enfant, si le genou est parti du plan de la flexion à 90° (1re abduction), et la rotule regarde en haut, regarde le plafond de la chambre, si la cuisse n'a pas quitté le plan de la table en passant de l'abduction à 0 à l'abduction de 90° (2e abduction).

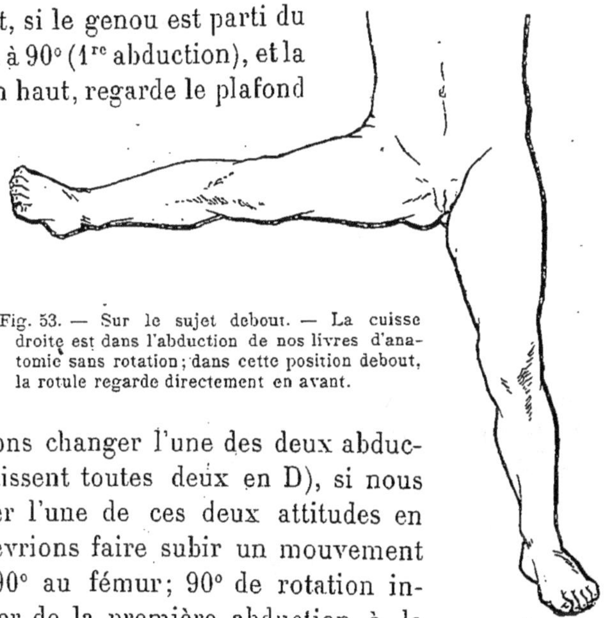

Fig. 53. — Sur le sujet debout. — La cuisse droite est dans l'abduction de nos livres d'anatomie sans rotation; dans cette position debout, la rotule regarde directement en avant.

Si nous voulions changer l'une des deux abductions (qui aboutissent toutes deux en D), si nous voulions changer l'une de ces deux attitudes en l'autre, nous devrions faire subir un mouvement de rotation de 90° au fémur; 90° de rotation interne pour passer de la première abduction à la deuxième, et 90° de rotation externe pour passer de la deuxième abduction à la première.

Et cependant l'on peut soutenir en toute vérité que, pas plus dans la première abduction de 90° que dans la deuxième abduction de 90°, il n'y a de rotation:

Si la première attitude est 90° de flexion, 90° d'abduction et 0° de rotation, la deuxième sera 0° de flexion, 90° d'abduction et 0° de rotation.

Ce qui s'explique aisément pour qui veut bien se rappeler que l'abduction de la première attitude n'est pas identique à l'abduction de la deuxième attitude, puisqu'elles se font dans deux plans perpendiculaires l'un à l'autre.

Cette confusion apparente vient de ce que notre nomenclature et notre langue, à nous, chirurgiens et anatomistes, est mal faite,

de ce que nous avons désigné par *un terme identique* (*abduction*)
deux mouvements se passant dans *deux plans différents* (perpendiculaires l'un à l'autre); — il nous faudrait ajouter tout au moins,
pour rester clairs, une épithète distinguant les deux; l'abduction
chirurgicale et l'abduction anatomique par exemple, ou bien l'abduction dans un plan vertical transversal et l'abduction dans un
plan horizontal.

Encore un mot.

Lorsque, partant du plan de
la flexion pure, le genou vient
en D, il est en abduction de 90°.

Si nous poussons encore d'un
degré au delà de ce point dans

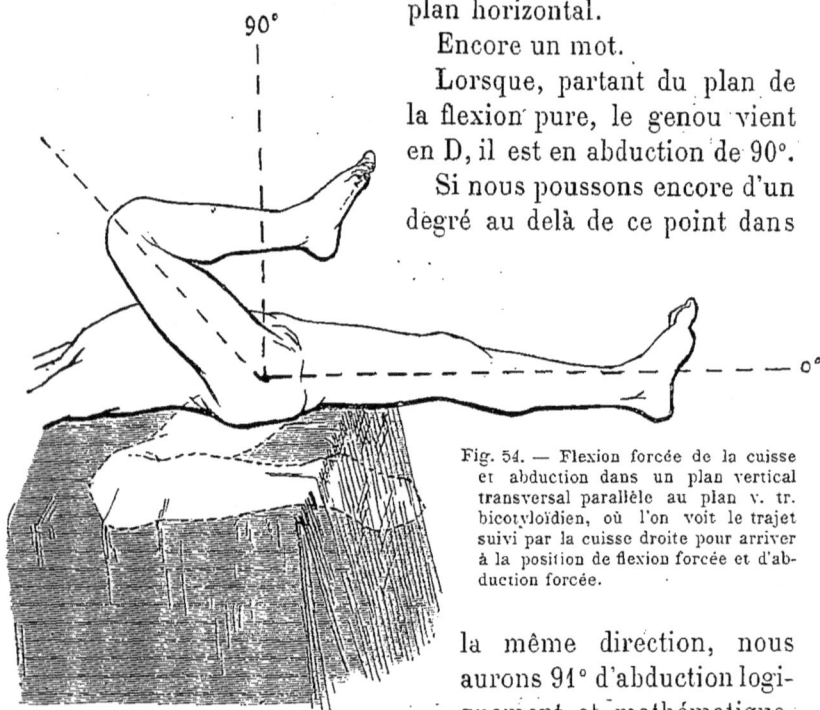

Fig. 54. — Flexion forcée de la cuisse
et abduction dans un plan vertical
transversal parallèle au plan v. tr.
bicotyloïdien, où l'on voit le trajet
suivi par la cuisse droite pour arriver
à la position de flexion forcée et d'abduction forcée.

la même direction, nous
aurons 91° d'abduction logiquement et mathématique-
ment.

Eh bien non, dans notre langage, voilà que nous appelons cette
position nouvelle, qui est une abduction de 91°, 92°, 93° etc., nous
l'appelons hyperextension !.

Et de même lorsque nous partons d'un point de flexion au delà
de 90° par exemple, de 100°, c'est-à-dire d'une flexion forcée, et
que de ce point nous rabattons le genou en dehors dans une
abduction de plus de 90°, par exemple de 95°, c'est-à-dire dans une
abduction forcée (fig. 54), au lieu de dire, comme la logique le
commande, que nous avons mis le genou dans une position de
flexion à 95° et d'abduction à 100°, ce qui serait clair et précis,
les Allemands disent que nous avons de « l'abduction négative et
de l'hyperextension » !

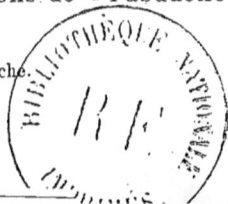

Notre langue est donc mal faite.

Il faudrait que le mot hyperextension (genou au-dessous du plan de la table) fût remplacé par le mot abduction forcée qui serait 91, 92, 93° etc., et ce que l'on appelle à tort abduction négative serait de la flexion forcée de 90° + n°.

Description de la 1re manœuvre.

Cette 1re manœuvre, qui suffit chez les enfants jeunes, réussit aussi quelquefois chez les enfants âgés; donc c'est par elle que je

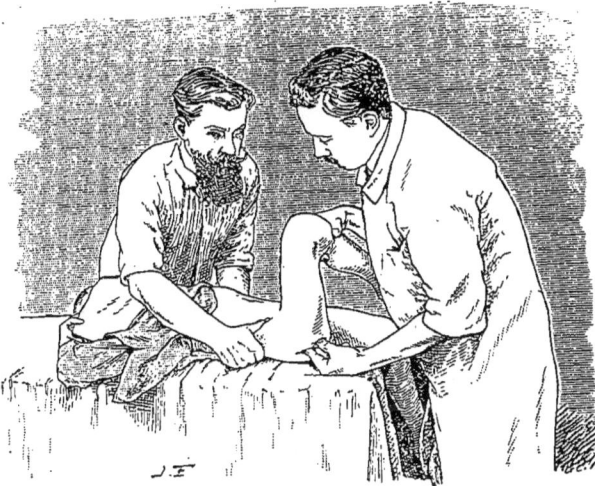

Fig. 55. — Réduction proprement dite. — Première manœuvre. — Le malade est couché sur le dos, le bassin solidement fixé par un aide. Le chirurgien, prenant le membre au creux du jarret, le porte en flexion et tire fortement en haut. De la main gauche, il aide la réduction en pressant sur le col fémoral.

vous engage à commencer dans tous les cas l'essai de réduction (fig. 55 et suivantes jusqu'à la fig. 60).

1er TEMPS. — Flexion de la cuisse à angle droit sur le bassin.

Pravaz réduisait en extension, mais c'est se créer bien des difficultés. Il faut déployer une force énorme pour réduire en extension, tandis que la flexion de la cuisse sur le bassin relâche les muscles antérieurs de la cuisse et la capsule antérieure, et la flexion de la jambe à son tour sur la cuisse relâche les muscles postérieurs. Saisissez donc le genou avec une main ou avec deux mains (la jambe repliée sous la cuisse) et portez le genou en flexion de 90°.

2e TEMPS. — *Traction directe.* — Le bassin étant solidement maintenu sur la table par un ou deux aides, vous tirez le genou directement en haut; vous tirez avec deux mains, très fortement, en secouant le genou.

Vous tirez dans le plan de la flexion pure avec peu ou pas d'abduction et peu ou pas de rotation également.

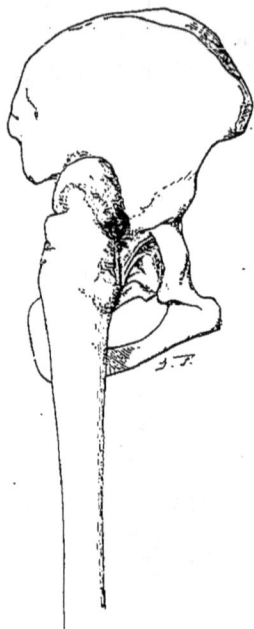

Fig. 56. — Chemin suivi par la tête autour du cotyle dans les diverses positions de la cuisse (point de départ).

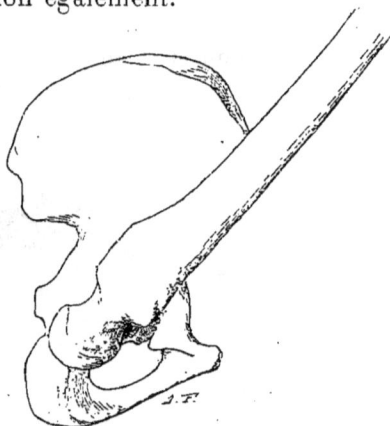

Fig. 57. — Dans la flexion de plus de 90° de la cuisse.

Mais vous pouvez faire varier la flexion en allant au delà ou en deçà des 90°.

Cette traction simple continuée pendant quelques minutes suffit à soulever la tête fémorale (placée derrière le cotyle) et à l'élever jusqu'au niveau de l'entrée du cotyle; lorsque la tête arrive là, elle va y rentrer d'elle-même si l'entrée du cotyle est suffisamment large, c'est-à-dire

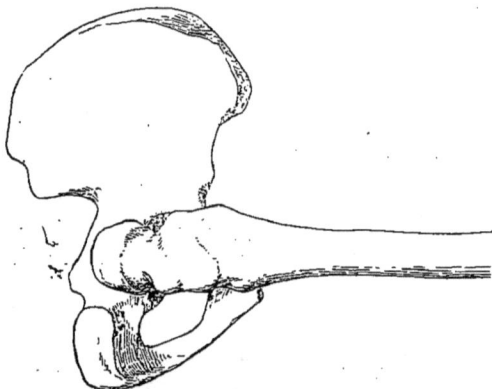

Fig. 58. — Dans la flexion à 90°.

si la capsule antérieure a été suffisamment distendue et écartée de cet orifice par les manœuvres de circumduction préalables et par la traction en haut, en un mot, si la tête sent le passage libre.

Elle y rentre encore plus sûrement si vous l'aidez un peu, si, après l'avoir soulevée ainsi avec l'effort de vos deux mains tirant sur le genou, vous laissez ensuite une seule de vos mains sur le genou pour soutenir cette traction, tandis que vous envoyez l'autre main sur le trochanter et la tête, pour presser directement sur celle-ci, de dehors en dedans ; la tête obéit comme une touche de piano à cette pression directe et rentre dans le cotyle, largement ouvert, situé en dedans.

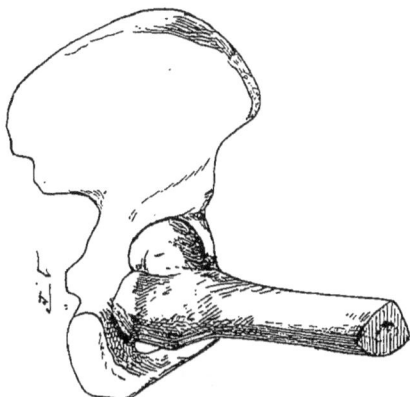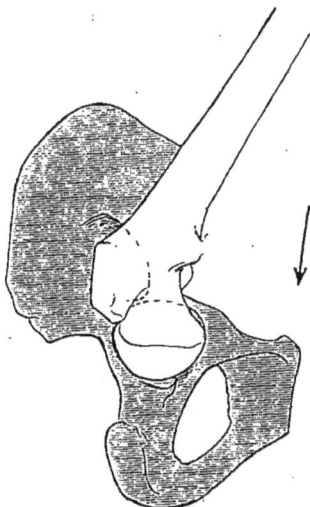

Fig. 59. — Dans la flexion de la cuisse à 90° à laquelle on a ajouté une abduction marquée et une rotation externe, la tête rentre alors dans le cotyle.

Fig. 60. — La tête est rentrée. — Mais cette position est dangereuse ; la tête peut porter en bas et en arrière, aisément, surtout si l'on fait en même temps un peu de rotation interne.

Ou bien encore, vous faites cette manœuvre à deux. Vous confiez à l'aide le soin de continuer la traction sur le genou tandis que vous-même, avec vos deux pouces, allez à la recherche de la tête et poussez celle-ci de dehors en dedans dans le cotyle.

Vous la sentez qui se déprime et disparaît dans la profondeur comme la touche d'un clavier, tandis que le genou se porte, par contre, un peu en dehors (bien peu, puisque l'anatomie pathologique nous enseigne que le cotyle osseux regarde ici presque directement en avant).

Parfois vous entendez, en même temps, un petit claquement, ou bien vous sentez une petite secousse. Si ensuite vous enlevez vos pouces et si vous ne tirez plus sur le genou, la tête redevient superficielle, la touche de piano qui ressort retombe dans la fesse ; la réduction est défaite. Cette chute s'accompagne d'une secousse, d'un bond, d'un claquement plus ou moins appréciables. Vous ne pouvez pas vous tromper à ces signes d'autant que, lorsque la tête est réduite, vous pouvez la sentir en avant, contre l'artère, entre le couturier et les adducteurs; elle roule sous votre doigt lorsque vous faites de la rotation interne ou externe du genou, et si vous pressez un peu sur elle, cela suffit pour la chasser du cotyle et défaire la réduction. Mais n'anticipons pas, nous indiquerons plus loin tous les signes de la réduction.

Si vous ne réussissez pas à réduire du premier coup, vous recommencerez une et plusieurs fois la manœuvre, en faisant varier, ai-je dit, le degré de flexion du fémur. Si vous tirez avec 90° de flexion, la tête entre par le milieu du bord postérieur du cotyle. Si le genou est fléchi au-dessous de 90°, elle entre par un point situé un peu au-dessus du milieu de ce bord postérieur. Si vous fléchissez au-dessus de 90°, la tête entrera par la partie inférieure du bord postérieur ou le bord postéro-inférieur.

Généralement vous n'avez pas besoin de faire de rotation; mais si la réduction se fait attendre, faites-en un peu, tantôt en dedans et tantôt en dehors (vous essayez des deux rotations, et c'est une légère rotation qui vous permettra parfois de réduire).

Sachez bien que ce n'est pas immédiatement, dès la première secousse, que cette manœuvre réussit — lorsqu'elle réussit. Pas plus d'ailleurs que les manœuvres suivantes à cause de la rétraction des tissus périarticulaires et de la fermeture partielle du cotyle par la capsule fibreuse plaquée devant lui comme un volet.

Vous êtes obligé, quelle que soit la manœuvre, *de la répéter plusieurs fois*, pour avoir raison, petit à petit, de cette rétraction des parties fibreuses, pour agrandir, petit à petit, l'ouverture du cotyle.

Vous devez insister pendant plusieurs minutes avant d'arriver au résultat que vous cherchez.

Dans tous les cas ou à peu près, jusqu'à cinq ou six ans, cette première manœuvre finira par vous donner la réduction, si vous insistez un assez long temps et si vous faites tirer très vigoureusement sur le genou tandis que vous pressez la tête de dehors en dedans. Mais si après huit à dix minutes vous n'avez pas réussi, vous passez à la manœuvre suivante.

Deuxième manœuvre.

La deuxième manœuvre consiste à *faire basculer en dehors, c'est-à-dire dans l'abduction*, le genou fléchi, en même temps qu'on le tire à soi.

Vous portez d'abord le genou dans une flexion à 90° (fig. 61); puis, de là, vous le portez directement en dehors, en abduction, en

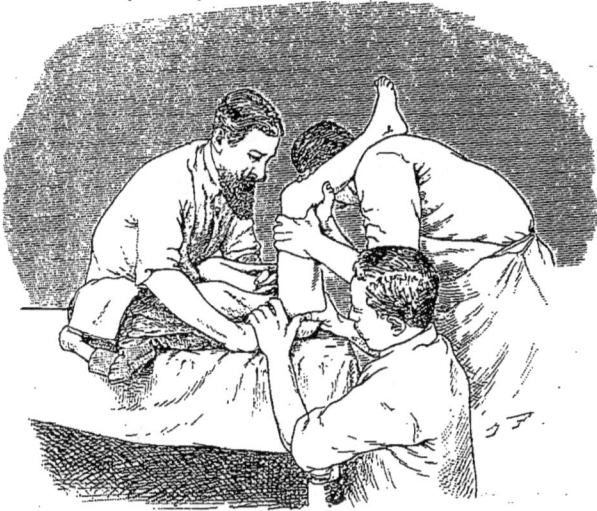

Fig. 61. — Deuxième manœuvre caractérisée par l'abduction ajoutée à la flexion. — *Premier temps* : comme dans la première manœuvre, un aide tire sur la cuisse malade, saisie à deux mains un peu au-dessus du genou. Le chirurgien agit avec ses deux pouces directement sur la tête fémorale pour la pousser dans le cotyle.

allant *doucement, progressivement, méthodiquement*, millimètre par millimètre, pour ainsi dire, sans cela vous pourriez briser le fémur (fig. 62).

Mais pour que cette manœuvre soit vraiment utile et précise, il ne suffit pas d'agir sur le genou pour le faire basculer en dehors, il faut en même temps tirer sur lui. De plus, il faut agir directement sur la tête pour la rapprocher le plus possible de la lèvre antérieure (fibreuse, ligamenteuse) de l'entrée du cotyle, pour qu'elle travaille là et non pas en arrière et loin de ce point, au-dessous du bord postérieur du cotyle, comme elle fera presque fatalement si l'on se borne à faire basculer le genou. La traction sur le genou et la pression sur la tête rendent utile le mouvement de levier et de plus mettent à l'abri des fractures; sans cela l'os se

briserait en butant au-dessous du bord postérieur du cotyle. Vous
devez donc constamment soutenir la tête au contact même de la
lèvre antérieure de l'entrée du cotyle et la pousser vers elle avec
une main tandis que de l'autre main vous agissez sur le genou.

Pour faire d'une manière plus précise cette double manœuvre,
vous vous mettrez à deux.

Vous confiez le genou à votre aide principal, et le chargez de
faire basculer la cuisse petit à petit en dehors en lui recommandant

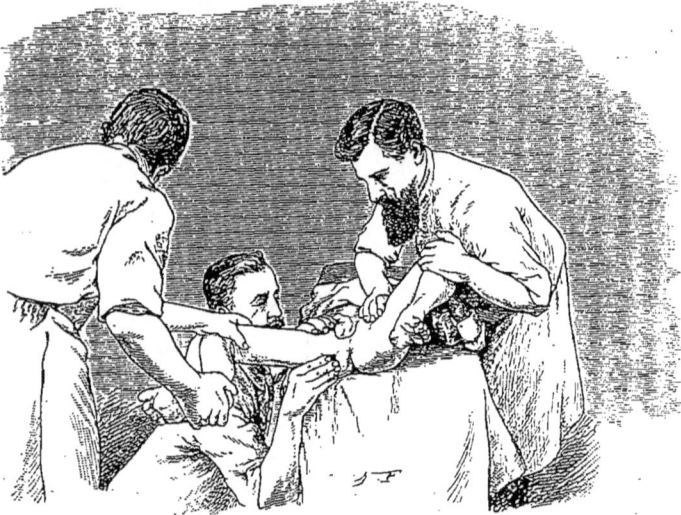

Fig. 62. — Deuxième manœuvre (*suite*, 2ᵉ temps). — De la flexion à 90°, on porte la cuisse en
abduction de 90°. — Dans ce mouvement, le fémur bascule sur les pouces du chirurgien qui
n'ont pas quitté leur position, en arrière du col fémoral (la réduction se fait suivant les cas
avec un degré très variable d'abduction).

de *ne basculer qu'en tirant* et de procéder avec une grande prudence et une grande lenteur, degré par degré; tandis que vous-
même (placé à genoux), contre la hanche, allez agir avec vos deux
pouces sur la tête fémorale, en la poussant de bas en haut et de
dehors en dedans.

Par ce mouvement, je le répète, vous la collez et vous la poussez
contre la lèvre antérieure de l'hiatus représentant l'entrée du
cotyle.

Petit à petit, sous l'action de votre pression directe et du mouvement de levier de l'aide agissant sur le genou, cette lèvre antérieure se laisse forcer, se laisse distendre et se soulève. Cette
modification, cette extension du ligament ne peut se faire que
lentement, progressivement. Vous voyez bien que si l'on voulait

aller trop vite, si l'on poussait trop fort sur le genou avant que
cette lèvre antérieure ligamenteuse n'ait été distendue, le ligament tenant bon, c'est l'os qui se briserait ici[1]; — tandis que si
l'on procède avec méthode et lenteur, ce ligament (c'est-à-dire la
partie de la capsule qui ferme en avant le cotyle) aura eu le temps
de se distendre, de se soulever, de se déplisser de plus en plus sur
tout son pourtour, si bien qu'après cinq, dix, douze minutes,
l'ouverture de la cavité sera devenue franchissable pour la tête
(revoir les figures 30, 32, 33, 34).

Ce résultat est obtenu à un moment variable et avec un degré
variable d'abduction, par exemple, lorsque celle-ci a atteint 20°,
40°, 60° ou même plus.

Lorsque cela est, lorsque la tête trouve enfin le passage libre,
vous la sentez sous la pression de vos pouces se déprimer, comme
nous l'avons dit pour la première manœuvre, disparaître dans la
profondeur comme une touche de piano; et l'aide chargé du genou
a senti aussi que le mouvement d'abduction du genou devenait
tout à coup plus libre. De plus, il y a ici presque toujours un
claquement et une secousse perceptibles non pas seulement pour
vous et votre aide mais aussi pour les assistants.

J'ai dit qu'on partait de la flexion à 90° et que l'abduction nécessaire pour réduire n'atteint pas généralement l'angle droit.

Parfois cependant l'on est obligé, pour réduire, de recourir à
une flexion et à une abduction extrêmes, de fléchir le genou jusqu'à l'amener au contact des côtes; puis, après l'avoir porté directement en dehors en rasant le ventre et la poitrine, de l'abaisser
jusqu'au-dessous du plan de la table — manœuvre qui nous donne
finalement un genou presque collé au flanc, mais au-dessous du
plan de la table.

Si la réduction ne se fait pas dans cette position extrême, on
recommence la manœuvre en essayant successivement de toutes
les positions intermédiaires.

Mais nous n'avons pas encore parlé de la rotation.

Généralement, la réduction se fait avec une rotation indifférente, à 0°.

Parfois, cependant, vous ne réduirez qu'en faisant un peu de rotation externe ou bien, au contraire, un peu de rotation interne.

---

1. Comme dans la fracture de Dupuytren, où le ligament résiste davantage que l'os.

Ce qui veut dire que vous essaierez successivement de ces 3 rotations.

Cette deuxième manœuvre réussit dans beaucoup de cas où la première n'avait pas suffi, chez les enfants âgés et dans les cas un peu difficiles où l'entrée du cotyle est plus ou moins obstruée. La manœuvre de bascule est très bonne en effet et très puissante pour distendre et forcer l'entrée du cotyle, pour ouvrir le « goulet »....

Joignez-y toujours l'action directe sur la tête fémorale de deux pouces ou même de quatre pouces.

Cette manœuvre des pouces, dont personne n'a parlé à ma connaissance, vous rendra les plus grands services pour la réduction tout en vous assurant la plus grande sécurité.

Mais lorsque cette deuxième manœuvre malgré sa grande valeur a échoué à son tour, après 5, 10, 20 essais répétés pendant 10 à 15 minutes, qu'allez vous faire ?

Je vous conseille, avant d'abandonner la partie, de recourir à la 3e manœuvre que voici :

C'est une manœuvre qui m'est, je crois, tout à fait personnelle et qui est excellente ; elle m'a donné très souvent la réduction dans des cas où toutes les autres manœuvres connues avaient échoué....

Troisième manœuvre.

Cette troisième manœuvre diffère notablement des deux précédentes ; elle se fait dans le plan *de l'adduction forcée de la cuisse* (fig. 63 et suivantes jusqu'à la fig. 70).

Cette fois on change complètement la position du malade : on le couche sur le côté sain, près du bord correspondant de la table (qui doit être étroite pour être commode) ; on met ainsi la hanche malade en haut et le bassin est solidement maintenu dans cette attitude par un ou deux aides.

Votre aide principal, placé du côté sain, saisit alors la cuisse malade, la porte dans une flexion de 90° ou même davantage et de là se porte en *adduction forcée* (j'ai dit adduction et non abduction) ; cette adduction forcée atteint environ 90°.

Et l'aide va tirer ensuite de toutes ses forces sur cette jambe ainsi placée.

Vous-même, resté du côté malade, ayant sous les yeux et sous la

main la partie correspondante du bassin et la tête luxée, vous
agissez directement et exactement avec vos pouces sur cette tête
pour lui faire franchir le rebord postérieur (qui est maintenant
supérieur) de la cavité cotyloïdienne : votre action s'exerce ainsi
dans le même sens que celle de l'aide qui tire sur le genou. Vous
demandez à cet aide d'imprimer, en même temps qu'il tire, de
petites secousses au genou et de porter *celui-ci en forte rotation interne* ayant soin vous-même de ne pas cesser un seul
instant de pousser sur la tête. A un moment donné, après 5, 10,
15 minutes d'efforts persévérants, vous avez cru la sentir s'effacer

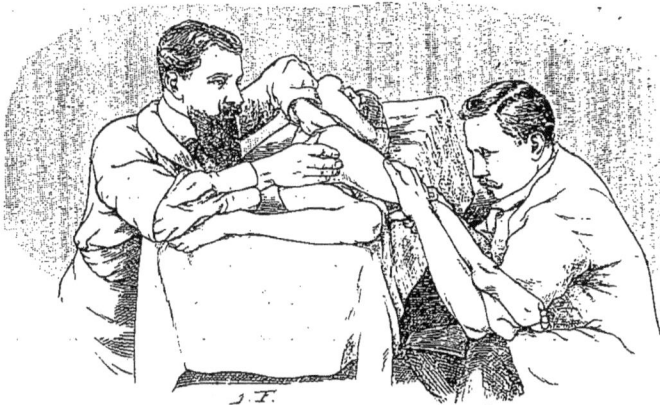

Fig. 63. — Troisième manœuvre, caractérisée par l'adduction ajoutée à la flexion. — L'enfant
est couché sur le côté sain. L'aide saisit la cuisse à son tiers inférieur, la porte en adduction
forcée et flexion à 90° et tire fortement à lui en faisant subir au membre un mouvement de
rotation en dedans. Le chirurgien presse au moyen de ses pouces sur la tête fémorale devenue
beaucoup plus accessible dans cette position d'adduction forcée. — On peut se mettre à quatre
pour la manœuvre, deux sur la tête fémorale et deux sur le genou.

un peu sous vos doigts, comme si elle avait pénétré en partie dans
une dépression du bassin. Ce n'est pas bien net, vous n'êtes pas
bien sûr qu'elle soit dans le cotyle, car cela s'est fait presque *silencieusement*, vous n'avez pas eu de ressaut visible et bruyant comme
dans la deuxième manœuvre, cependant il est très probable que
cette sensation d'enfoncement de la tête est bien le signe de la
réduction qui vient de se faire.

Pour vous en assurer, vous faites lâcher le genou et vous enlevez
vos pouces, et la tête redevient un peu plus superficielle ; vous pouvez la déprimer encore, mais son champ de va-et-vient est bien
petit : vous avez des doutes. Pour les dissiper vous demandez à
l'aide de transporter en abduction ce genou qui est en adduction,

c'est-à-dire de lui faire parcourir un angle de 180° de dedans en
dehors, en le tirant toujours à lui, comme s'il voulait détacher le
fémur de l'os iliaque. Vous-même, pendant ce transport, vous pres-
serez avec plus de soin et plus de force que jamais sur la tête pour
la plaquer en quelque sorte contre les parties profondes du cotyle
où vous supposez qu'elle est.

Si vous ne pressez pas, elle va sournoisement ressortir (dans le

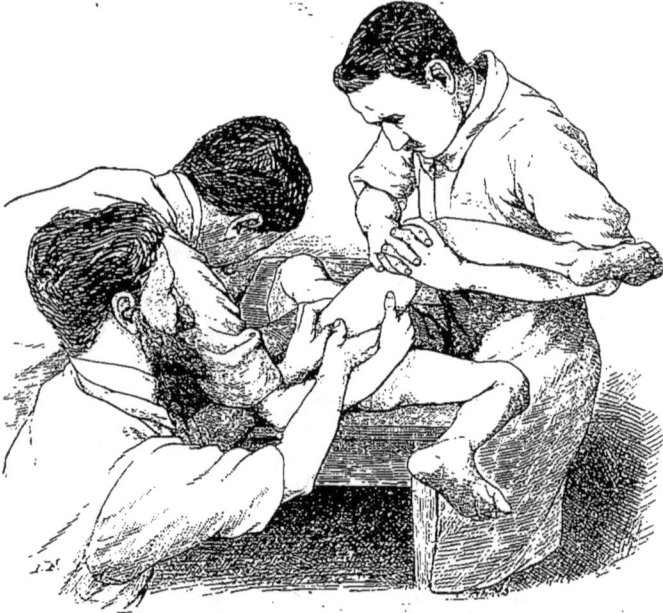

Fig. 64. — Troisième manœuvre (*suite*). — L'aide du genou, tout en continuant de tirer fortement à lui, se relève peu à peu pour arriver à la position d'abduction. — Le chirurgien continue à presser sur la tête fémorale. Le deuxième aide représenté ici immobilise le bassin.

cas où elle serait réellement rentrée). Elle avait disparu en partie
dans la profondeur, mais la voilà qui revient un peu à la surface,
comme si elle était expulsée ou plutôt exprimée à la manière d'une
bille glissante par les parois lisses de la capsule fémorale.

Ainsi, vous aviez donc vraiment mis la tête dans le cotyle mais
elle en sortira pendant ce transport de l'adduction extrême à l'abduction, si vous ne pressez pas suffisamment sur elle, ou bien si
votre aide ne tire pas assez fortement à lui. C'est pourquoi il est
à peu près indispensable de lui adjoindre un second aide qui ne
s'occupera que de tirer, tandis que l'aide principal s'appliquera
exclusivement à changer l'adduction en abduction; et de même

pour que la tête soit plus solidement plaquée contre le cotyle, vous devez vous faire aider vous-même par un assistant qui placera ses deux pouces à côté des vôtres sur le trochanter.

Grâce à ces précautions, si la réduction a été faite, non seulement elle n'aura pas pu se défaire pendant ce passage à l'abduction, mais au contraire, notez bien ceci, elle se sera complétée et vous aurez senti la tête fémorale et le trochanter disparaître encore un peu davantage dans la profondeur. Si bien que lorsque le genou

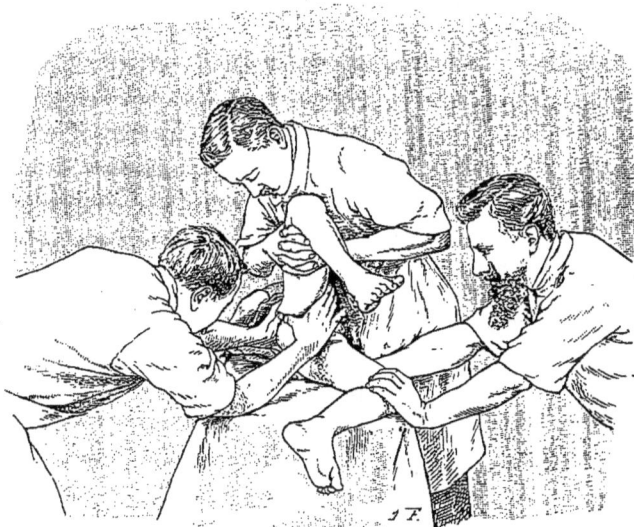

Fig. 65. — Troisième manœuvre (fin). — On ramène de plus en plus la cuisse en abduction jusqu'à une abduction de 90°.

est enfin arrivé à l'abduction extrême, vous pourrez supprimer l'action directe de vos pouces, la main qui maintient le genou suffira pour conserver la réduction si elle a été réellement obtenue, car nous ne savons pas encore d'une manière absolument indubitable si nous avons vraiment réduit; la question se pose encore en ce moment dans certains cas pour vous et pour vos assistants, puisque, contrairement à ce qui existe dans la deuxième manœuvre, vous n'avez pas eu ici de claquement à l'entrée. Pour savoir exactement à quoi s'en tenir on va recourir à la manœuvre propre à défaire la réduction : on prend cette cuisse qui vient d'être amenée à l'abduction extrême et on la reporte de plus en plus en dedans, tout en poussant sur le genou. Tout à coup la tête saute en arrière avec un claquement et une secousse violente : vous avez senti et tout le monde a vu et entendu que la réduction se défaisait.... La tête vient de sortir, donc elle était rentrée.

Si, au contraire, la secousse ne se produit pas, même en défaisant complètement l'abduction, c'est que la tête n'était pas réduite.

Dans les deux cas, c'est à recommencer. Vous recommencerez dans les mêmes conditions, le côté sain du bassin sur la table, le côté malade en haut.

Si la réduction avait été faite, la tête du fémur, qui sait son chemin, rentrera sans difficulté; mais si elle n'avait pas été réduite,

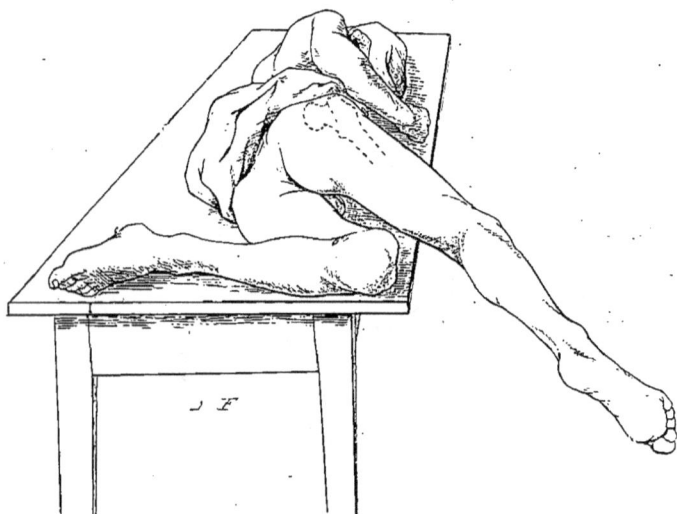

Fig. 66. — Explication de la troisième manœuvre.

il faudra, cette fois, procéder avec plus de vigueur. Vous faites tirer en dedans et en bas par deux personnes, tandis que vous-même vous vous faites aider par un assistant robuste pour presser directement sur la tête. Il y a ainsi quatre mains sur le genou et quatre pouces sur la tête fémorale. On comprend qu'il est difficile de fixer le bassin pendant qu'on tire et qu'on presse avec cette force. Il est donc important que les deux ou trois aides chargés du soin de cette fixation du bassin soient particulièrement énergiques et vigoureux.

En résumé, cette troisième manœuvre est caractérisée par la *traction sur la cuisse mise préalablement en flexion et adduction forcée et par une pression directe, de haut en bas, sur la tête fémorale.*

Le degré d'adduction peut varier, mais c'est presque toujours

l'adduction de 80° *avec rotation interne* accentuée qui vous donnera
la réduction.

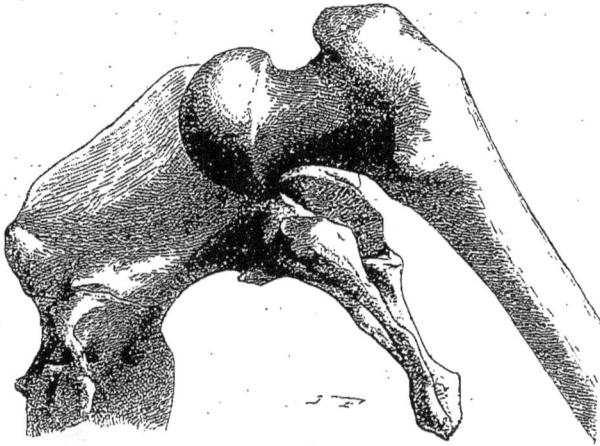

Fig. 67. — Explication de la troisième manœuvre (*suite*). — La tête bute
contre le rebord postérieur.

Quant à la flexion faite, l'on part généralement d'une flexion de

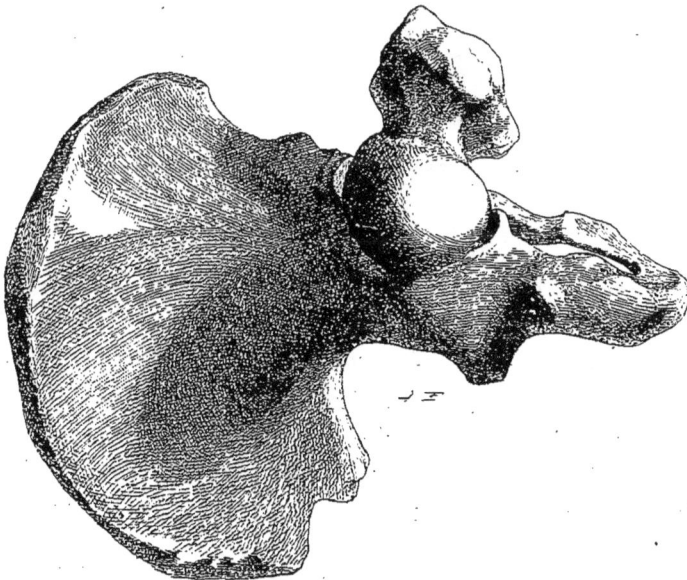

Fig. 68. — Explication de la troisième manœuvre (*suite*). — Position de la figure 67,
vue postérieure.

90°, mais si cela ne réussit pas, vous faites une flexion encore
plus prononcée. Vous fléchissez par exemple le genou jusqu'au

contact du ventre et, de là, vous portez le genou collé sur le ventre jusque vers l'aisselle du côté sain et vous redescendez progressivement en arc de cercle jusque vers le flanc ou vers la hanche de ce même côté.

Quant au sens de la rotation, c'est presque toujours en rotation interne de plus de 45° que la réduction se fait.

On voit que cette troisième manœuvre, malgré qu'elle soit très

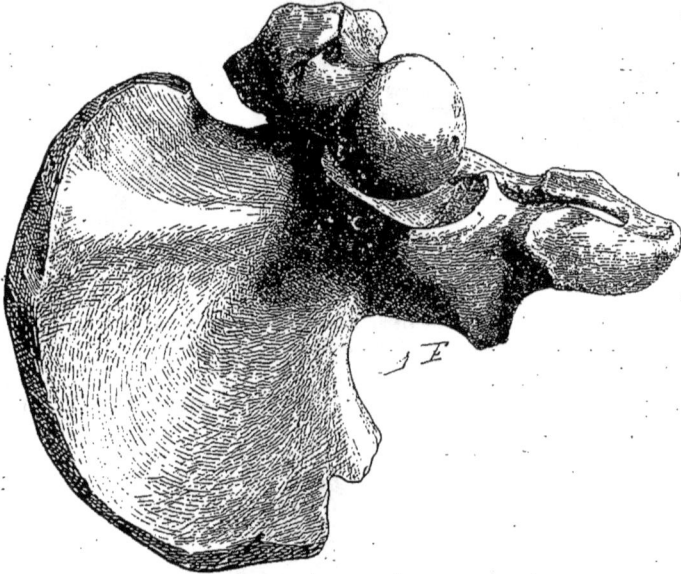

Fig. 69. — Explication de la troisième manœuvre (*suite*). — Il faut, pour que la tête rentre, mettre le fémur en très forte rotation interne.

vigoureuse, ne présente aucun danger; ce n'est que dans le mouvement de bascule, c'est-à-dire dans le mouvement de transport de l'adduction en abduction que l'on pourrait à la rigueur produire une fracture malgré que je ne l'aie jamais vue. Pour l'éviter sûrement, on ira doucement et on tirera le genou à soi tout en le portant de dedans en dehors.

On se rend compte facilement de quelle manière cette troisième manœuvre agit pour donner la réduction, et nous ne voulons pas insister.

La tête attirée par la traction faite sur le genou (comme si l'on tirait sur les brancards d'une charrette) et poussée par deux ou quatre pouces, comme lorsqu'on pousse à la roue, va buter contre la lèvre antérieure ligamenteuse de l'entrée du cotyle, et agit sur ce ligament de dehors en dedans (dans la position donnée au sujet), pour le distendre et le forcer petit à petit.

Pendant le transport de l'adduction à l'abduction la tête va reculer et sortir si elle n'est pas très fortement calée contre le cotyle, comme elle va, au contraire, pénétrer plus profondément encore jusqu'à la partie interne de la loge ostéo-fibreuse si on la cale solidement en dehors.

On comprend encore comment cette troisième manœuvre a pu réussir dans tel cas particulier où la deuxième avait échoué. Le mouvement d'abduction forcée de la cuisse dans la deuxième manœuvre pouvait tendre davantage la lèvre ligamenteuse de l'entrée du cotyle, tandis que l'adduction et la rotation interne vont relâcher, au contraire, cette même lèvre antérieure.

Durée de l'opération. Force à déployer. — Encore ici, il est impossible de donner des règles absolues. Il est des cas où la réduction se fait en quelques minutes ou même instantanément avec une force infime. Et à l'autre extrémité de l'échelle, il est des cas nécessitant des manœuvres prolongées et extrêmement vigoureuses. Dans ces cas difficiles, l'intervention est dure et pénible, l'on s'*éreinte* littéralement et l'on a besoin de s'adjoindre deux ou trois aides solides et même davantage pour faire les manœuvres avec toute la force nécessaire.

Et dans d'autres cas de luxation, chez des enfants du même âge et de forme identique, l'on s'aperçoit au contraire que la douceur réussit mieux que la violence. Et parfois même c'est, après un essai infructueux des manœuvres les plus compliquées, le procédé le plus simple qui réussit.

Il m'est arrivé, à la fin d'une opération que je faisais avec mon ancien assistant le Dr Bergugnat, d'Argelès-Gazost, où j'avais essayé successivement et longuement des deux dernières manœuvres, et où je commençais à désespérer de réussir, il m'est arrivé de revenir à la première manœuvre, position en flexion directe de 90° (sans abduction, ni adduction, ni rotation) et de voir dans cette attitude une pression légère sur la tête faire rentrer celle-ci tout doucement, à ma grande stupéfaction.

Vous ferez remarquer que, sans doute, la distension de l'entrée du cotyle avait été faite par la deuxième et troisième manœuvres prolongées. — Oui, mais si elles avaient préparé la réduction, elles n'avaient pas réussi cependant à me la donner.

Voici une estimation moyenne pour ce qui est de la vigueur et de la durée des manœuvres de réduction.

Si, au bout d'une demi-heure d'efforts, après avoir fait successivement les trois manœuvres pendant une dizaine de minutes chacune, vous n'avez pas obtenu la réduction, ce qui peut arriver dans tel cas très difficile, remettez votre malade séance tenante à l'extension forcée extemporanée, tirez de nouveau jusqu'à 80 ou 100 kilogrammes pendant une dizaine de minutes, c'est dix minutes de repos pour tout le monde, puis recommencez pendant douze à quinze minutes les manœuvres décrites plus haut, ce qui fera une séance d'une heure environ, mais ne dépassez pas cette durée maxima, vous risqueriez de donner un choc trop violent à votre malade. Ou même, si vos efforts n'ont pas abouti après une séance de trois quarts d'heure, renoncez pour l'instant à la réduction, remettez le malade à l'extension continue pendant deux mois ou plus. Après ces deux mois, vous referez une tentative de réduction, et, si elle échoue encore cette fois, vous en prendrez votre parti, vous renoncerez à la réduction par les manœuvres non sanglantes.

Nous verrons plus tard, page 247, ce qu'il convient de faire pour ces luxations irréductibles.

Mais revenons aux cas où la réduction a pu être faite, et à l'étude des moyens de maintenir la réduction. Disons d'abord la manière d'établir avec certitude que la réduction a été obtenue, et la manière de donner à celle-ci le maximum de stabilité.

1° Diagnostic de la réduction.

On doit *voir*, *entendre* et *sentir* que c'est réduit.

A quel signe reconnaît-on que la réduction est bien obtenue ? Nous en avons dit un mot, chemin faisant, en décrivant les manœuvres à faire ; — mais nous devons indiquer plus explicitement ici ces divers signes, qui sont toujours assez nets pour être reconnus par un médecin averti et attentif, — même au cas ou il s'agit d'une réduction faite chez un enfant qui n'a pas encore marché (voir plus haut, page 32, mon observation d'une fillette de treize mois).

La rentrée de la tête se voit, s'entend, se sent ; on entend un claquement, on voit la tête bondir en avant et on sent une secousse.

Ces signes sont parfois très atténués, à peine perceptibles tant

CALOT. — Luxation congénitale de la hanche. 8

la tête glisse doucement et silencieusement dans ce mouvement de rentrée, mais l'opérateur qui suit ce mouvement de la tête fémorale pourra percevoir la réduction.

Ces phénomènes seront surtout très peu nets pour les assistants (mais bien suffisants pour le chirurgien), si celui-ci fait la réduction par une poussée directe de ses doigts sur la tête du fémur.

Mais vous pouvez les mettre en évidence pour tous.

1° En défaisant la réduction.

2° En faisant de nouveau rentrer la tête par un mouvement de bascule cette fois et non plus par une pression directe sur la tête.

1° Déjà, en défaisant la réduction, l'on constate que le claquement, qui n'était peut-être pas bien net à l'entrée, est au contraire très net à la sortie.

Lorsque vous n'êtes pas sûr que la réduction est faite, le meilleur moyen de dissiper vos doutes c'est donc de recourir à la manœuvre qui doit la défaire. Pour cela vous exercez une certaine pression sur le genou (fig. 70) en même

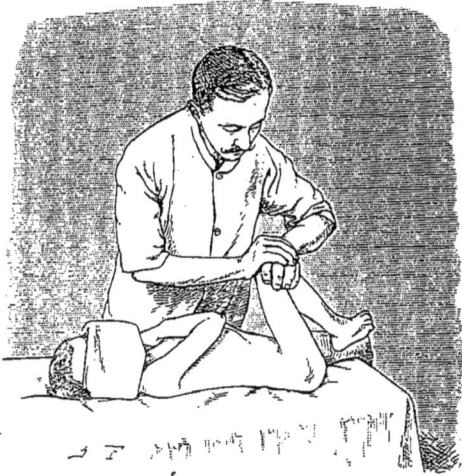

Fig. 70. — Diagnostic de la réduction. — Les manœuvres de réduction terminées, le chirurgien ramène lentement la cuisse en dedans en même temps qu'il appuie fortement sur le genou. A un moment, la tête fémorale se déclanche brusquement en produisant un claquement plus ou moins fort. On la sent de nouveau faire saillie en arrière du cotyle, comme avant la réduction.

temps que vous le portez en dedans, de plus en plus lentement, c'est-à-dire que vous diminuez l'abduction, petit à petit, jusqu'à la supprimer complètement dans certains cas et même jusqu'à porter le genou un peu en adduction. Tout à coup et à un moment variable, à un degré plus ou moins réduit d'abduction, la tête fémorale se déclanche, elle bondit en arrière avec une secousse et un bruit très nets. La preuve est faite que la tête était bien dans le cotyle. Mais si, par cette manœuvre, vous n'obtenez ni claquement, ni bond, ni secousse, c'est que la luxation n'était pas réduite.

Voilà pour les phénomènes qui accompagnent le déclanchement de la réduction.

2° Si vous voulez rendre plus nets les phénomènes qui marquent l'entrée de la tête dans le cotyle, refaites la réduction, mais cette fois en faisant basculer la tête fémorale, c'est-à-dire en agissant simplement sur le genou.

. Vous obtenez cette fois un claquement qui n'existait pas lorsque la tête était conduite, simplement par l'action directe des pouces, dans le cotyle.

Le doute ne peut donc durer en aucun cas au delà de quelques secondes.

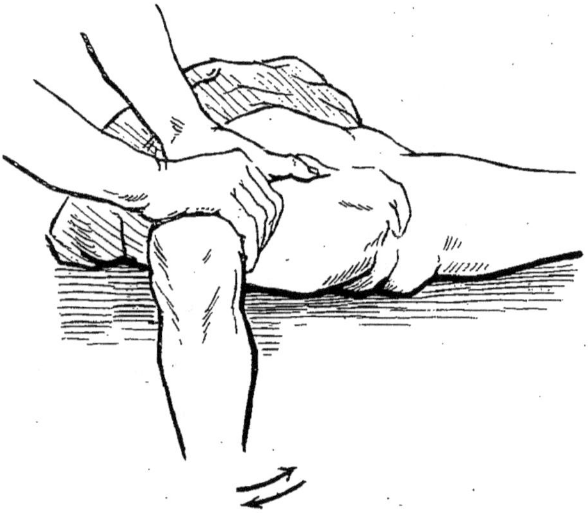

Fig. 71. — Diagnostic de la réduction par la palpation. — Le pouce gauche est sur l'artère. Il doit sentir la tête rouler sous lui lorsque la main droite imprime des mouvements de rotation interne et externe à la cuisse.

Dans la pratique, les signes d'entrée et de sortie de la tête sont, dans la presque totalité des cas, extrêmements nets, il n'est pas rare qu'ils soient très bruyants et même effrayants au point que, si l'on n'était pas prévenu, l'on pourrait croire, en certains cas, à une fracture de l'extrémité supérieure du fémur.

A défaut de rayons X, profitez de l'occasion que vous avez de convaincre les parents que vous avez bien obtenu la réduction du déboîtement. Il n'est pas nécessaire d'être médecin pour reconnaître et pour voir, lorsqu'existent tous les signes indiqués plus haut, que la réduction est bien réussie. Faites donc venir les parents une minute dans la pièce où vous opérez, montrez-leur la tête rentrant et sortant. — Mais, cela fait, renvoyez-les, ils vous gêneraient. Ils ne demandent d'ailleurs pas à en voir davantage,

tant ces bonds de la tête qu'ils ont vus et entendus, les ont vive-
ment impressionnés.

Les signes que nous venons de dire, à savoir : ce claquement et
ce ressaut, sentis par le médecin et ses aides et entendus par tous
les assistants, suffisent généralement dans la pratique pour faire le
diagnostic de la réduction, en dehors même de la palpation directe
de la tête fémorale à la place normale. Cependant il faut dire
que c'est la palpation seule qui nous donnera le signe vraiment
pathognomonique (fig. 71).

Seule elle nous mettra à l'abri de toutes *les causes d'erreurs* possibles et dont voici les principales. La mobilisation de la hanche
faite pour le simple examen d'une luxation congénitale provoque
souvent des craquements assez forts qui sont dus au frottement de
la tête sur l'os iliaque. A plus forte raison les craquements peu-
vent-ils être provoqués par le frottement de la tête contre le bord
postérieur du cotyle au cours des manœuvres de réduction; la
tête voyage derrière ce rebord, elle le racle, le balaie durement
de haut en bas. Ces craquements pourraient à la rigueur être con-
fondus avec le claquement de la réduction, et les mouvements de
va-et-vient de la tête derrière le cotyle avec le mouvement de
rentrée et de sortie d'une tête réduite. En tout cas la palpation
directe dissipera immédiatement tous les doutes. En portant les
doigts derrière le cotyle on sent la tête encore très nettement en
arrière, beaucoup trop nettement, dans le cas de non réduction, et
par contre on n'arrive pas à la sentir en avant. Le pouce ne trouve
en avant, sous l'artère, que des tissus mous dépressibles et non pas
la saillie dure de la tête fémorale.

Au contraire, dans le cas de réduction acquise, on voit les parties
molles antérieures soulevées légèrement par la présence de la tête;
si cela n'est pas appréciable à la vue, vous pourrez tout au moins
sentir toujours la tête avec votre pouce porté en avant sur l'artère,
tandis que les quatre derniers doigts de la même main embrassent
la partie postérieure du trochanter; si, avec l'autre main, vous
imprimez au genou quelques mouvements de rotation externe avec
hyperextension (voir au Diagnostic, signe de certitude, page 21),
la tête roule alors très manifestement sous votre pouce et même le
soulève un peu. Si même le pouce à son tour presse trop fort sur
cette saillie de la tête, il la chassera du cotyle, il défera la réduction.

2° *Manière de rendre la réduction plus solide.*

Vous avez réussi, vous en êtes sûr, parce que vous avez pu défaire et refaire à nouveau cette réduction et reproduire chaque fois les phénomènes caractéristiques. Eh bien recommencez quatre ou cinq fois, même dix fois, cette manœuvre. Ce n'est pas du « luxe », cette manœuvre est très bonne pour élargir un peu la loge de la tête et pour provoquer une certaine réaction inflammatoire

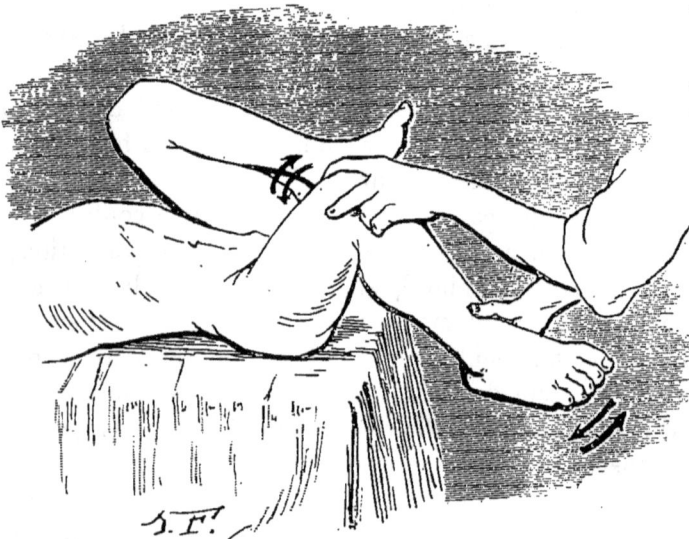

Fig. 72. — Par quelques mouvements de rotation en dehors et en dedans, on agrandit la loge ostéo-fibreuse de la tête, on parfait la réduction.

favorable des extrémités articulaires, propre à assurer la solidité de la réduction. C'est un point important sur lequel nous allons revenir.

Nous venons de dire qu'on peut consolider la réduction en la faisant et la défaisant plusieurs fois. La tête fémorale ne trouve pas, on le sait, dans le cotyle, une loge suffisamment profonde; elle doit se créer cette loge par son travail de pression et de pénétration. Il lui faut de quatre à six mois pour se façonner et se modeler ainsi une cavité appropriée et suffisante.

On comprend que plus la pression de la tête est directe et vigoureuse, plus aussi le creusement du cotyle est rapide et profond.

La position d'abduction du fémur favorise beaucoup cette pres-

sion énergique de la tête sur le cotyle. La rotation externe la favorise aussi davantage que la rotation interne.

Pour le dire dès maintenant, c'est à cette pression réciproque des
deux os, augmentée par la rétraction des tissus mous périarticulaires, que sont dues les douleurs que ressentent les malades
dans les premiers jours qui suivent la réduction. Nous verrons que
ces douleurs sont même un signe très favorable, puisqu'elles sont
l'indice du travail de pénétration de la tête dans le cotyle. Le
médecin peut et doit aider la nature dans ce travail; cette pénétration, il peut l'amorcer, la commencer, dès le moment où la réduction vient d'être faite. Pour cela, une fois la réduction obtenue et
bien vérifiée, il prend la cuisse d'une main tandis que de l'autre
il maintient solidement le bassin et pousse très vigoureusement la
tête fémorale contre le cotyle, en lui imprimant des mouvements
de rotation dans les deux sens, ou mieux des mouvements de
vrille, comme s'il voulait pénétrer dans une masse malléable et
dépressible, et il prolonge cette manœuvre pendant une ou plusieurs minutes (fig. 72).

Ces mouvements de vrille ont plusieurs avantages, ils com-
mencent le mouvement de pénétration des deux os l'un par l'autre;
ils rendent plus stable la réduction en élargissant, petit à petit, la
loge ostéo-fibreuse que le cotyle rudimentaire et la capsule offrent
à la tête; enfin, ils causent un petit traumatisme favorable des os
et des tissus mous. Sous cette influence, les tissus mous et la
capsule fibreuse en particulier, vont se rétracter plus rapidement
et s'adapter d'une manière plus complète à la nouvelle position
des extrémités articulaires. Mais par cela même que ce traumatisme est le principal avantage de ces mouvements de vrille, vous
n'aurez pas besoin de les faire lorsque les manœuvres de réduction
ont déjà été par elles-mêmes laborieuses et traumatisantes, ce qui
est la règle chez les enfants de plus de cinq à six ans. L'on n'en
fera donc en ce cas que dans la mesure où cela paraît nécessaire
pour parfaire la loge ostéo-fibreuse où s'est placée la tête.

C'est chez les tout petits enfants surtout qu'ils sont utiles et
presque nécessaires, dans les cas où la réduction s'est faite pour
ainsi dire toute seule, où l'on sent que la réaction inflammatoire
des tissus de la hanche à la suite d'une aussi minime intervention
va être presque nulle.

CHAPITRE IX

MAINTIEN DE LA RÉDUCTION

Sommaire. — Cette question est très importante, le résultat final du traitement dépend surtout de la position donnée à la cuisse.

La position bonne est celle où le sommet de la tête sera collé contre un point du cotyle aussi rapproché que possible du centre du cotyle ou mieux encore situé un peu en avant de ce centre.

Placer là le sommet de la tête et faire en sorte, par un bon appareil, que ce sommet ne glisse pas progressivement en dehors du bord du cotyle, tout est là. Cette position, c'est 70-70-0 (70 de flexion, 70 d'abduction, avec une rotation de 0). *Voilà la position bonne.*

Une position mauvaise, c'est la position d'abduction forcée à 90° ou plus et le genou au-dessous du plan de la table.

Cette dernière position, que l'on donnait toujours autrefois (et trop souvent encore aujourd'hui), place en effet le sommet de la tête contre la capsule antérieure et conduit sûrement à une reluxation antérieure.

Parfois cependant on est obligé de donner temporairement cette mauvaise position, parce que si on donne d'emblée la position bonne, la position de choix, indiquée plus haut, « cela ne tient pas », la tête refile en arrière.

On accepte donc cette position de nécessité, temporairement, pour 2 à 3 semaines. Après ces 2 à 3 semaines on la change pour la position de choix, avec laquelle « cela tient », cette fois.

A partir de ce moment, le traitement se fait comme dans le cas ordinaire.

Retenir donc que la position à donner est 70, 70 et 0 (70 de flexion et d'abduction et 0 de rotation).

Dans quelle position faut-il mettre et fixer la cuisse?

Cette question est d'une importance capitale. Si parmi les praticiens les uns ont des réductions qui se conservent tandis que les autres n'ont guère que des reluxations, sachez que cela est dû, pour la plus grande part, à la position différente que les uns et les autres donnent à la cuisse dans l'appareil.

Il est telle position qui paraît bonne au premier abord et qui conduira cependant presque fatalement à une reluxation; il est telle autre position avec laquelle on n'en observera jamais.

Il est donc d'un intérêt capital d'établir la valeur exacte de chacune des positions données à la cuisse.

Il paraît d'abord bien évident, pour tous, qu'une position ne sera bonne qu'à la condition expresse que le pôle de la tête va se trouver et va rester au centre de la surface cartilagineuse du cotyle (position idéale), ou bien, tout au moins, sur un point du cotyle osseux (position suffisante).

Au contraire, une position mauvaise sera celle où le sommet de la tête ne répondra plus au cotyle, mais à un point de la capsule.

Avec la première, la tête qui travaille et avance par son sommet, va creuser le cotyle; avec la deuxième, elle marche vers la capsule et la distend.

Si bien donc que, dans le 1er cas (position bonne), la réduction va se compléter et se parfaire avec le temps; et, dans le 2e cas (position mauvaise), la tête s'enfoncera de plus en plus dans la capsule, s'y creusera un diverticule et s'éloignera progressivement du cotyle.... — Si bien encore que, le premier jour, le jour où l'on donne cette mauvaise position au fémur, la reluxation est simplement amorcée ou pourra facilement passer inaperçue, tandis que, cinq mois plus tard, lorsque la période de contention est finie, cette reluxation sera très nette, qu'elle se soit faite dans la capsule antérieure ou dans la capsule postérieure.

Ceci posé, qui est l'évidence même, nous allons dire quelle est la position qu'il faut donner à la cuisse pour que le sommet de la tête réponde au cotyle, c'est-à-dire la position bonne; et la position qu'il nous faut éviter de donner, parce que le sommet de la tête répondrait, dans cette position « mauvaise », à un point de la capsule.

Il faut ajouter cependant à ces principes une remarque importante.

C'est qu'il ne suffit pas d'une manière absolue et dans tous les cas que le sommet de la tête se trouve sur un point du cotyle le jour de la réduction pour qu'il y reste dans la suite.

Si la distance qui sépare le sommet de la tête du bord du cotyle n'est que de 1 à 2 millimètres, par exemple, le jour de la réduction, il est à craindre que la tête ne glisse dans la suite jusqu'en dehors d'une frontière aussi rapprochée, soit en avant, soit surtout en bas et en arrière, le poids de la tête favorisant le déplacement en ce sens; et ce glissement sera surtout à craindre si l'on n'ap-

plique qu'un petit appareil plâtré et si on permet à l'enfant de
marcher immédiatement après.

Nous nous expliquerons plus loin sur cette question du petit
appareil plâtré et du traitement ambulatoire.

Mais disons dès maintenant, pour ce qui regarde la position à
donner, que nous devons chercher, pour assurer l'avenir, à mettre
le pôle de la tête sur le centre même du cotyle, ou bien, ce qui pratiquement est encore meilleur, un peu, très peu en avant de ce
centre....

En nous appuyant : 1° sur des examens multiples de pièces ana-

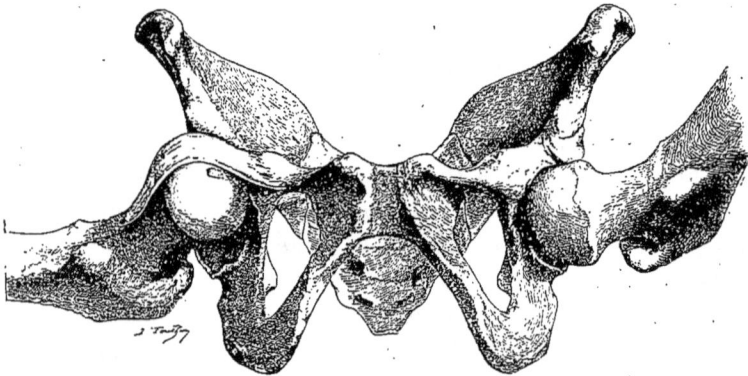

Fig. 73. — La position à donner à la cuisse dans l'appareil plâtré. — A droite, mauvaise position ;
à gauche, bonne position. — Figure montrant que la position de choix indiquée par nous : 70°, 70°
et 0°, est la plus favorable au creusement du cotyle. — A droite, le fémur est mis dans la position « classique », abduction à 90° ou plus, c'est-à-dire que son axe est parallèle au plan de la
table. Le pôle de la tête vient buter contre la partie antérieure de la capsule qu'il soulève
(mauvaise position). — A gauche, le fémur est dans la position de choix ; le centre de la tête
répond sensiblement au centre de la cavité ou un peu en avant de ce point (bonne position).

tomiques ; 2° sur des centaines de radiographies et 3° mieux encore
sur les 443 observations personnelles de luxations congénitales
traitées — nous sommes arrivé à cette conclusion pratique que
la meilleure position, celle que nous appelons la position de choix,
est 70, 70 et 0, ce qui veut dire flexion de 70, abduction de 70 et
rotation indifférente ou de 0° (fig. 73 et suivantes jusqu'à la
fig. 90).

Dans cette position le sommet de la tête répond à un point situé
un peu en avant et au-dessus du centre du cotyle, ce qui nous a
paru plus sûr que de le placer sur ce centre lui-même, parce que
nous nous mettons ainsi plus sûrement à l'abri d'une reluxation
postérieure (1er écueil à redouter et à fuir) et que nous res-

tons encore très suffisamment à l'abri d'une reluxation antérieure (2ᵉ écueil à éviter).

Par contre, voici une série de positions mauvaises :

a) La position donnée par Pravaz à ses opérés : extension de la cuisse sur le plan du lit avec une légère abduction.

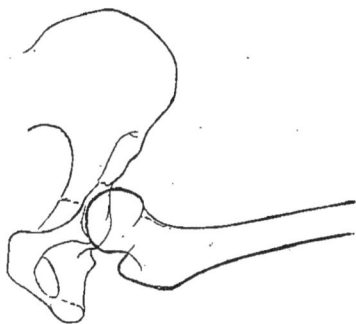

Fig. 74. — D'après des radiographies. — Position mauvaise. — Cette figure montre l'abduction de 90°. Position d'hyperextension qui donne d'emblée, le jour même, une reluxation antérieure.

Fig. 75. — Position bonne. — Une abduction de 70 à 75° donne une très bonne réduction.

Cette position est mauvaise (même au cas où la cuisse semble tenir ainsi, séance tenante) parce que le sommet de la tête est tellement près du rebord supérieur du cotyle que la tête va presque

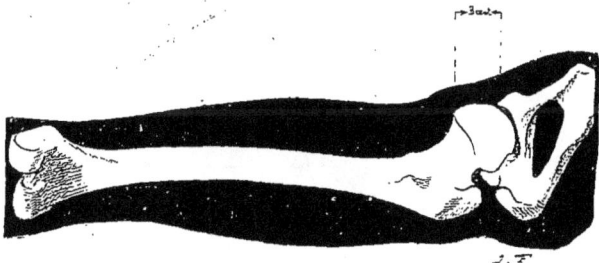

Fig. 76. — Mauvaise position (abduction de 90° ou hyperextension).

fatalement émousser, éculer ce rebord, pour glisser dans la suite en dehors de lui et donner une reluxation en haut et en arrière.

Tout le monde est bien d'accord aujourd'hui sur ce point; mais voici une autre position, encore plus mauvaise peut-être que la précédente, et qui est encore cependant, un peu partout, donnée à la cuisse :

b) Cette position est presque l'inverse de la précédente; c'est une flexion et une abduction forcées de plus de 90°, position appelée souvent « d'hyperextension ».

Cette position est maùvaise pour les raisons données plus haut; parce que le sommet de la tête fémorale ne regarde pas alors la paroi osseuse du cotyle, mais la capsule antérieure.

Dans la position de Pravaz, la reluxation (postérieure) est « en puissance ».

Dans la position « d'hyperextension » la reluxation (antérieure) est déjà produite dès le 1er jour.

Fig. 77. — Bonne position (70°, 70°, 0°).

c) Enfin, une position mauvaise aussi, c'est la position de flexion à 90° *avec rotation interne accusée* et abduction presque nulle, malgré que cela paraisse tenir ainsi au début, la position est mauvaise parce

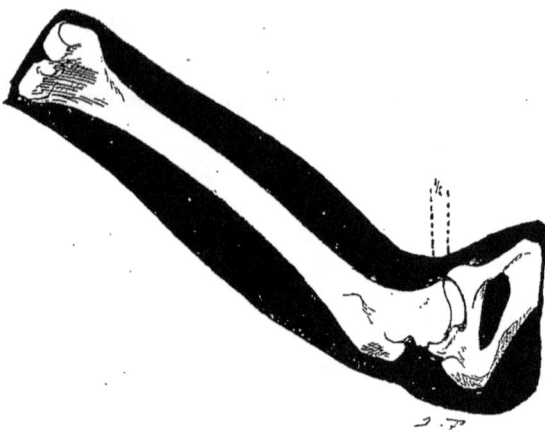

Fig. 78. — Position mauvaise ou tout au moins toujours médiocre d'abduction à 90° ou d'hyperextension.

que dans cette attitude le sommet de la tête est trop rapproché du rebord postéro-inférieur et qu'une reluxation postérieure est alors en puissance.

En résumé donc, la position que vous donnerez à la cuisse sera 70°, 70° et 0.

Et surtout vous ne donnerez plus à la cuisse la position d'hyper-extension.

Mais je vous entends me dire tout de suite qu'il est cependant des cas où « cela ne tient » que dans cette position d'abduction forcée où le genou est porté en dessous du plan de la table.

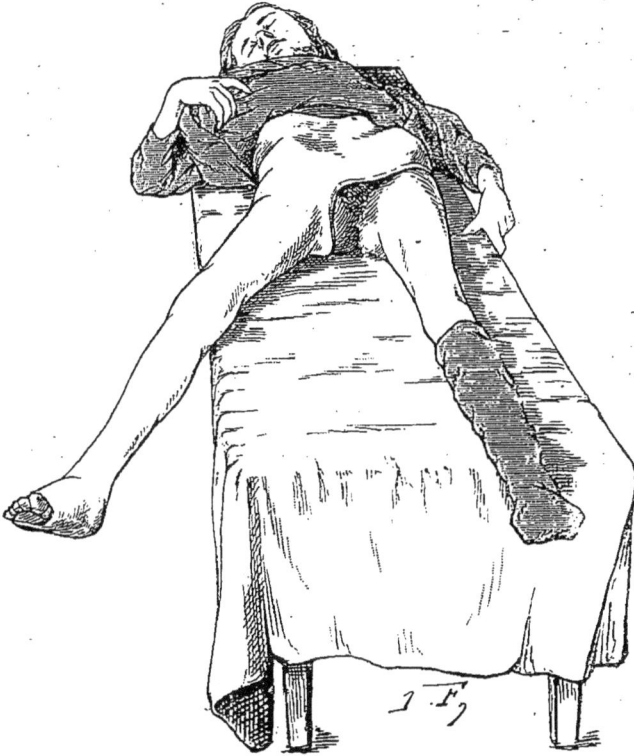

Fig. 79. — Abduction de 50° et rotation externe. — Position médiocre sinon franchement mauvaise. Cette abduction sans flexion peut être suffisante avec un grand appareil et un enfant qui ne marche pas. Mais beaucoup moins bonne pour la stabilité de la réduction et pour le creusement du cotyle que la position de choix indiquée plus haut.

Dans ces cas, si l'on ramène la cuisse à une abduction de 70°, la tête file en arrière.

C'est exact; comment faire en pareil cas?

Eh bien, alors, mais alors seulement, nous devons nous résigner à maintenir la cuisse *pour l'instant* dans cette position, la seule où cela tient, malgré que nous sachions que cette position n'est pas la bonne. — C'est une *position de nécessité*, *temporaire*, par opposition à la position de choix, définitive.

Cela veut dire que nous conserverons cette position pendant deux ou trois semaines pour produire, grâce à elle, un agrandissement de la loge ostéo-fibreuse du cotyle à sa partie antérieure et interne, et, au contraire, une rétraction de la capsule postérieure et des tissus mous postérieurs. Ce travail se fait rapidement; si, après deux à trois semaines, nous essayons de ramener le genou de cette position extrême à 70° d'abduction, nous pouvons constater que cela tient très bien, cette fois, et même que cela tient encore avec un degré moindre d'abduction.

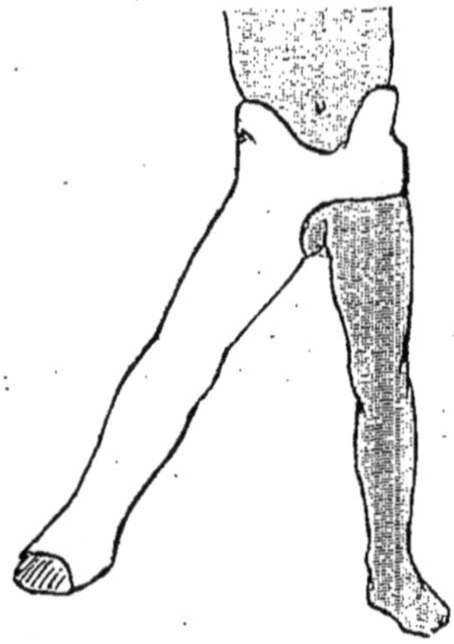

A partir du moment où nous faisons cette constatation, la position de nécessité temporaire sera abandonnée pour placer la cuisse dans la position de choix, celle-ci définitive et qui va durer quatre à cinq mois.

Fig. 80. — Position encore moins bonne que la précédente parce que l'abduction est moindre : pas davantage de flexion et rotation indifférente au lieu de la rotation extrêmement légère de la figure précédente.

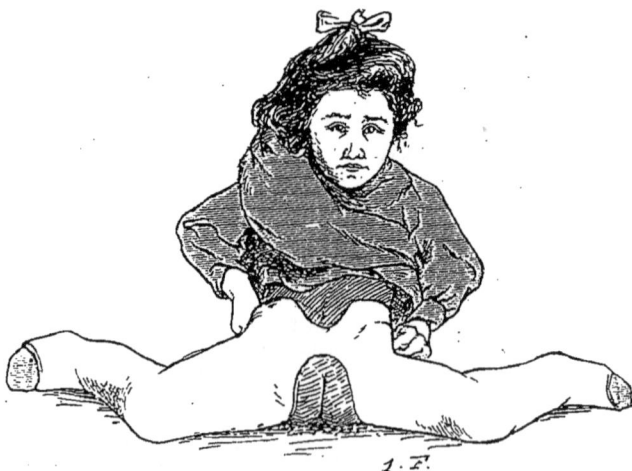

Cela est net, ce me semble, et bien facile à comprendre et à

Fig. 81. — Position mauvaise ou tout au moins médiocre à cause de la rotation interne notable qui a été faite. Position dangereuse à donner d'emblée; la tête peut glisser en bas, surtout avec un petit appareil, ou chez un enfant qui marche après la réduction.

retenir. Fixez pour toujours dans votre mémoire les 3 chiffres fatidiques : 70°, 70°, 0. — Sachez bien d'ailleurs qu'il vous suffira

de donner cette position à 6 ou 8° près et qu'il n'est pas nécessaire
de mesurer au secteur géométrique.

Vous pourrez y mettre la cuisse presque toujours dans la séance
même de la réduction, car « cela tient » ainsi dans la presque
totalité des cas.

Et ces notions sont suffisantes pour vous conduire dans la pratique. Mais si vous voulez avoir quelques détails supplémentaires
sur ce sujet, vous les trouverez dans les pages qui suivent et qui
pourront vous paraître, je vous en avertis, un peu fatigantes à lire.

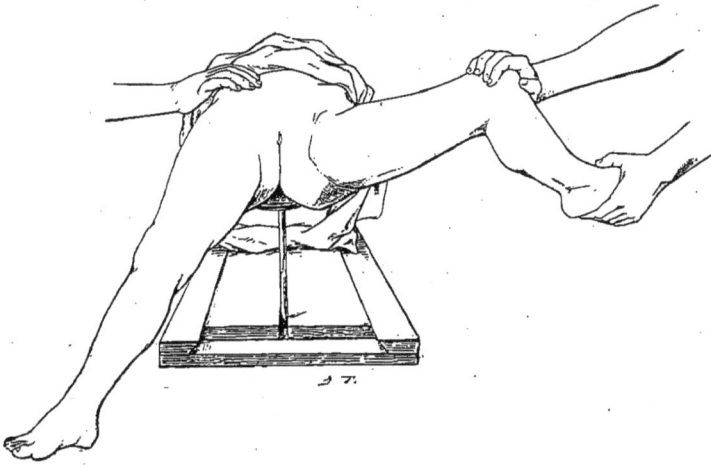

Fig. 82. — Position de choix. — Flexion 70° ; abduction 70° ; rotation 0°.

Nous allons revenir sur l'étude des trois facteurs de la position à
donner : flexion, abduction et rotation.

1° **Abduction**. — C'est peut-être le point sur lequel on s'entend le
moins.

Je veux vous mettre en garde contre les indications que vous trouverez dans certains livres.

Les uns vous disent : Maintenez dans la position d'abduction où la
réduction s'est faite. — Vous voyez bien immédiatement que c'est une
erreur, puisque, dans la 1re manœuvre, nous avons pu réduire avec 0°
d'abduction et dans la 3e avec une abduction négative, c'est à-dire en
adduction. L'on ne peut pas songer à maintenir ainsi, car la tête ne tar-
derait pas alors à sortir du cotyle par un glissement progressif, malgré
l'action de l'appareil. Mais dans la 2e manœuvre elle-même, où l'on
réduit avec de l'abduction, celle-ci peut n'être au moment de la réduction que de 10, 20, 30°. Or, si nous maintenons avec aussi peu d'abduction, la tête, malgré la flexion de la cuisse, glisserait insensiblement
sur la partie postérieure du cotyle, éculerait ce bord postérieur et se

reluxerait en arrière. L'expérience et l'observation clinique ne nous laissent aucun doute à cet égard.

Il faut donc faire, dans tous ces cas dont nous venons de parler, beau-

Fig. 83. — Position la plus parfaite théoriquement. — Le sommet de la tête et le centre du cotyle se répondent au même point (c'est avec 45° d'abduction qu'on aurait cela, en réalité nous faisons 70° d'abduction et de la flexion à 70°, ce qui met le sommet de la tête un peu en avant et au-dessus du centre du cotyle, ce qui est encore mieux en pratique.

Fig. 84. — Mais si nous faisons beaucoup plus que 70°, par exemple de 80 à 90°, c'est trop ; cela donne une reluxation antérieure en puissance. Le sommet de la tête répond au bord antéro-interne du cotyle.

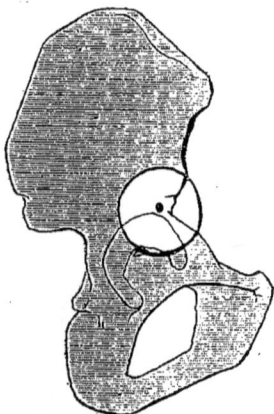

Fig. 85. — Reluxation antérieure déjà produite avec abduction de plus de 90° et hyperextension. Si, en même temps, la flexion est de moins de 90°, la reluxation se fait en haut et en avant. Si la flexion est de plus de 90°, la reluxation se fait en bas et en avant.

Fig. 86. — Dans la rotation interne avec extension de la cuisse, la tête glisse trop facilement en haut et en arrière.

coup plus d'abduction qu'il ne paraît nécessaire. L'*abduction minima* qu'on doit faire dans tous les cas c'est, d'après nos recherches, 70° ; ceux qui font moins s'exposent à avoir de temps à autre des reluxations postérieures, par glissement ultérieur de la tête vers la partie inférieure du cotyle.

La formule citée des auteurs n'est pas davantage exacte dans les cas

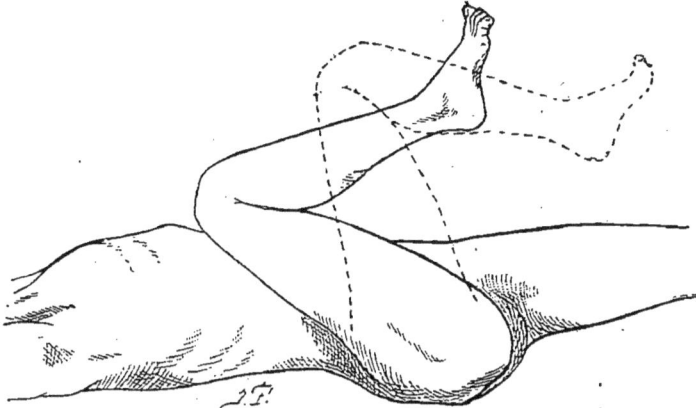

Fig. 87. — Position de nécessité temporaire : au lieu de partir de la flexion à 90° pour faire l'abduction, on pousse la flexion à l'extrême (position figurée en traits pleins) : la cuisse est ensuite portée en abduction (fig. 88) en rasant le flanc du malade (voir aussi la fig. 54).

opposés aux précédents, c'est-à-dire les cas où vous n'avez pu réduire qu'avec une abduction d'au moins 90°. — Si vous vous avisez de donner cette position extrême, et que vous la gardiez jusqu'au bout de la période d'immobilisation, vous aurez sûrement une reluxation antérieure.

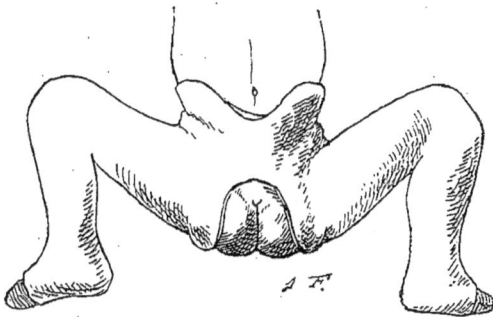

Dans le 1er cas, vous n'auriez pas fait assez d'abduction, et dans le 2e cas vous en auriez fait trop.

Fausse également, cette autre formule, que vous trouverez dans certains livres :

Vous maintiendrez toujours le genou à 90° au moins d'abduction

Fig. 88. — Position de nécessité temporaire : flexion et abduction forcées. — Genou en flexion forcée : plus de 90°, et abduction forcée : plus de 90° au-dessous du plan de la table et contre le flanc (voir aussi la figure 54).

et même au-dessous du plan de la table.

Nous nous sommes déjà sommairement expliqué sur la valeur de cette position, mais nous insistons à dessein.

Cette position, appelée à tort hyperextension, était, il y a peu de temps encore, la position classique, celle toujours donnée à la cuisse, parce qu'on avait escompté qu'elle nous mettrait plus sûrement qu'aucune autre à l'abri d'une reluxation postérieure, l'ennemi à redouter par-dessus tout. Et, en effet, il tombe sous le sens que si le genou est au-dessous du plan de la table, la tête fémorale se portera en avant, et que même plus le genou descend en arrière, plus la tête se portera en avant et plus aussi grandira pour celle-ci l'impossibilité de reculer, n'eût-on qu'un appareil de contention médiocre pouvant laisser se perdre une partie de l'abduction forcée ou hyperextension et dût le malade marcher immédiatement.

Oui, sans doute, cela paraît irréfutable. Eh bien, c'est cependant cette position d'hyperextension qui est responsable des si piètres résultats d'autrefois; c'est elle qui nous explique que l'on n'obtenait presque jamais, il y a quelques années à peine, la réduction anatomique vraie, mais seulement des reluxations en avant. Car, dans cette position, le sommet de la tête, je l'ai déjà fait remarquer, répond non pas au sommet du cotyle, pôle à pôle (condition parfaite), non pas même à un point intérieur du cotyle (position à la rigueur suffisante), mais à un point de la capsule antérieure.

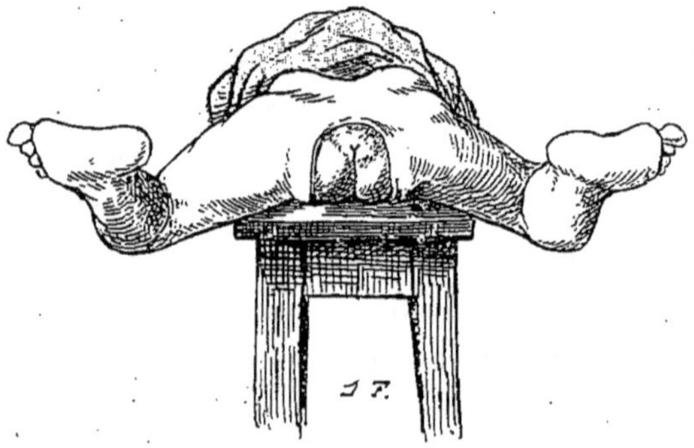

Le malheur est que cela n'apparaît pas le premier jour, que la situation de la tête, le jour de la réduction, paraît, au contraire, excellente,

Fig. 89. — Position de nécessité. — Genou au-dessous du plan de la table, pour montrer l'abduction forcée (appelée à tort hyperextension).

parce que la paroi antérieure de la capsule, très résistante et très tendue par la présence de la tête, réagit à son tour sur cette tête, la sangle, la plaque contre la profondeur et l'empêche, par conséquent, de saillir en avant d'une manière capable de frapper votre attention. Mais petit à petit, et dans l'appareil même, cette sangle fibreuse se laisse forcer par le travail de pression continue de la tête, la sangle se distend et se creuse, si bien que, deux, trois, quatre mois après, lorsque nous enlevons l'appareil, et que nous y regardons, nous pouvons sentir et voir la tête immédiatement contre la peau, qu'elle repousse nettement au pli de l'aine. Il est clair que, si on la voit ainsi soulever la peau, c'est qu'elle n'est pas restée dans le cotyle comme elle l'aurait dû; au lieu de devenir ainsi plus superficielle, elle aurait dû, au contraire, disparaître davantage dans la profondeur des tissus, si elle avait répondu à notre attente. Au lieu de creuser le cotyle elle a creusé la capsule fibreuse antérieure en une espèce de diverticule dans lequel elle s'est logée presque tout entière. Loin d'avoir une réduction beaucoup plus profonde que le jour même de l'opération comme nous l'espérions, nous n'avons plus de réduction du tout, nous avons une reluxation antérieure.

Vous voyez ce qui s'est produit : à mesure que la tête fémorale marchait en avant, vers la capsule antérieure distendue, la capsule *postérieure* se rétractait derrière elle pour la séparer presque totalement du cotyle osseux, pour l'énucléer presque au-devant du cotyle et passer comme un voile sur celui-ci de même qu'autrefois, avant la réduction, dans la luxation primitive, la capsule *antérieure* passait comme un voile devant le cotyle. Telle est la cause de la transposition antérieure, c'est-à dire de ces reluxations qui étaient autrefois la règle presque constante, parce que l'hyperextension ou mieux l'abduction forcée, genou en dessous du plan de la table, était la position presque constamment donnée à la cuisse.

« C'est lorsque mon doigt sent la tête fémorale en avant et que, surtout, je la vois, que je suis satisfait, disait récemment encore un très grand orthopédiste ; car c'est là pour moi une preuve indiscutable que je n'ai pas de reluxation postérieure. »

— Oui, mais c'est une preuve aussi, répondrons-nous, que vous n'avez pas de réduction vraie, une preuve que la tête n'est pas dans le cotyle.

Est-ce que du côté sain vous pouvez sentir et voir la tête repoussant la peau au pli de l'aine et formant là comme un bubon osseux ?

Notre conclusion sera : *Ne quid nimis.* Il ne faut rien exagérer. Sous prétexte de fuir la reluxation postérieure, gardez-vous de donner à la tête fémorale, par l'hyperextension du membre, une position qui conduira forcément à une reluxation antérieure.

— Mais la crainte de la reluxation postérieure est le commencement de la sagesse, direz-vous.

— Oui, d'accord, mais ne peut-on pas éviter la reluxation postérieure sans tomber dans la reluxation antérieure ? celle-ci n'est certes pas chose négligeable. Il est des formes de cette dernière qui sont vraiment graves ; celles où la tête, au lieu de rester antérieure et interne, se tourne franchement en dehors. En pareil cas, le malade n'aura rien gagné au change, car cette reluxation antérieure et externe est tout aussi fâcheuse qu'une reluxation postérieure franche. L'on a même vu de ces formes de reluxations antéro-externes graves où le malade boite plus qu'avant tout traitement.

Vous comprenez, après ce que nous venons de dire, pourquoi, la réduction anatomique vraie n'était que très exceptionnellement obtenue autrefois. Ce n'est que lorsque les conditions anatomiques se trouvaient tout spécialement favorables (conformation particulière des extrémités osseuses, qui les faisait s'emboîter un peu malgré tout), ou lorsque, sans le vouloir, on n'avait pas fait l'hyperextension habituelle, que la tête pouvait creuser véritablement l'os au lieu de distendre la capsule antérieure.

Mais vous devinez combien ces bons résultats anatomiques dus à un heureux hasard devaient être rares !

Souvenez-vous que l'abduction de 90° ou l'hyperextension, voilà l'ennemi, et que nous ne devons plus l'adopter jamais, tout au moins comme position définitive, car nous avons vu qu'elle peut nous être imposée (temporairement) comme position de nécessité dans cer-tains cas.

L'on peut dire que, dans ces cas, nous avons dû isoler nos deux ennemis, à savoir la reluxation antérieure et la reluxation postérieure. Nous avons dû les attaquer séparément et successivement pour les battre sûrement.

1° Par cette position de nécessité, qui a duré trois semaines, et par les modifications qu'elle a amenées, nous avons supprimé le danger de la reluxation postérieure.

2° Par la position donnée après trois semaines à la cuisse (position de choix), position qui restera définitive, nous supprimons le danger d'une reluxation antérieure.

A partir du jour de cette rectification de la position et de la mise du 2ᵉ plâtre, le sommet de la tête, qui est entré dans le cotyle, va commencer vraiment son rôle de creusement de la cavité de réception.

Disons, pour terminer ce qui a trait à l'abduction à faire, que nous avons choisi 70° d'abduction comme position de choix, au lieu de l'abduction de 45° qui paraît plus parfaite au premier abord, parce que nous nous mettons plus sûrement à l'abri d'une reluxation postérieure avec la première de ces abductions qu'avec la seconde.

2° **La flexion.** — Pourquoi de la flexion plutôt que de l'extension?

La flexion de la cuisse est nécessaire pour donner de la stabilité à la réduction.

Songez donc que c'est la position d'extension de la cuisse qui a été la cause occasionnelle de la luxation congénitale (avec l'antéversion mar-quée des extrémités articulaires et la torsion du fémur). C'est l'extension du membre inférieur dans la position horizontale du nouveau-né qui favorise la sortie de la tête. C'est l'extension de la position debout dès que l'enfant marche, avec l'action des extenseurs, qui produit l'ascen-sion progressive de la tête au-dessus du cotyle.

La position de flexion est donc absolument indiquée.

1° Pour parfaire le contact des deux extrémités articulaires.

2° Pour supprimer, en les relâchant, la fâcheuse influence des muscles extenseurs de la cuisse.

Il est certain qu'on pourrait à la rigueur réduire et même maintenir avec une cuisse en extension, sur le plan de la table, et c'est ce que faisait Pravaz, qui a obtenu ainsi quelques guérisons. Mais la réduction est ainsi beaucoup plus difficile à obtenir, nous l'avons vu, et quant au maintien de la réduction, il devient bien précaire et bien problématique dans cette position.

La flexion de la cuisse, au contraire, assure, par la plus large surface possible et dès le début, le contact des deux extrémités articulaires.

Essayez, le jour de l'intervention, de diminuer de plus en plus cette flexion jusqu'à la supprimer presque, vous verrez, généralement, bien avant d'arriver à cette suppression, la tête se reluxer.

La flexion est donc indispensable pour assurer le maintien solide de la réduction, le creusement du cotyle.

Je me suis arrêté à la flexion de 70° plutôt qu'à la flexion de 90° parce que j'ai observé que l'on assurait le creusement du cotyle dans une meilleure direction avec la première de ces deux flexions· qu'avec la deuxième.

Voilà pour les cas où l'on a le choix du degré de flexion, car il est des cas où l'on est obligé de faire en même temps que de l'abduction forcée (à plus de 90°) de la flexion forcée (de plus de 90° également) et c'est même la règle dans la *position « de nécessité »* déjà décrite où le genou est collé au flanc du malade, en même temps qu'il est au-dessous du plan de la table...

3° **La rotation.** — La rotation à faire pour la réduction est très variable suivant les cas : c'est tantôt dans une rotation externe, tantôt dans une rotation interne, ou même dans une rotation indifférente que la tête se décide à entrer.

Pour la réduction il est donc impossible de formuler une règle universelle.

Pour le maintien de la position dans l'appareil, c'est autre chose, comme nous allons voir. Et d'abord, si vous consultez les spécialistes, vous pourrez constater qu'ils sont très divisés, encore ici, sur ce point de la rotation à faire. Les uns tiennent pour la rotation externe, parce que c'est dans cette position qu'on a obtenu généralement la réduction. Les autres pour la rotation interne, à cause de l'antéversion du col, les rapports des deux extrémités articulaires paraissant devoir être plus exacts et plus intimes avec cette rotation en dedans. D'autres enfin sont pour la rotation indifférente.

J'ai essayé des trois et j'ai constaté que l'on pouvait arriver avec les trois à une guérison parfaite.

Si, la réduction une fois obtenue et consolidée, nous mettons successivement le fémur en rotation soit externe, soit interne, nous voyons en effet que la réduction ne se défait pas quel que soit le sens de la rotation, dans la généralité des cas tout au moins.

Cependant je ne crois pas qu'elles aient toutes les trois une valeur identique et donnent la même sécurité pour l'avenir.

Et je veux vous dire tout de suite qu'il vous faudra, en règle générale, donner *la préférence à la rotation indifférente* parce qu'elle rend la réduction moins instable, plus facile à maintenir dans le premier appareil et qu'elle favorise davantage la pression de la tête contre le cotyle et par suite le creusement de celui-ci.

a) *Valeur de la rotation interne.* — Théoriquement, elle est excellente. Pratiquement, il faut vous en méfier.

Autrefois, il y a cinq à six ans, m'appuyant sur des considérations d'anatomie pathologique, je la faisais volontiers et j'ai eu ainsi de très belles réductions, mais j'ai eu aussi quelques cas de reluxation postérieure, exactement quatre, qui m'ont fait renoncer à la rotation interne (associée à la flexion de la cuisse) comme méthode habituelle.

Ce n'est que dans des cas très spéciaux, où l'on constate que cela ne tient que de cette façon, où *l'on est l'esclave de cette position*, que vous la ferez temporairement.

Vous considérerez donc la rotation interne comme une position de nécessité et non pas comme une position de choix, malgré les théoriciens, en tant que position de début, tout au moins.

Que deux à trois mois après la réduction, c'est-à-dire lorsque la tête a déjà marqué et creusé sa place dans le cotyle, vous fassiez un peu de rotation interne, 30 à 40°, cela n'aura plus d'inconvénient, cela aura même un réel avantage pour assurer la détorsion du fémur.

Voilà pour la rotation interne.

b) *Valeur de la rotation externe.* — Il faut nous entendre tout d'abord sur ce fait déjà noté que, lorsque la cuisse est portée, d'une flexion à 70°, *directement* dans une abduction de 70°, il n'y a pas de rotation du tout malgré que la rotule regarde maintenant vers la tête du sujet presque directement.

Cette rotation est la rotation normale, c'est-à-dire indifférente (rotation de 0°) de la cuisse *dans cette position.*

Si nous voulons faire de la rotation externe, nous devons faire tourner le condyle interne du fémur de bas en haut et de dedans en dehors à partir de la position précédente du genou.

Fera-t-on cette rotation externe vraie? Non, généralement : ce n'est pas nécessaire et on laissera le genou dans cette rotation à 0. Quelquefois, cependant, cela est nécessaire temporairement pour que la réduction se conserve.

La conclusion à retenir, c'est que la rotation interne et la rotation externe sont plutôt des positions de nécessité. La position de choix comporte une rotation indifférente, une rotation à 0, au moins dans le premier plâtre.

Pour le dernier plâtre on peut laisser la cuisse en rotation à 0 : ou mieux lui donner 30 à 40° de rotation interne, avons-nous dit : celle-ci est un peu moins bonne pour la stabilité de la réduction, mais, par contre, un peu plus favorable à la détorsion du fémur.

En résumé, retenez que la position dans laquelle il faut appliquer l'appareil plâtré est 70, 70 et 0 (de flexion, d'abduction et de rotation).

CHAPITRE X

L'APPAREIL PLÂTRÉ

Sommaire. — Pourquoi un grand appareil et le repos ? Parce que, quoi qu'on ait dit, les malades guérissent parfaitement bien et le creusement du cotyle se fait très bien avec le repos.

La pression exercée par les muscles tirés et par le grand appareil lui-même expliquent très bien cette pénétration de la tête dans le cotyle, même sans la marche du sujet.

Si les parents y tiennent absolument, on peut cependant faire marcher les enfants. Mais ce traitement ambulatoire ne me paraît avoir aucun avantage démontré sur le traitement par le repos avec le grand appareil, — bien au contraire.

Ce repos de 3 à 4 mois ne peut avoir d'autre part aucun inconvénient pour l'état général de l'enfant.

Un mot sur les suites immédiates de l'intervention. — Dans les jours qui suivent, réaction douloureuse, parfois cauchemars, cris nocturnes ; il faut avoir eu soin de prévenir les parents de cette réaction post-opératoire.

Cette douleur est plutôt un indice favorable — dénonçant la réaction des muscles qui favorise le creusement du cotyle.

Faut-il un 2e appareil ? Si l'on est sûr de soi et de la perfection absolue de la réduction, on peut faire le traitement avec un seul appareil, laissé 4 à 5 mois ; puis, la jambe étant libre, mais encore un mois au repos, reviendra peu à peu à sa position normale.

Mais il est plus prudent de vérifier la réduction, dès la fin du 2e mois, et par conséquent d'enlever le 1er appareil à ce moment.

On vérifie et rectifie au besoin la réduction ; — puis deuxième appareil pour encore 2 mois dans la position primitive ou dans une position rapprochée de 1/3 ou de 1/2 de la position normale de la jambe.

On mettrait même un 3e appareil dans tel cas exceptionnel, si la réduction ne paraissait pas assez solide à l'enlèvement du deuxième appareil.

Au lieu de laisser la jambe revenir d'elle-même à la position droite, il vaut mieux l'y ramener par quelques manœuvres de corrections en une séance et la maintenir dans cette position avec rotation interne du genou par un dernier appareil laissé en place 6 à 8 semaines.

On maintient la réduction à l'aide d'un appareil plâtré comprenant le bassin et la totalité du membre inférieur; cet appareil va donc de l'ombilic jusqu'aux orteils.

Étant donné la position du membre, il ne permet pas au malade de marcher.

Certains spécialistes n'admettent au contraire qu'un petit appareil avec lequel l'enfant peut marcher. C'est en particulier la manière de faire de Lorenz. Il est convaincu de la nécessité absolue de la marche, non seulement pour la santé générale de l'enfant, mais aussi pour le creusement du cotyle; aussi arrête-t-il son appareil au-dessus du genou. Je n'ai pas d'objection absolue à faire au petit appareil, non plus qu'à la liberté de marcher. J'accorde même que la marche favorise la pression de la tête fémorale sur le cotyle et par conséquent le creusement de celui-ci. Mais cela n'est vrai que si le sommet de la tête a été mis bien exactement en regard du cotyle, près de son centre, et si l'appareil est très précis. Si ces deux conditions ne sont pas remplies, la marche compromettra la guérison. Si je ne conseille pas la marche dès le début (avec un petit appareil), c'est parce que nous pouvons arriver par le repos à la guérison idéale, sans qu'on y mette plus de temps, des centaines d'observations personnelles le démontrent, malgré les craintes et les réserves toutes théoriques de certains auteurs qui ne croient pas à la guérison sans la marche. J'ajouterai même que le repos joint à la fixation par un grand plâtre assure beaucoup mieux cette guérison que la marche avec le petit plâtre.

Deux précautions valent mieux qu'une, dit un proverbe; or le petit appareil ne pouvant jamais exercer une contention aussi absolue que le grand, il s'ensuit que les extrémités articulaires de la hanche peuvent se déplacer peu ou prou. Les risques augmentent naturellement si, avec ce petit appareil forcément un peu lâche, l'enfant est autorisé et même encouragé à marcher. Aussi qu'arrive-t-il souvent? C'est que le sommet de la tête fémorale qui avait été placée près du rebord de la cavité, dans la cavité cependant, y serait restée si le malade avait gardé le repos dans un grand appareil, et qu'elle va au contraire, si on fait marcher l'enfant, glisser peu à peu en dehors de ce rebord, sous l'influence des petits déplacements que lui imprime la pesée constante du corps, petits déplacements possibles surtout avec un appareil petit et un peu lâche. L'on avait, le premier jour, une bonne réduction, et voilà que, le jour où l'on enlève le plâtre, l'on se trouve en présence d'une reluxation ou tout au moins d'une amorce de reluxation. Je ne

veux certes pas dire que cela arrivera à tous coups, ni même dans
la majorité des cas; mais cela peut arriver; je l'ai vu chez des
enfants qu'on laissait ainsi marcher dès le début. Ne laissons donc
rien au hasard, on ne saurait être trop prudent ni prendre trop de
précautions pour assurer la contention exacte des extrémités articulaires au moins pendant les deux premiers mois.

Telles sont les raisons qui nous font préférer, comme méthode
générale de traitement, le repos et le grand appareil.

Il est vrai que cette manière de faire, certainement plus sûre
que l'autre, condamne l'enfant à l'immobilité pour quelques mois.
Mais il est vrai aussi qu'il n'y a réellement pas grand mal à cela.
Je ne vois pas l'agrément particulier que peuvent trouver les
parents et le petit malade lui-même à ce que celui-ci marche dans
la position un peu étrange du début, même avec un petit appareil.

D'autre part, si l'enfant reste au grand air, la plus grande partie
de la journée, les inconvénients qu'il y aurait, dans d'autres conditions, à supprimer la marche pendant quelques mois n'existent
véritablement pas, je ne les ai jamais observés.

Je vous conseille donc le repos avec le grand appareil plâtré
tout au moins pendant deux à trois mois. Après cela, si vous tenez
à la marche, enlevez le premier appareil, vérifiez que la correction
est parfaite, remettez un petit appareil s'arrêtant au genou, et cette
fois, parce que l'encastrement des deux extrémités articulaires est
déjà assez amorcé et assez solide, vous pourrez permettre à l'enfant
de marcher un peu chaque jour, par exemple une heure en cinq
ou six fois.

Construction de l'appareil.

J'ai longuement étudié dans mon livre de la coxalgie la manière
pratique de faire un bon appareil plâtré[1]. J'y renvoie le lecteur
pour les longs détails et me borne à rappeler ici quelques indications sommaires.

a) Matériel nécessaire pour faire l'appareil plâtré.

1° Un pelvi-support improvisé consistant en deux piles de livres
de 15 à 20 centimètres de haut et de largeur inégale, placées sur
une table de cuisine, la pile la plus large supportant les épaules
de l'enfant, la plus étroite le sacrum.

---

1. *Technique du traitement de la coxalgie* (Masson, 1904), p. 58.

2º Je vous conseille d'employer, plutôt que de l'ouate qui est difficile à étaler avec une régularité parfaite, un jersey ou fin gilet de coton; on le met comme un caleçon, la jambe dans une manche et l'abdomen recouvert par le corps du gilet.

Comme la manche s'arrête à mi-jambe et ne recouvre pas le pied, vous le chausserez de l'autre manche du jersey que vous aurez coupée d'avance. Le bord supérieur de cette sorte de chaus-

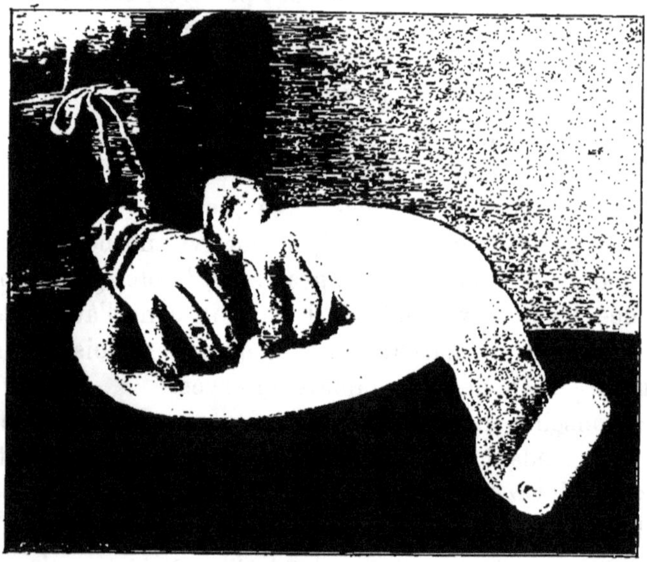

Fig. 90. — Manière de préparer les bandes plâtrées en les défaisant dans une cuvette à demi-pleine de bouillie plâtrée, en les imprégnant et les enroulant de nouveau.

sette empiétera sur l'extrémité inférieure de l'autre manche, jusque vers le genou.

3º A défaut de jersey, vous pouvez employer cependant de l'ouate ordinaire non hydrophile, roulée en bandes de 15 centimètres environ de large et de 1 centimètre d'épaisseur.

4º Trois à quatre litres de plâtre frais à modeler.

5º Dix mètres de mousseline empesée dont se servent les couturiers pour faire « des patrons ». Cette mousseline sera débitée en bandes de 5 mètres de long et de 10 à 12 centimètres de large. On fera ainsi de 8 à 10 bandes, — 5 à 6 bandes suffisent pour un appareil de taille moyenne. Les 10 bandes sont nécessaires pour un grand appareil ou pour un enfant de grande taille.

6º Deux ou trois cuvettes et de l'eau froide.

b) **Manière de préparer la bouillie de plâtre et les bandes plâtrées.**

Dans une cuvette vide et sèche, mesurez 5 verres de plâtre,
ajoutez 3 verres d'eau froide sans sel. Plongez une bande roulée
dans cette bouillie dont elle s'imprégnera pendant que vous la
déroulerez et l'enroulerez de nouveau. Vous avez douze à quinze
minutes avant que se fasse la prise du plâtre qu'elle renferme.
A votre exemple, une infirmière ou une personne quelconque,
plâtrera les autres bandes et vous commencerez l'application.

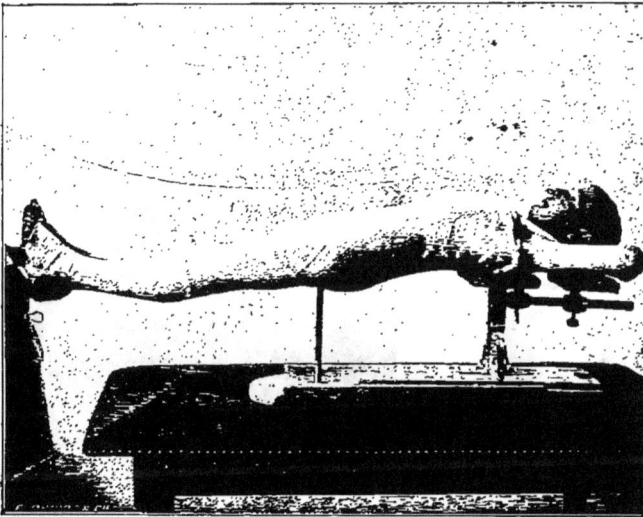

Fig. 91. — L'enfant revêtu de son maillot simple ou double, mis à la manière d'un caleçon : dès
que le caleçon est mis, on refait la réduction et on maintient la cuisse dans la position de
choix : 70°, 70° et 0°.

Vous avez passé et adapté le jersey, ce qui a causé presque fatalement une reluxation, mais cela n'a pas d'inconvénient, puisqu'on
refait la réduction à travers le jersey aussi facilement que si la
jambe était nue, on porte ensuite le sujet sur le pelvi-support
improvisé.

C'est le moment de fixer le rôle de chacun des aides. Le 1er,
le plus expérimenté, tient la jambe dans la position voulue,
70°, 70°, 0.

Le 2e aide est placé du côté sain, soutient la jambe saine, et
maintient le bassin, en accrochant la crête iliaque de ce côté, il
résiste ainsi au 1er aide qui, tenant la jambe malade dans la position dite, entraîne un peu le bassin.

S'il s'agit d'un petit enfant, l'aide principal chargé de la jambe malade peut, d'une seule main placée sur le genou, soutenir le membre inférieur tout entier, et son autre main sera libre pour aller soutenir et surveiller le grand trochanter. Mais lorsqu'il s'agit d'un enfant un peu lourd et grand, il vaut mieux charger une personne quelconque de soutenir la jambe proprement dite : une main au genou et l'autre au cou de pied. De cette façon l'aide principal devient libre de s'occuper exclusivement de surveiller la réduction pendant toute la durée de l'application de l'appareil.

Pour cela, ses deux mains embrassent la racine du membre et

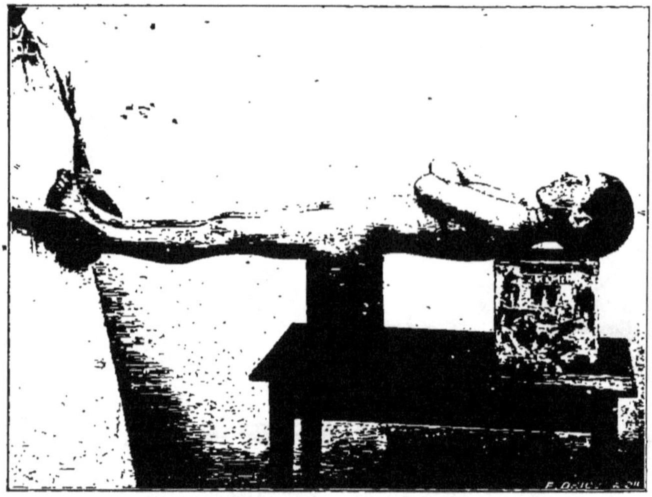

Fig. 92. — Pelvi-support improvisé.

empêchent tout déplacement de la tête fémorale; ou bien une de ses mains va et vient de la hanche au genou, tandis que la deuxième main reste constamment au contact du grand trochanter et le soutient en contrôlant sa position.

Les aides, bien en place et bien renseignés sur ce que vous attendez d'eux, vous passez à l'*application des bandes plâtrées*.

c) Application des bandes plâtrées.

Débutez par un premier tour de bande en ceinture, recouvrez l'abdomen par des circulaires, en déroulant la bande sans pression, continuez par un spica de l'aine, puis faites des circulaires de la jambe, jusqu'au point où l'appareil devra s'arrêter, c'est-à-dire

jusqu'aux orteils dans
6 à 10 bandes plâtrées, pre
l'aîne qui est le point le plus fa
uns sur les autres plusieurs spi
les points faibles avec des carrés de

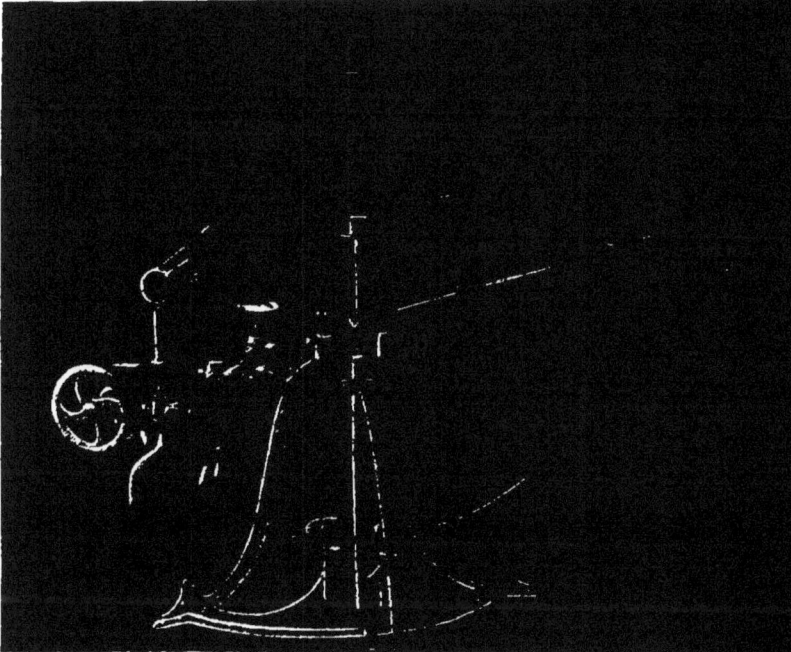

Fig. 93. — Notre table pour la luxation congénitale et la coxalgie. — A gauche, la primitive à donner à la cuisse en faisant généralement un peu plus d'abduction. — A
position à donner dans le dernier plâtre, légère abduction et rotation interne. (Mais
bien qu'on n'a pas besoin de cette table pour faire le traitement de la luxation.)

même bouillie de plâtre (5 verres de plâtre, 3 verres d'ea
sans sel).

Vous avez eu soin d'étaler chaque tour de bande dan
geur pour éviter les plis.

Les bandes seront appliquées *exactement*, mais san
Si c'est exactement, l'appareil ne sera pas trop lâche. Si
pression, l'appareil ne sera pas trop serré.

Entre les divers tours de bandes, vous mettez
bouillie plâtrée, de 1 ou 2 millimètres d'
cimenter.

L'application des bandes termin

modeler l'appareil sur les crêtes iliaques, autour du grand trochanter et sur le genou.

d) Modelage de l'appareil plâtré.

Voici comment ce modelage se pratique :

1° *Le bassin*. — Le 2e aide, placé du côté sain, coiffe les crêtes
iliaques de la manière ordinaire, c'est-à-dire : disposant ses deux

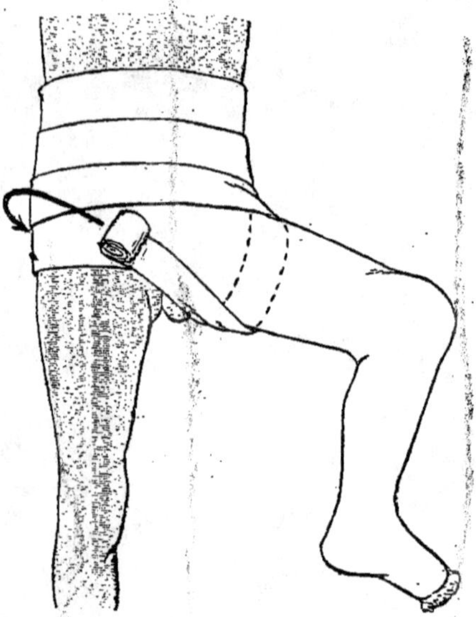

Fig. 94. — Comment on passe les bandes,
à la racine de la cuisse.

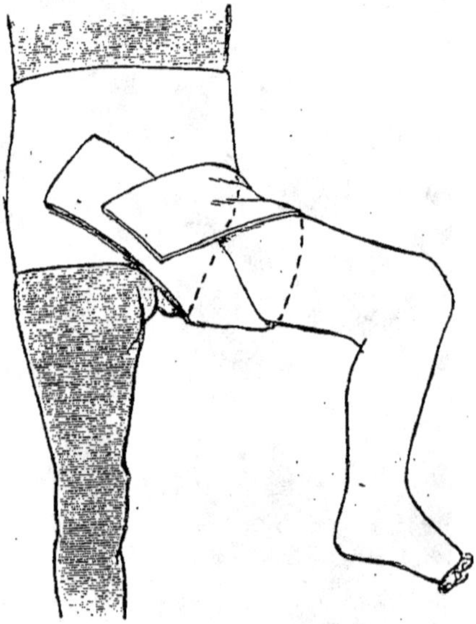

Fig. 95. — Comment on renforce l'appareil autour de la hanche avec une attelle plâtrée
de 80 centimètres de long, de 20 centimètres
de large et de 3 ou 4 épaisseurs de tarla-
tane, qu'on a plongée dans la bouillie plâtrée
(3 verres d'eau froide sans sel et 5 verres de
plâtre).

mains en gouttière par une demi-flexion des doigts, vient coiffer
les deux crêtes iliaques en dépri-
mant avec les éminences thénars les fosses iliaques internes,
pendant qu'il applique fortement les doigts allongés sur la fosse
iliaque externe. En même temps, de tout son poids, il fixe le
bassin sur la table, et il ne bouge plus jusqu'à ce que la prise
du plâtre soit complète.

2° *Le genou*. — Un aide coiffe de ses deux mains, comme de
deux calottes sphériques, la région du genou, afin de prendre avec
le plâtre l'empreinte de la rotule et des condyles, empêchant ainsi
que la jambe puisse tourner dans l'appareil autour de son axe, ce

qui se produirait évidemment, malgré la fixation de l'appareil sur
les crêtes iliaques, si l'on n'avait soin d'utiliser tous les reliefs de
l'articulation du genou qui forment autant de clavettes entre le
manchon plâtré et la jambe. Cependant, lorsque le pied est pris
dans l'appareil, le modelage du genou n'a pas besoin d'être aussi
précis.

Vous-même, vous prenez sur la hanche malade la place que le

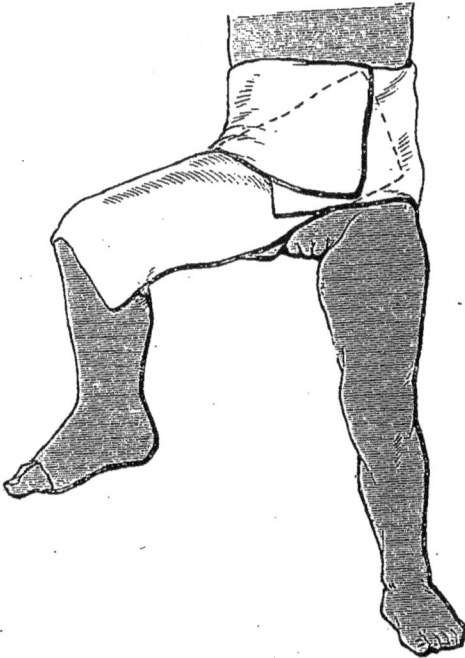

Fig. 96. — On renforce la ceinture et le devant de la
cuisse par deux autres attelles ayant les mêmes dimensions et la même épaisseur que la précédente.

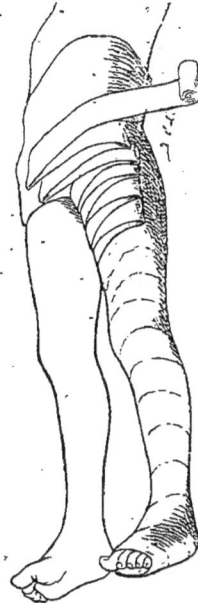

Fig. 97. — Pour consolider la partie
fragile de l'appareil au niveau de
l'aine malade, on replie la bande sur
elle-même plusieurs fois. Ce qui
remplace les attelles de renforce-
ment.

premier aide vient de quitter. Un peu accroupi ou bien à genoux,
vous appliquez exactement le plâtre autour du grand trochanter
en embrassant la racine du membre avec vos deux mains. Les
deux mains appliquent le plâtre en avant, au niveau du pli de
l'aine, sans pression, mais elles pressent fortement en arrière pour
faire une véritable rigole autour de la racine du membre. Le trochanter se trouve ainsi dans l'impossibilité de reculer dans les cas
(extrêmement rares d'ailleurs) où la partie supérieure du fémur
aurait une petite tendance à tomber par son propre poids; il ne
faut pas oublier cependant que la tête n'est pas ou presque pas
enclavée dans le cotyle trop peu profond.

A part les cas où la tête tend à tomber du cotyle par son poids, cas tout à fait exceptionnels, il faut bien dire que la tête fémorale est maintenue à sa place par la seule position donnée à la cuisse et par l'aide qui tient le genou, si bien qu'une pression directe autour du grand trochanter est rarement nécessaire. Cependant, par surcroît de précaution, on fera toujours cette pression avec la rigole indiquée plus haut, que, pour le dire en passant, Kareswki

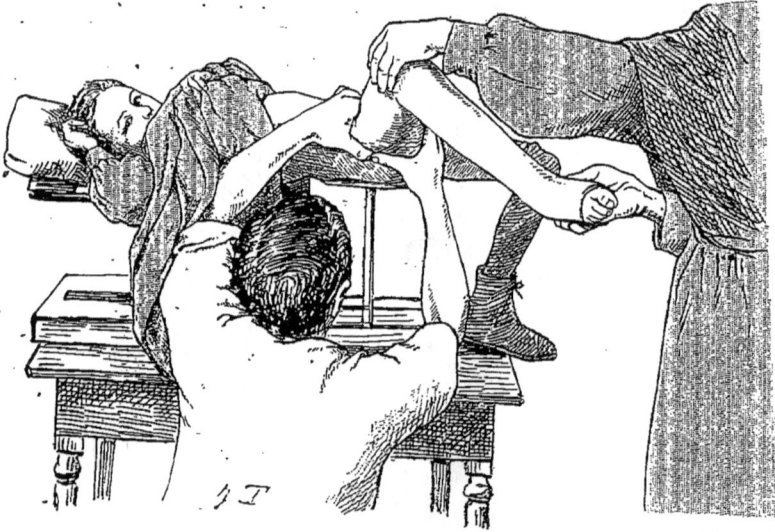

Fig. 98. — Modelage de l'appareil plâtré. — A la racine du membre les pouces du chirurgien pressent sur le grand trochanter. Quand l'appareil est terminé, le membre est mis dans la position convenable et maintenu par un aide. Les pouces du chirurgien qui n'ont pas quitté leur place pendant la confection de l'appareil creusent le plâtre en gouttière en arrière du col pendant toute la durée de la dessiccation.

a été le premier à faire. La contention de la tête fémorale ne peut qu'y gagner en précision.

Ce modelage peut se faire sur le pelvi-support ou bien sur la table. Ne négligeons rien et faisons-le sur le pelvi-support; en transportant l'enfant sur la table, nous pourrions défaire la réduction.

A ce propos, disons que la réduction peut se défaire effectivement pendant l'application de l'appareil plâtré; mais si vous avez confié la cuisse à un aide attentif et habile, il conservera instinctivement la position voulue. Il peut arriver cependant, par extraordinaire, que la réduction se défasse par une défaillance de ses doigts; mais, du moins, il le sentira aussitôt, et vous en avertira immédiatement.

Vous referez alors la réduction soit après avoir enlevé les bandes déjà appliquées, soit même (si vous êtes assez sûr de vous), à travers le plâtre encore mou. Je l'ai refaite ainsi maintes et maintes fois pour montrer à mes aides que cela était possible, et que l'on sentait nettement à travers le plâtre encore mou, la tête aller et venir. Vous réduirez de nouveau en pressant directement sur le grand trochanter, pendant que l'aide imprime au genou quelques mouvements de rotation externe et d'abduction.

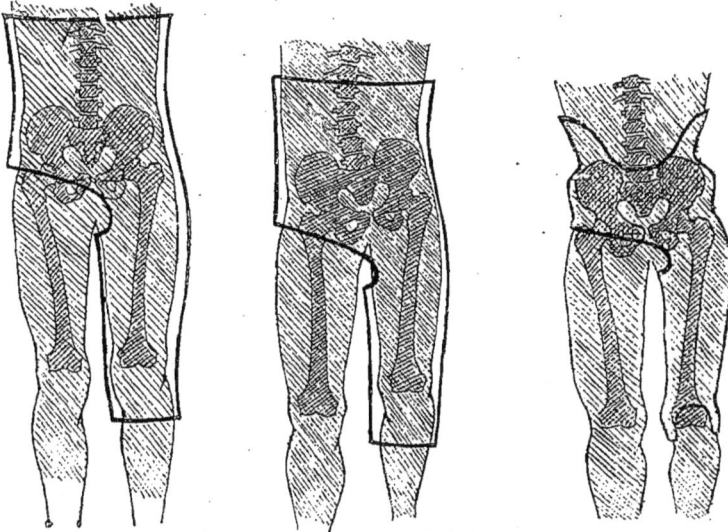

Fig. 99. — Mauvais appareil : — appareil plâtré sans dépressions, tel qu'on les fait partout, malheureusement.

Fig. 100. — Les os iliaques peuvent librement s'incliner et se déplacer dans cet appareil. Appareil mal fait.

Fig. 101. — Appareil bien fait, bien modelé sur les crêtes iliaques et de chaque côté de la rotule. Les os iliaques ne peuvent pas se déplacer ni en haut ni en bas. L'appareil ne peut pas tourner au genou.

Pour vous garantir plus sûrement contre cette reluxation pendant l'application du plâtre, voici ce que je vous conseille de faire : le danger de reluxation n'existe en réalité que dans les cas où la réduction s'est faite avec un claquement à peine perceptible.

Dans ces cas, où le cotyle doit être presque plat et où la tête et le grand trochanter pourraient retomber par leur propre poids, je vous conseille fortement de ne confier à personne mais de vous réserver, comme je le fais moi-même, le soin de maintenir la réduction. Vous tiendrez vos mains tout autour du grand trochanter pendant que vous chargerez votre aide du soin de faire l'appareil. Des deux rôles, celui de conserver la réduction est ici le plus difficile. L'aide saura bien, surtout sous votre surveillance,

arriver à faire un appareil suffisant. Vous ferez ensuite un modelage particulièrement précis de toutes les saillies osseuses.

Et enfin, dans le cas où vous auriez des doutes très sérieux sur

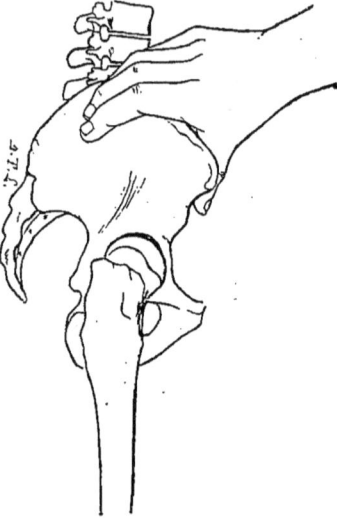

Fig. 102. — Manière de coiffer les crêtes iliaques ; — la place des mains pour modeler
l'appareil sur les crêtes iliaques.

Fig. 103. — Coupe d'un appareil bien modelé
au-dessus des os iliaques.

le maintien de la réduction pendant la construction du plâtre, rien
ne vous empêcherait de fendre d'un coup de couteau cet appareil
pour l'enlever instantanément, de vous assurer si la réduction

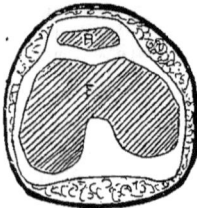

Fig. 104. — Coupe schématique du genou dans
un appareil mal fait ; l'appareil étant circulaire, le genou peut tourner en tous sens.

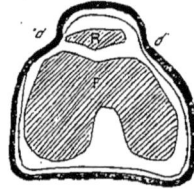

Fig. 105. — Coupe schématique du genou dans
un appareil bien fait. Les dépressions faites
en d de chaque côté de la rotule empêchent
le genou de tourner.

s'est maintenue — ou non, — et de refaire un nouveau plâtre séance
tenante, à moins que vous ne préfériez remettre de quelques jours
cette séance de vérification.

Nous sommes entré dans ces détails pour vous montrer que,

quoi qu'il advienne, vous pourrez dans tous les cas, avec des précautions et des soins attentifs, arriver à vous assurer que la réduction existe bien dans le plâtre.

Une recommandation importante, c'est d'avoir soin d'assurer
bien exactement la contention jusqu'à ce que le plâtre soit solide,
même au cas où la prise du plâtre se fait attendre. On enlève
ensuite l'enfant du pelvi-support et on le pose sur la table.

e) Émondage de l'appareil.

Une demi-heure après la prise du plâtre, on émonde et régula-
rise l'appareil en haut, au niveau du ventre, en forme de cœur de
carte à jouer; puis on coupe sur le bord inférieur de la portion
abdominale tout ce qui dépasse le pubis; on le dégage également
à la partie supérieure et interne de la racine de la cuisse, et en
arrière sur les fesses, et enfin en bas, au niveau des orteils. Si
besoin était, les jours suivants, on pourrait pratiquer de petites
fenêtres au niveau de la rotule et du talon.

f) Suites opératoires immédiates.

Il faut être prévenu qu'à la suite de cette intervention, l'enfant
accusera assez souvent pendant quelques jours et quelques nuits
tous les symptômes d'une arthrite aiguë, d'une coxalgie traumatique. A savoir : de l'agitation et un malaise général, une soif
intense, une certaine élévation de température, de la constipation,
de la rétention d'urine ou, au contraire, de l'incontinence, des
douleurs plus ou moins aiguës du côté de la hanche malade.

Dans la nuit qui suit l'intervention et même dans les quelques
nuits qui suivent, l'enfant est incapable de dormir; il se réveille en
sursaut à chaque instant, en proie à des cauchemars pénibles.

Ces phénomènes d'arthrite sont d'autant plus accentués que le
traumatisme a été plus grand.

Il ne faut pas les redouter, car comme l'avait déjà noté Pravaz,
ils sont le résultat et la preuve d'une bonne réduction. Ils sont
presque la condition nécessaire du travail de la tête sur le cotyle
pour le creuser, car si la tête est bien dans le cotyle, et presse sur
le fond, cette pression sera douloureuse.

D'autre part, la rétraction de la capsule fémorale autour de la
tête réduite sera d'autant plus rapide et plus marquée que cette

réaction inflammatoire aura été plus intense. Pravaz croyait si bien à son effet utile que, lorsqu'elle n'était pas assez notable, il cherchait les moyens de l'augmenter en tirant par exemple le genou de bas en haut et de dehors en dedans; par un dispositif ingénieux il cherchait à augmenter ainsi la pression de la tête sur le cotyle. Mais il ne faut rien exagérer. On fera bien de doser cette réaction et si elle est un peu trop vive de l'atténuer et de la com-battre par les moyens ordi-naires : antispasmodiques, laxatifs, repos absolu à la chambre. On ne négligera pas de donner les premières nuits une potion calmante.

Sachez que dans tel cas exceptionnel l'agitation des enfants est si vive au début et leurs douleurs si aiguës que les parents s'en inquiè-tent gravement, si l'on n'a pas pris la précaution de les avertir à l'avance; ils iront même jusqu'à réclamer après un ou deux jours ou plutôt une ou deux nuits, car c'est la nuit qui est sur-tout pénible, l'enlèvement

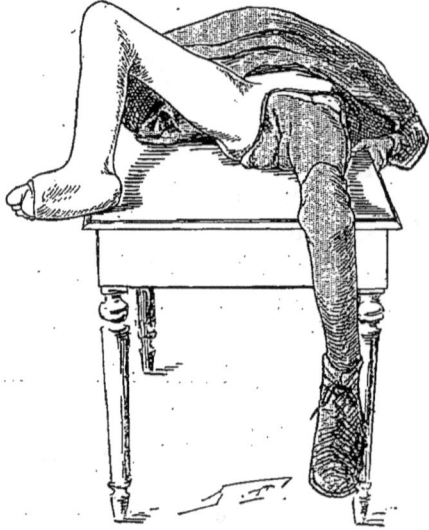

Fig. 106. — Immobilisation dans la position de choix 70°, 70°, 0°. — L'appareil plâtré, vu par sa face in-férieure.

du plâtre (voir observation III), ce que vous n'accorderez évidem-ment pas.

Vous aurez donc à calmer les parents plus encore que les enfants.

Rassurez-les en leur faisant comprendre que ce travail est néces-saire pour que les deux extrémités articulaires se pénètrent réci-proquement et s'adaptent avec solidité, que plus ce travail est intense, plus la guérison sera bonne et rapide. Et promettez-leur qu'avant la fin de la semaine, cette agitation et ce malaise auront disparu et fait place à un bien-être parfait.

Au bout de huit jours en effet, de quinze jours au plus, l'enfant ira tout à fait bien, et la solidité de l'appareil ayant été vérifiée, vous n'aurez plus besoin de le revoir jusqu'à la fin du deuxième mois, à moins que vous n'ayez des craintes sérieuses sur la préci-sion de votre réduction. Auquel cas vous pouvez, comme nous l'avons dit, y regarder au bout de quelques semaines, ce qui n'a pas d'autre inconvénient que de vous donner un peu plus de travail.

Jusqu'à ce moment-là, vous n'avez plus qu'à recommander simplement qu'on surveille l'alimentation et l'hygiène de l'enfant, qu'on le fasse vivre le plus possible au grand air. On le portera

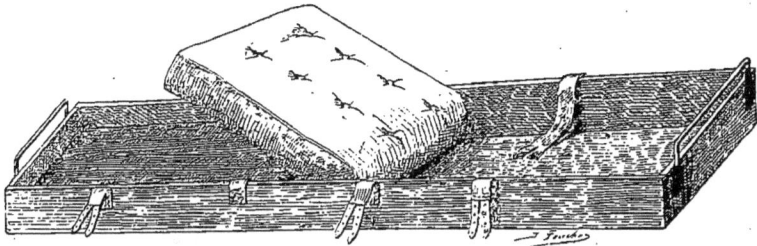

Fig. 107. — Le cadre sur lequel on sangle les enfants et avec lequel on les transporte au grand air pendant toute la période du repos.

dans un jardin sur un cadre (fig. 107 et 108), ou bien on le promènera sur une voiturette.

g) Durée de la contention par le plâtre.

Combien de temps demande le creusement du cotyle?

L'observation nous a démontré que le travail de creusement du cotyle et d'adaptation des deux extrémités articulaires ainsi main-

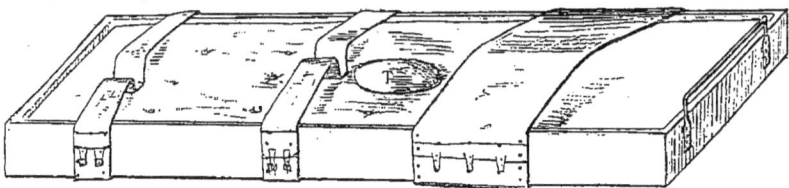

Fig. 108. — Le même.

tenues en contact avec une certaine pression se fait habituellement pendant les quatre à six premiers mois.

Pendant quatre à six mois la tête va pénétrer de plus en plus dans un cotyle creusé progressivement tandis que la surface et le contour de la tête s'harmonisent avec le contour et la surface de la cavité cotyloïde.

Parfois ce travail d'adaptation et de creusement a pu se faire suffisant dans l'espace de trois mois et même de deux mois.

Nous avons eu personnellement une dizaine de cas d'enfants délivrés de leur appareil après huit à dix semaines et qui ont commencé à marcher sans aucun soutien, après encore un mois de repos (donc trois mois après le jour de la réduction) et sont restés bien définitivement guéris.

Nous avions le droit d'agir ainsi parce que, dans ces cas particuliers, la stabilité de la réduction nous avait paru très assurée et parce que ces enfants restaient quotidiennement sous notre surveillance; nous ne risquions pas grand'chose; s'il s'était produit un incident, nous aurions pu y remédier sur l'heure.

C'est du reste ce qui est arrivé deux fois chez des enfants « lâchés » sans appareil, l'un à deux mois et demi, l'autre à trois mois après le jour de la réduction; la luxation s'est reproduite après quatre semaines chez ce dernier (enfant de cinq ans, luxation unilatérale), donc quatre mois après le jour de la réduction; elle s'est reproduite pendant la marche, insensiblement et sournoisement, car la fillette marchait déjà depuis quinze jours, lorsque, peu satisfait de sa marche, je l'ai soumise à un examen clinique et radiographique qui m'a montré que la tête avait glissé de quelques millimètres en dehors du cotyle.

Dans le premier cas où le plâtre avait été enlevé du côté droit (garçon de neuf ans, luxation double), au deuxième mois et demi, la luxation s'est reproduite de ce côté droit trois semaines après, malgré que l'enfant fût encore au repos, la jambe gauche encore maintenue dans le plâtre.

Chez la fillette, la jambe était presque droite lorsqu'on l'a délivrée du plâtre (qui était le deuxième). Chez le garçon, la jambe était encore dans la position ordinaire, 60 à 70° de flexion et d'abduction avec un peu de rotation externe lorsqu'on a enlevé le plâtre.

La jambe est revenue assez vite en adduction, tirée par les adducteurs, mais en même temps s'est mise en rotation externe de plus en plus marquée et a fini par glisser hors du cotyle; peut-être un peu parce que l'autre jambe étant prise dans le plâtre, l'enfant, pour se mouvoir sur son cadre, s'appuyait constamment sur la jambe droite libre.

Dans les deux cas, la réduction a été d'ailleurs refaite; les enfants ont été cette fois maintenus pendant quatre mois dans le plâtre avec 80° de flexion et d'abduction et la réduction s'est bien maintenue dans la suite.

Pravaz cite le cas d'une fillette de huit ans que son père, médecin lui-même, voulut à tout prix reprendre après moins de trois mois de contention; il lui permit de marcher sans appui et n'hésita même pas à la mettre immédiatement en pension. Elle y était depuis deux mois lorsque, ses compagnes sautant un fossé, elle voulut faire comme elles, sauta, mais resta dans le fossé, s'étant déboîté la hanche : donc cinq mois environ après le jour de la réduction. Mais rappelons que l'enfant n'avait été maintenue que deux mois et demi.

Ces faits sont très instructifs; ils vous apprennent que pour ne pas vous exposer à des surprises désagréables, vous aurez pour règle absolue de conserver le plâtre pendant quatre mois au minimum; disons même cinq à six mois en moyenne, sachant bien qu'il n'est pas toujours indispensable d'atteindre cette limite, mais que c'est le plus sage et le plus sûr.

Si deux mois ont pu suffire quelquefois, ce serait folie pour vous de tabler sur ces cas exceptionnels pour établir votre ligne de conduite habituelle.

Par contre, cinq à six mois de présence réelle de la tête dans le cotyle sont très suffisants pour amener le creusement de celui-ci. Ils sont suffisants tout au moins pour que la tête, lâchée, ne sorte plus, pourvu que pendant encore quelques mois elle ne soit pas soumise à un traumatisme ou à des exercices violents. Or, nous verrons que pendant les quatre à huit semaines qui suivent l'enlèvement de l'appareil, l'enfant reste au repos et que, ensuite, lorsqu'il fait ses premiers pas, il les fera doucement, prudemment avec l'appui de deux mains.

Je n'ai jamais observé et je ne sache pas que d'autres aient observé un seul cas de reluxation après une bonne contention dans le plâtre d'une durée de cinq à six mois.

J'ai dit une bonne contention, et cette réserve est très importante à faire pour la bonne interprétation des faits qu'on pourrait citer à l'encontre de ce que je dis. Cela veut dire qu'il n'aura pas suffi de mettre la jambe dans le plâtre, après réduction, dans n'importe quelle position, pour que cela « tienne » après cinq mois.

Il va de soi que si, pendant ces cinq mois, le sommet de la tête a regardé la capsule antérieure, au lieu de regarder un point du cotyle, la tête n'aura pas pu creuser celui-ci, et voilà cinq mois qui ne doivent pas « compter » en toute justice. — Il est évident que cinq mois et même un an, et même cinq ans d'une pareille contention, ne peuvent pas vous donner la sécurité absolue que vous cherchez....

Mais, par contre, si pendant ces cinq mois le sommet de la tête est resté collé à un point du cotyle, il aura creusé et façonné suffisamment celui-ci (sous la contention précise du grand plâtre) pour que l'avénir soit assuré.

La conclusion est qu'il faut bien vous assurer toujours que le sommet de la tête est bien orienté vers le pôle du cotyle ou vers un point situé un peu en avant de lui. Nous avons dit dans le précédent chapitre la manière de se donner cette assurance.

J'estime qu'en conservant le plâtre six mois, ou davantage, vous ferez plus qu'il n'est nécessaire.

Chez les tout petits cela ne saurait avoir d'inconvénient de faire plutôt trop, parce qu'ils recouvrent, quand même, la totalité des mouvements de la hanche.

Mais voilà que c'est justement chez eux, également, que le creusement du cotyle se fait le plus vite. C'est donc chez les tout petits que les longues contentions sont inoffensives, et cependant pas indispensables.

Chez les enfants âgés de plus de dix ans, et surtout dans le cas de luxation double, il reste une raideur plus ou moins accusée à la suite des trop longues immobilisations, et même parfois à la suite des immobilisations de cinq à six mois seulement. Mais comme ici le cotyle est plus long à creuser, quoi qu'on en ait dit, que chez les tout petits, nous ne pouvons pas enlever le plâtre avant le cinquième mois chez les enfants de plus de huit ans. Ce qui nous conduit toujours à la même conclusion : il faut en arriver à traiter les luxations à un âge beaucoup plus tendre qu'on ne le fait d'ordinaire, parce que dans les trois ou quatre premières années le creusement du cotyle se fait plus rapidement et qu'il n'y aurait d'ailleurs pas d'inconvénient à cet âge à laisser les appareils plus longtemps qu'il n'est généralement nécessaire.

h) Opportunité de plusieurs appareils [1].

Faut-il un ou plusieurs appareils?

Ce qui importe surtout, c'est de conserver pendant cinq à six mois une position qui assure d'une manière continue la pression réciproque des deux extrémités articulaires. Mais que cette fixa-

---

1. Si vous êtes pressé, ne vous attardez pas à lire les 22 pages qui suivent, et portez-vous immédiatement à la page 173 où vous trouverez formulée en quelques mots « la règle de conduite à suivre à partir du jour de la réduction ».

tion de cinq à six mois se fasse avec un seul ou avec deux appareils ou même trois, cela ne peut avoir qu'une importance très secondaire.

Je m'explique :

Première manière : un seul appareil.

Un spécialiste qui est bien sûr de sa réduction et de son appareil et qui veut économiser du temps peut laisser le premier plâtre en place pendant les cinq mois nécessaires au creusement du cotyle. Au cinquième mois, on enlève l'appareil plâtré[1]. On laisse encore l'enfant au repos sans plâtre pendant quelques semaines, cinq à six, le temps pour la hanche de se dérouiller et pour la jambe de revenir de la position d'abduction marquée à la position normale. Dès que la position de la jambe est devenue sensiblement correcte, l'enfant est mis sur pieds, et autorisé à marcher, sans appareil. Si après ces quelques semaines la jambe n'est pas revenue à une position normale, on l'y ramène en une séance et on l'assujettit avec un petit appareil plâtré s'arrêtant au-dessous du genou avec lequel l'enfant sera mis sur pieds et fera ses premiers pas; six semaines plus tard, on supprimera ce petit plâtre, l'enfant sera et restera entièrement libre.

Deuxième manière : traitement avec plusieurs appareils successifs. Mais je conseille aux médecins, dans leur pratique courante, de faire plutôt le creusement du cotyle avec deux appareils ou même trois. Ce procédé leur demandera un peu plus de travail, c'est vrai, mais il leur donnera en retour plus de sécurité. Au lieu de laisser le premier appareil pendant quatre à cinq mois, ils l'enlèveront au deuxième mois et demi, pour vérifier, dès ce moment, la position de la tête fémorale (fig. 109).

1° Supposons qu'on trouve *une réduction parfaite.* La réduction est parfaite lorsqu'on ne sent pas la tête proéminer soit en avant, soit en arrière du cotyle, ou bien lorsqu'on la sent proéminer en avant de quelques millimètres à peine davantage que du côté sain, car même avec une réduction parfaite, la tête doit proéminer un

---

1. Pour enlever l'appareil facilement il suffit de mettre l'enfant dans un bain ordinaire d'un quart d'heure à vingt minutes. Le plâtre est alors assez ramolli pour qu'avec un bon couteau on puisse le fendre du haut en bas en une minute ou deux.

Avec ce procédé l'appareil est, bien entendu, sacrifié.

Si l'on voulait essayer de le conserver, on le couperait à sec ou presque à sec en ne mouillant, avec une éponge imprégnée d'eau chaude, que la ligne sur laquelle doit porter le travail du couteau. Si l'appareil doit servir encore, on l'ouvrira sans le briser et dès que l'enfant y aura été replacé on le refermera avec une bande plâtrée ou même simplement avec une bande molle.

peu davantage du côté malade pendant les premiers mois, tant que le creusement du cotyle ne sera pas complet.

Si la saillie de la tête fémorale n'est pas plus accusée que du côté sain ou si la différence est à peine de quelques millimètres, c'est parfait; vous pouvez être tranquille : la réduction s'est maintenue bonne et le cotyle s'est creusé. Mais le creusement n'a pas eu, en deux mois, le temps de se compléter, tout au moins dans la grande majorité des cas. La réduction ayant été reconnue bonne, il faudra donc replacer la cuisse dans un appareil pour encore deux à trois mois.

Si la tête paraît peu enfoncée, encore très superficielle, si la mobilité de la hanche est très grande, on remettra le deuxième appareil dans la même position que le premier; dans le cas contraire l'on pourra diminuer d'un tiers environ la flexion et l'abduction faites primitivement, c'est-à-dire les ramener à 45 ou 50° environ avec toujours une rotation de 0, ou bien en faisant cette fois une rotation interne de 15 à 25°. Vous vous serez assuré évidemment que ce changement apporté à la position de la cuisse ne fait pas saillir la tête soit en avant, soit en arrière et par conséquent n'enlève rien à la perfection de la réduction.

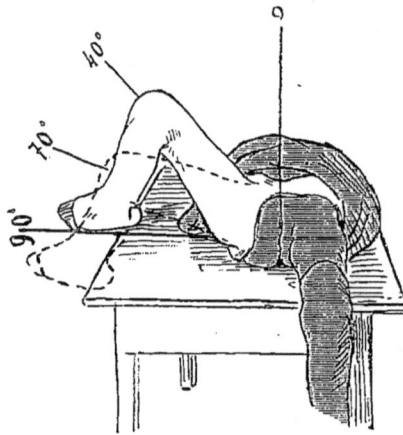

Fig. 109. — On voit le premier appareil (pointillé) à 70° d'abduction. On enlève le premier appareil trois mois après et alors, pour le deuxième appareil, tantôt, si la tête est trop saillante en avant, on diminue l'abduction jusqu'à 40° ; tantôt, si la tête a été trouvée un peu saillante en arrière, on augmente cette abduction jusqu'à 90°, et tantôt, si la tête est parfaitement en place, on garde la première position.

Ce léger changement ne peut pas s'opérer sans quelques précautions puisque le fémur est déjà quelque peu fixé dans la position première.

On procédera donc par des mouvements doux, progressifs, prolongés pendant au moins une dizaine de minutes. Dans ces conditions on n'a pas à craindre de briser l'os et cet effacement d'un tiers de l'abduction et de la flexion imposées primitivement à la cuisse va faciliter évidemment pour plus tard le retour de la jambe à la position normale. Ainsi se trouve parcourue déjà une partie

du chemin. Il n'y a plus qu'à fixer la cuisse dans la position primitive ou dans cette position intermédiaire par un nouvel appareil
plâtré, construit comme le premier jusqu'aux orteils, avec lequel
l'enfant restera encore au repos; ou bien par un appareil s'arrêtant au genou et avec lequel l'enfant pourra marcher après avoir
attendu quelques jours que la cuisse se soit habituée à la nouvelle
attitude. Si les parents vous laissent carte blanche, choisissez sans
hésitation le premier parti, c'est-à-dire encore le grand appareil et
le repos; s'ils demandent que l'enfant marche, vous pouvez cependant l'accorder, après avoir imposé environ huit à quinze jours de
repos, ce qui fait trois bons mois, en somme, depuis la réduction.

2° Supposons au contraire que la *réduction n'est pas parfaite*.
La tête proémine très nettement, trop nettement, en avant ou en
arrière. Il n'y a rien là qui doive vous décourager. Songez que
c'est précisément parce que cela pouvait arriver que je vous ai
conseillé d'enlever l'appareil au deuxième mois et demi au lieu
d'attendre tranquillement que la période entière des quatre ou cinq
mois fût révolue. Car, après deux mois ou deux mois et demi, il
est encore temps d'aviser et il est encore facile de remettre la tête
dans une position parfaite, son sommet près du centre du cotyle.

On devine de quelle manière se fera cette correction. Si la tête
fait saillie en avant, on diminue l'abduction par des mouvements
doux et progressifs jusqu'à ce que la saillie antérieure de la tête
ait disparu dans la profondeur des tissus. Si la simple diminution
de l'abduction ne suffit pas à effacer la saillie de la tête, vous
modifierez un peu la flexion du fémur ou ferez un peu de rotation
interne dans la mesure où cela vous paraîtra nécessaire pour
arriver à cet effacement de la tête. Mais généralement il suffit de
diminuer l'abduction sans toucher à la flexion ni à la rotation.

Dans les cas où vous avez senti la tête pointer non pas en avant
mais en arrière, l'on devra augmenter au contraire l'abduction de
la cuisse et aller même jusqu'à 90°, si la saillie postérieure de la
tête ne s'efface pas à moins. Il ne suffit pas, en pareil cas, de ne
plus sentir la tête en arrière, il nous faut la faire saillir légèrement
en avant, c'est dire qu'il faut faire une véritable hypercorrection
pour supprimer sûrement toute amorce de reluxation postérieure.
Cette hypercorrection comporte quelquefois mais pas généralement, en même temps qu'une augmentation de l'abduction, une
augmentation de la flexion du fémur et un peu de rotation externe.
On fixe cette hypercorrection par un grand plâtre.

Durée de ce deuxième appareil : dans le cas où l'on a trouvé une réduction parfaite après les deux mois et demi, on laisse le deuxième appareil pendant encore deux à trois mois environ. Mais lorsque là réduction n'était pas parfaite après le premier appareil et qu'il a fallu la rectifier avant d'appliquer le deuxième appareil, alors celui-ci restera en place quatre à cinq mois ou bien deux mois seulement, sauf à en remettre un troisième pour encore deux ou trois mois. Le creusement utile de la cavité ne compte vraiment qu'à partir de l'application de ce deuxième appareil.

Ainsi donc, dans le premier cas, la jambe reste cinq mois dans le plâtre, et, dans le deuxième cas, sept à huit mois au total ; les deux premiers mois ayant été à peu près inutiles et improductifs pour le but que nous poursuivons : le creusement du cotyle.

Nous venons d'indiquer la règle à suivre d'une manière générale pour la question du nombre et de la durée des appareils. Mais il va de soi que si, après la période ordinaire de cinq à six mois d'immobilisation, vous trouvez que la tête pointe encore un peu trop en avant ou en arrière, ou bien si le creusement du cotyle ne vous paraît pas assez profond, c'est-à-dire si la tête, tout en étant dans le cotyle, vacille trop librement dans celui-ci, si elle est trop superficielle, trop à fleur de la peau, si elle n'est pas enfoncée jusqu'à quelques millimètres en dedans de l'artère et reste au contraire nettement en dehors de l'artère ; en ces cas, dis-je, il va de soi que vous pouvez et devez insister et travailler encore à un creusement plus complet du cotyle en mettant de nouveau la jambe en position d'abduction de 70° à 80 ou même 90° suivant les cas et en maintenant cette abduction dans un nouveau plâtre pendant deux à trois mois encore.

Et c'est ainsi que dans tel cas, exceptionnel à la vérité, que vous ne verrez certainement pas une fois sur vingt, vous pourriez être conduit à prolonger l'immobilisation dans le plâtre jusqu'au huitième, dixième et même douzième mois ; mais la durée ordinaire de l'immobilisation que vous devez faire dans le plâtre si les conditions sont normales n'en reste pas moins de quatre à six mois.

CHAPITRE XI

TRAITEMENT CONSÉCUTIF

Sommaire. — Dès que l'appareil est enlevé, on laisse encore l'enfant au repos pendant 4 à 6 semaines. Pendant ce temps il suffit de laisser pendre le pied en dehors du cadre pour que le poids du pied augmenté si l'on veut d'un poids supplémentaire ramène petit à petit la cuisse dans la position normale. On y aide aussi par des exercices variés, — actifs et passifs.

Si la jambe paraît revenir trop vite, on ralentit au contraire son évolution.

Le traitement consécutif peut se formuler en 4 articles.

1° Veiller à la conservation de la réduction anatomique.

2° S'occuper de la correction de l'attitude de la hanche et des articulations adjacentes (déviation du genou et ensellure lombaire, par exemple).

3° De la souplesse de l'articulation qui revient spontanément peu à peu, donc pas de mobilisation forcée, en règle générale.

4° De la vigueur des muscles, massages, etc.

Commencer les exercices de marche sans appareil, avec 2 mains, puis 2 bâtons, puis un seul.

Éducation de la marche.

Traitement consécutif à l'enlèvement de l'appareil
(voir fig. 110 à 126).

En règle générale, l'enfant est donc débarrassé du plâtre cinq mois après la réduction[1].

Cela ne signifie pas qu'il va être tout de suite autorisé à marcher, — non, on le laissera au repos (sans appareil) pendant encore quatre ou six semaines. Il se passe donc environ six mois à partir du jour de la réduction, avant que l'enfant ne fasse ses premiers pas.

---

[1]. Si vous faites marcher l'enfant avec le 2me plâtre, dès la fin du 3me mois, rien ne presse pour enlever celui-ci, attendez grandement les 6 mois révolus pour supprimer l'appareil.

La jambe profitera de ces quatre à six semaines de repos, avons-nous dit, pour se rapprocher de la position normale et la hanche libre profitera de cette liberté pour se dérouiller. Car elle est généralement bien rouillée lorsqu'elle sort du plâtre. Elle paraît fixée, en certains cas, d'une manière définitive dans la position d'abduction, de flexion et de rota-tion externe. On ne peut se défendre bien souvent de penser à l'existence d'une ankylose complète.

Mais il ne faut guère, bien souvent, qu'une semaine de liberté entière pour que la hanche devienne capable de quelques mouvements, en-core très obscurs sans doute, mais cependant non dou-teux. Et cette mobilité se développe chaque jour da-vantage et d'une manière spontanée. Sous l'influence de cette liberté même et de la traction des muscles péri-

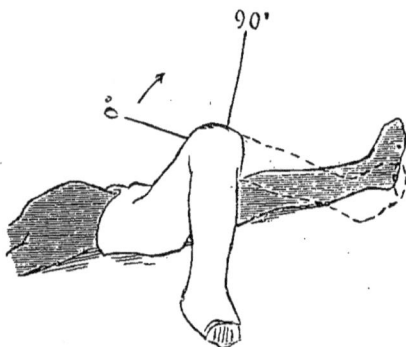

Fig. 110. — Après quatre mois et demi de la pre-mière position, on ramène la jambe dans la posi-tion droite. Pour cela, on commence par faire tourner le genou de 90° en dedans de manière que la rotule, qui regardait la tête de l'enfant, re-garde maintenant le plafond. On peut fixer cette nouvelle position pour un mois dans un plâtre comme cela est représenté ici, ou bien transporter immédiatement ce genou en dedans jusqu'à ce que la jambe soit parallèle à l'autre et la fixer ainsi pour quatre à six semaines.

articulaires, particulièrement des adducteurs que nous avons pétris (mais non rupturés, on s'en souvient), voilà que spontanément l'abduction diminue et la flexion aussi. Par le fait même que la flexion se défait, la cuisse paraît se porter d'elle-même en rotation interne (en réalité elle va vers la rotation à 0 mais dans un autre plan d'abduction, — l'abduction horizontale, c'est-à-dire dans le plan du lit (voir page 94). Petit à petit, un peu plus tôt, un peu plus tard, elle reviendra jusqu'à la position normale.

Eh bien, il faut surveiller attentivement soit pour le favoriser, soit pour le contrarier, suivant les cas, ce retour spontané de la cuisse à la position droite normale.

Ce retour doit se faire doucement, lentement, dans l'espace de quatre à huit semaines environ.

Si donc, après deux semaines de liberté par exemple, et à plus forte raison si, avant ces deux semaines, la jambe a fait spontané-ment les trois quarts ou plus du chemin qui la séparait du parallé-lisme avec l'axe du corps, c'est qu'elle revient trop vite, c'est que

la tête n'est pas assez enclavée. Il faut aviser à ralentir son évolution. Le mieux est alors de la reporter dans sa situation première
d'abduction marquée, en la replaçant pour quelques jours dans le

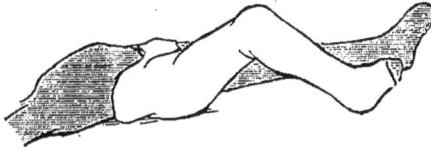

Fig. 111. — Deuxième position qu'on pourrait donner après trois mois et demi environ passés
dans la position de choix du premier appareil. — Cette position serait gardée six semaines,
puis faire tourner le genou en dedans et donner dans un dernier plâtre la position de la
fig. 132 pour un mois.

dernier appareil plâtré qui a été conservé et transformé en gouttière.

On y fixe le membre par quelques tours de bande Velpeau ou de
mousseline molle, parfois il suffira de placer l'enfant dans la gouttière pour la nuit; et le jour
on rendra la liberté à la jambe.

Si, au contraire, après un mois de liberté laissée
à la jambe, celle-ci n'a pas fait, d'elle-même, au
moins la moitié du che-min qui la sépare du parallélisme avec l'axe du

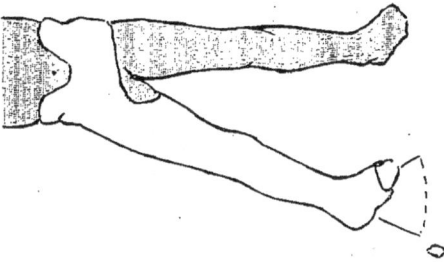

Fig. 112. — Après avoir conservé pendant quatre et cinq
mois la position de choix primitive, on peut d'emblée
transporter la jambe dans cette dernière position que
l'on conservera six à sept semaines. Abduction légère
avec 40 à 50° de rotation interne.

corps, il n'y a pas lieu de contrarier son évolution naturelle vers
la ligne médiane, il faut même aider à cette évolution. Les
moyens que l'on emploie pour cela sont d'ailleurs et doivent rester
très doux. C'est des exercices actifs et passifs de la jambe malade,
c'est des massages de toute la jambe et en particulier des muscles
adducteurs, etc.

Souvenez-vous que vous avez à corriger : 1° l'abduction; 2° la
flexion. Puisque notre position de contention était faite de ces
deux éléments, vous faites marcher de pair la correction des deux.

Pour corriger l'abduction, il suffit de reporter petit à petit la
jambe en dedans vers le plan de la flexion pure (voir page 94); pour
corriger la flexion il suffit de rapprocher le genou du plan de la

table, de plus en plus. Donc, vous portez le genou à la fois en dedans et en bas et vous le tournez en dedans. Si l'on ne s'occupait que de l'abduction seule, on verrait le genou se soulever au-dessus du plan de la table au fur et à mesure que s'effacerait cette abduction.

En poussant le genou en bas, en même temps qu'on le porte en dedans, on efface la flexion en même temps que l'abduction.

Voici un procédé bien pratique d'obtenir le retour de la cuisse sans presque vous en occuper :

Faites fixer le malade tout contre le bord du cadre, de manière à pouvoir mettre le pied en dehors du cadre, c'est-à-dire à le laisser pendre librement le jour et la nuit.

Petit à petit, le poids du pied et de la jambe agissant sur le genou, va défaire de plus en plus l'abduction et la flexion, surtout si vous avez

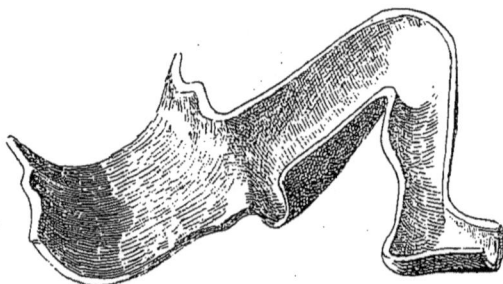

Fig. 113. — Si la tête vacille un peu et que le creusement du cotyle paraisse insuffisant, on remet l'enfant pendant quelques jours ou même seulement la nuit dans cette gouttière. On maintient avec une bande de mousseline.

déjà amorcé un peu la correction par une séance de mobilisation douce d'une durée de plusieurs minutes. La pesée du pied va ramener le genou en position normale *défaisant en même temps la rotation externe apparente de la cuisse et la reportant en rotation interne apparente*, cette apparence provenant, nous l'avons dit, de ce que l'abduction primitive s'est faite dans un plan vertical transversal, tandis que l'abduction à laquelle nous revenons va se trouver dans un plan horizontal, le plan de la table, comme dans nos livres d'anatomie et arthrologie normales, c'est-à-dire dans un plan perpendiculaire au précédent.

Si cela ne va pas assez vite, ajoutez un poids d'une livre ou d'un kilogr. au pied. Si cela va trop vite, remettez le pied sur le plan du cadre dans la position primitive. Après quelques jours ou quelques semaines, vous le faites pendre de nouveau.

Retenez donc pour votre pratique qu'il vous suffira de laisser pendre le pied en dehors du cadre pour corriger l'attitude quelque peu extraordinaire de la jambe à sa sortie du plâtre, surtout lorsqu'on n'a fait qu'un seul appareil et qu'on l'a laissé en place cinq à six mois dans la position primitive 70, 70, 0.

Vous joindrez à ce moyen, qui est bien le plus simple et le plus efficace, quelques exercices actifs et passifs. Les exercices seront répétés, aussi fréquemment que possible dans la journée, non par vous mais par les personnes qui entourent l'enfant et dont vous avez fait l'éducation.

Vous devinez en quoi vont consister ces mouvements actifs. On demande et on commande à l'enfant de faire tout l'effort dont il est capable pour reporter lui-même son genou à la fois en dedans et en bas, et en rotation interne apparente puisqu'il est encore dans la position inverse. Ces mouvements actifs sont les meilleurs. Vous pouvez y ajouter quelques mouvements passifs. Vous saisirez alors le genou du malade et le porterez de quelques degrés, 5 à 10 à peine, dans le sens de la correction, jusqu'à ce que l'enfant proteste par ses cris, mais il est mieux de ne pas le faire crier. Allez jusqu'à la douleur *exclusivement* car vous ne gagnerez rien à faire des mobilisations douloureuses. Après chaque séance de correction, vous pourrez faire maintenir le genou dans cet état de correction, soit avec des sangles et des coussins, soit simplement par la main de la mère ou de la garde pendant une heure, et la mère ou la garde, qui vous ont vu faire ces mouvements de correction douce, pourront ensuite les répéter toutes seules, 10 fois par jour.

De même elles pourront faire recommencer presque toute la journée les mouvements actifs à l'enfant — et pourront se charger bientôt des massages que vous leur aurez appris à faire.

Voilà pour les exercices actifs et passifs à recommander tant que l'enfant restera couché.

Dès qu'il aura été remis sur pieds, les exercices changeront évidemment.

Parmi les exercices actifs à recommander je vous signale le suivant : l'enfant debout, s'appuyant sur le dossier d'une chaise par les mains, porte la jambe malade dans la ou les directions qu'on juge les plus favorables, pour chaque cas particulier.

Mais nous devons tout d'abord parler de la mise sur pieds elle-même et de la manière de faire les premiers essais de marche.

La marche.

Ce n'est qu'après ces 4 à 8 semaines passées hors du plâtre, dans la position couchée, que l'enfant sera mis sur pieds, sans aucun appareil, bien entendu. Il sera soutenu au début par deux mains le saisissant aux bras ou aux avant-bras. Il pourra marcher ainsi

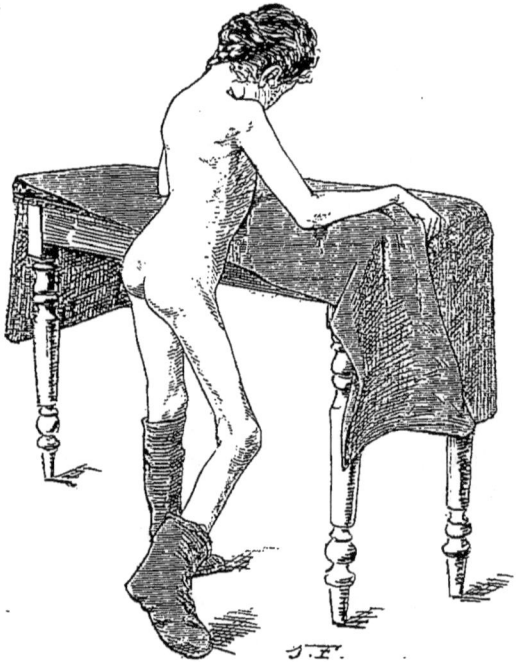

Fig. 114. — Luxation droite. — Correction progressive après la sortie du premier appareil au cinquième mois. Correction active (luxation droite). — L'enfant, les mains appuyées sur une table, fait des mouvements actifs de la jambe malade pour effacer la flexion et l'abduction persistantes et ramener le membre inférieur à la position normale.

cinq minutes toutes les demi-heures pendant les premiers jours; et il aura dès ce moment, l'autorisation de s'asseoir.

On devine qu'au début il marche très mal, à cause de la déviation encore notable de la jambe et de la faiblesse des muscles.

Mais petit à petit la marche s'améliore. Sous l'influence des exercices disparaissent progressivement et presque spontanément ces deux causes de boiterie.

Les enfants boitillent encore pendant plusieurs mois, mais ce n'est plus la boiterie d'autrefois; ils ne plongent plus, ils boitent

bien plus maintenant à la manière d'un coxalgique que d'un boiteux de naissance.

Au bout de quinze à vingt jours environ, l'appui des mains n'est
plus nécessaire; les enfants sont capables de marcher seuls avec

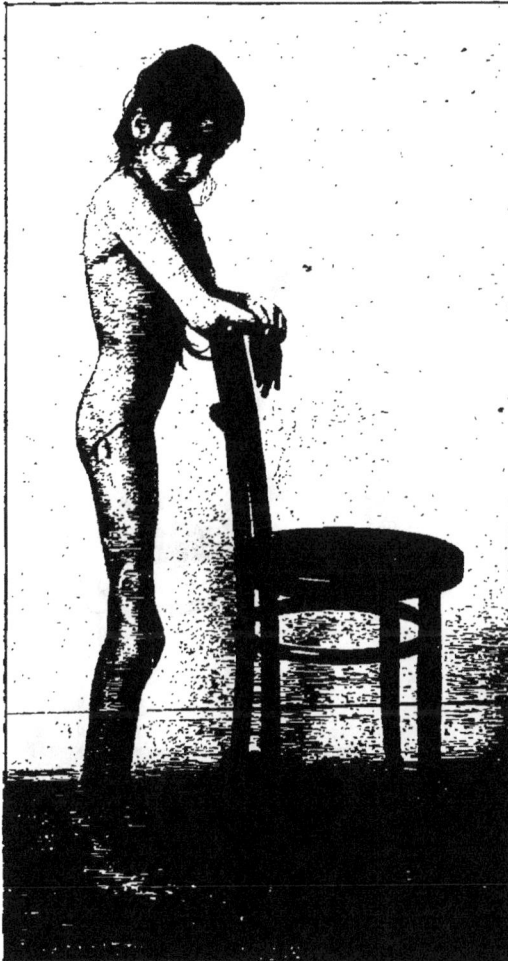

Fig. 115. — La même après un mois de ces exercices actifs ; —
la correction est presque complète.

l'appui de deux bâtons et, bientôt après, d'un seul bâton tenu avec
la main du côté opposé au côté malade.

Après quelques semaines d'exercices, on leur permet de marcher
ou de se tenir sur pieds presque toute la journée.

Bientôt la boiterie disparaît, l'enfant n'a plus besoin d'aucun

appui; et un an après la réduction, il marche d'une manière parfaite.

J'ai eu de mes malades qui, dès le premier ou deuxième mois qui
a suivi l'enlèvement du plâtre, avaient déjà une marche impeccable.

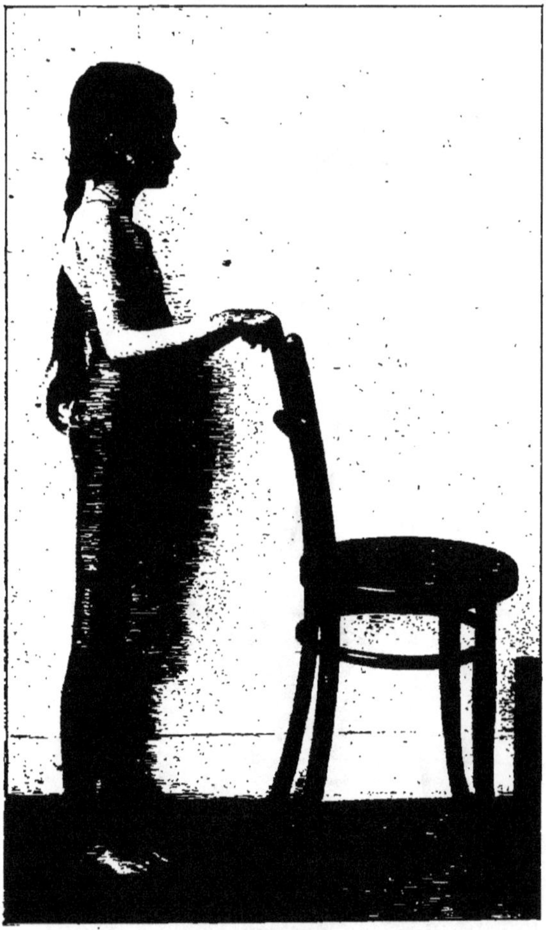

Fig. 116. — La même. — Encore un mois plus tard.

Le traitement consécutif à l'ablation de l'appareil pourrait donc
se formuler en quatre articles.

Le premier ayant trait à la réduction elle-même, le deuxième à
l'attitude du membre, le troisième au jeu de l'articulation et le
quatrième à la vigueur des muscles.

1° **Réduction anatomique.** — Nous n'y reviendrons pas sinon
pour dire qu'il faut veiller attentivement au début à ce qu'elle ne

perde rien de sa perfection au fur et à mesure que s'effacent progressivement l'abduction et la flexion. Non seulement on ne laissera pas se perdre la réduction, mais l'on saurait au besoin la par-

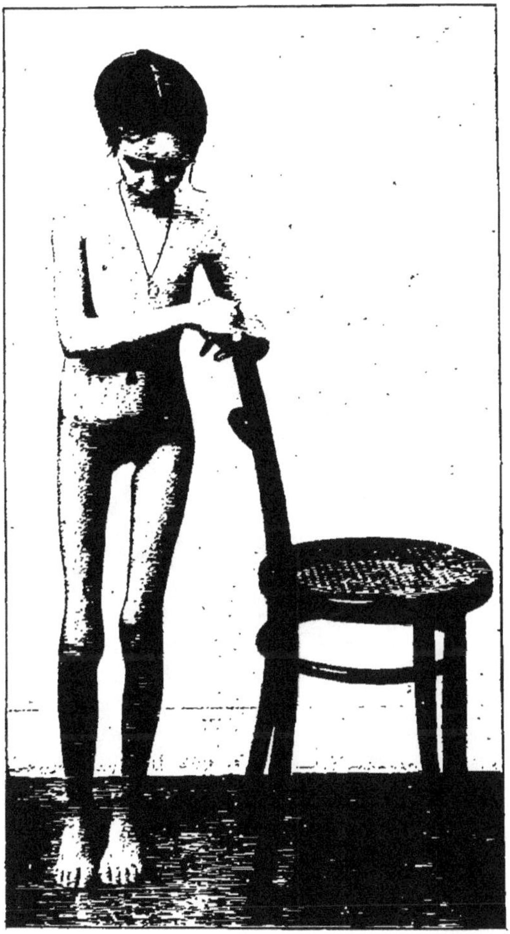

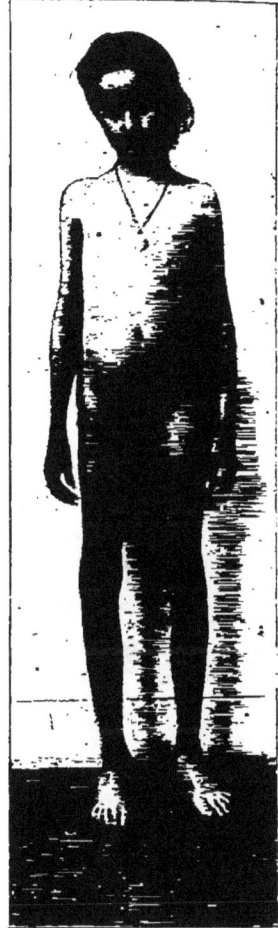

Fig. 117.   La même. — Photographie prise le même jour que celle de la fig. 115. On peut voir que la jambe droite luxée, autrefois beaucoup plus courte (voir fig. 157 sa photographie d'avant), est maintenant sensiblement plus longue que la jambe saine.

Fig. 118. — La même un mois plus tard (six mois et demi après la réduction). — Cette longueur plus grande de la jambe luxée disparaît petit à petit, les deux jambes sont déjà sensiblement égales.

faire encore — avec des coussins et des sangles appliqués exclusivement la nuit — et faisant ici un peu d'abduction ou d'adduction, là un peu de flexion ou d'extension, dans tel autre cas de la rotation de l'un ou l'autre sens....

2° **Attitude du membre.** — Après la réduction anatomique, ce qu'il nous faut surveiller et corriger au besoin, c'est l'attitude du sujet.

. a) *Attitude de la cuisse.* — Celle-ci se corrige ordinairement d'elle-même, avons-nous dit. Sinon, on l'y aide par des moyens que nous avons déjà indiqués, capables de ralentir ou de hâter ce travail de correction spontanée. Nous veillerons à ce que la flexion et l'abduction s'effacent progressivement pour arriver après quel-

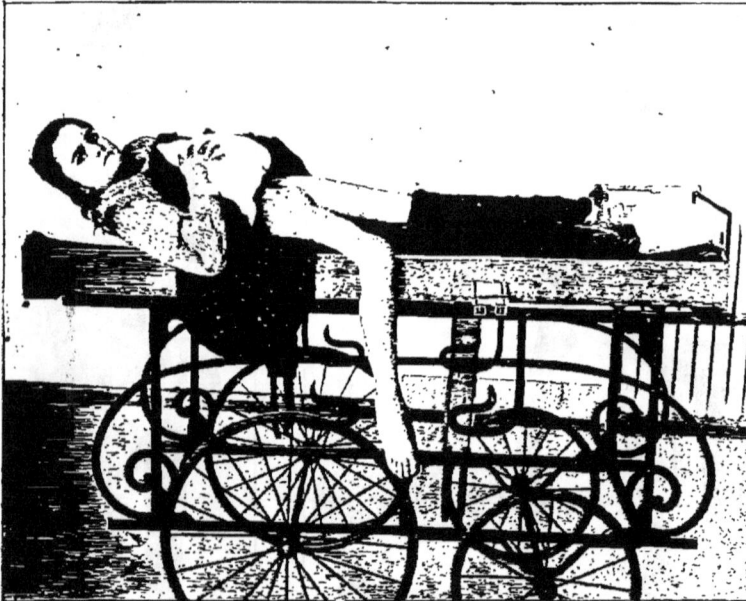

Fig. 119. — La même. — Au repos, la jambe pendante hors du cadre.
quatre mois et demi après la réduction.

ques mois à avoir une cuisse dans l'extension, sensiblement parallèle à l'axe du corps et en rotation « indifférente », la rotule regardant directement le plafond, chez le sujet couché.

b) *Attitude du genou.* — Si nous avons une déviation quelconque du genou, nous l'effacerons par de petites manœuvres de correction et nous fixerons cette correction soit avec des bandes molles, soit au besoin avec quelques tours de bandes plâtrées laissées en place pendant quelques semaines.

c) *Attitude des lombes et particulièrement ensellure lombaire.* — Cette ensellure disparaîtra au fur et à mesure que la cuisse va s'étendre.

On y aide par des exercices analogues à ceux que j'ai signalés dans mon livre de la coxalgie. Le sujet est couché sur le ventre avec un coussin dur de 15 à 20 centimètres de hauteur sous les genoux, il a sur les fesses, les moulant bien, un sac aux trois quarts plein de sable ou de grenaille de plomb représentant un poids de 10 à 15 kilogrammes. On fait ainsi chaque jour deux ou trois séances de correction d'une demi-heure à trois quarts d'heure de durée.

3° **Mobilité articulaire.** — Notre troisième devoir, c'est de nous occuper de recouvrer les fonctions de l'articulation de la hanche.

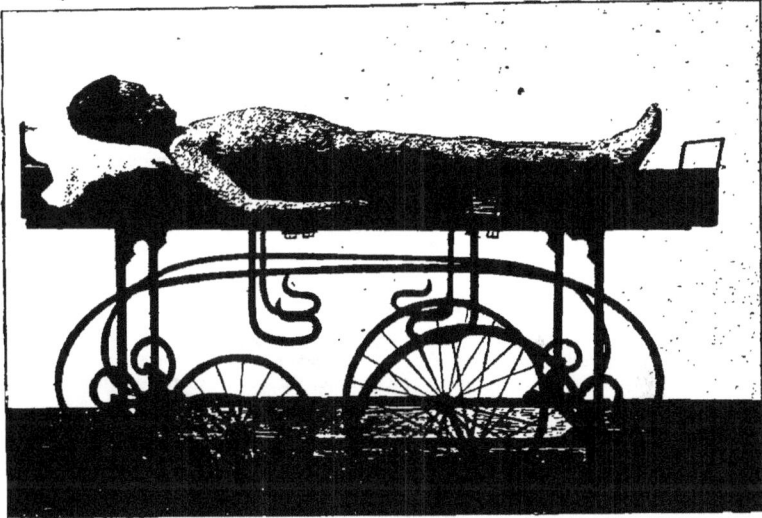

Fig. 120. — La même. — Six mois après la réduction.

Il faut laisser les mouvements revenir spontanément. Quelquefois ils reviennent presque tout de suite. Ils sont plus longtemps à revenir après les longues immobilisations dans le plâtre, surtout chez les enfants de plus de dix ans. Cependant ils finissent par revenir d'eux-mêmes, après un, deux ou trois ans d'exercices de marche.

Dans nos traitements actuels où les immobilisations ne durent presque jamais plus de cinq à six mois, les raideurs disparaissent plus hâtivement, après une attente de quelques mois.

Si vous voulez aider à l'assouplissement de la hanche, faites-le par des mouvements très doux et indolores et souvent répétés. Mais je vous déconseille formellement de jamais faire des mouvements forcés avec ou sans chloroforme pour hâter cet assouplissement.

Ce serait vous exposer à provoquer une réaction inflammatoire et trop souvent vous retarderiez ainsi, au lieu de le hâter, le retour des fonctions articulaires.

Nous ne parlons pas de l'assouplissement du genou enraidi parfois par les longues immobilisations, il ne présente jamais de réelles difficultés.

4° **Vigueur des muscles.** — On massera le membre inférieur et la fesse deux fois par jour. Mais les exercices de marche sont le meilleur des massages, avons-nous dit. On recommandera donc aux parents de faire marcher l'enfant le plus possible. Mais il ne

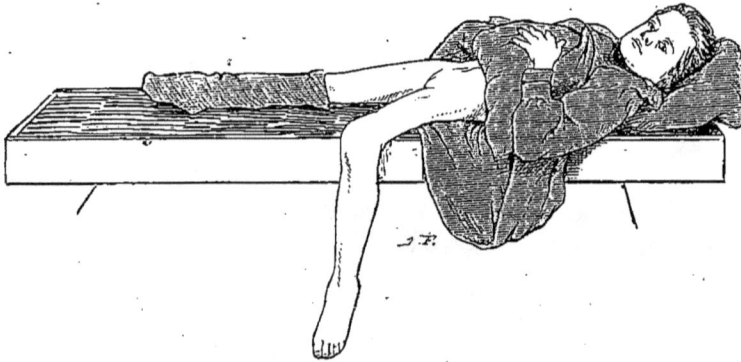

Fig. 121. — Correction passive, luxation gauche. — Comment on ramène le membre en rotation normale après immobilisation. — L'enfant est couchée sur sa gouttière, la jambe du côté malade pendant en dehors. Le poids de cette dernière suffit à corriger peu à peu la rotation : sinon, l'on suspend au pied un poids de 1 kilogr. ou 1 kilogr. 1/2, comme dans la fig. 122.

suffit pas que l'enfant marche beaucoup, il faut qu'il marche bien, et, pour que cela soit, il faut, bien entendu, lui apprendre à se servir de sa jambe et de ses muscles, il faut faire l'éducation de la marche. Il arrivera à bien marcher si on l'oblige, par des rappels incessants, à faire, à chaque pas, un effort volontaire pour contracter ses muscles au maximum (voir les détails dans mon livre sur la coxalgie[1]).

C'est à ce moment qu'on se trouve bien de n'avoir pas fait de ténotomie ni de rupture d'aucun groupe musculaire lors de la réduction.

Cette conservation intégrale de tous les muscles rend le résultat fonctionnel plus parfait.

Le traitement mécanique et fonctionnel que nous venons d'indiquer dans les pages qui précèdent va peut-être vous sembler bien

1. *Tr. de la coxalgie*, p. 212.

ardu et bien peu pratique. Et j'avoue que s'il n'est pas réellement difficile, il est cependant minutieux et demande de votre part, et de la part de l'entourage de l'enfant, une surveillance et des soins quotidiens.

Ce n'est pas qu'on ne puisse citer tel enfant que l'on avait

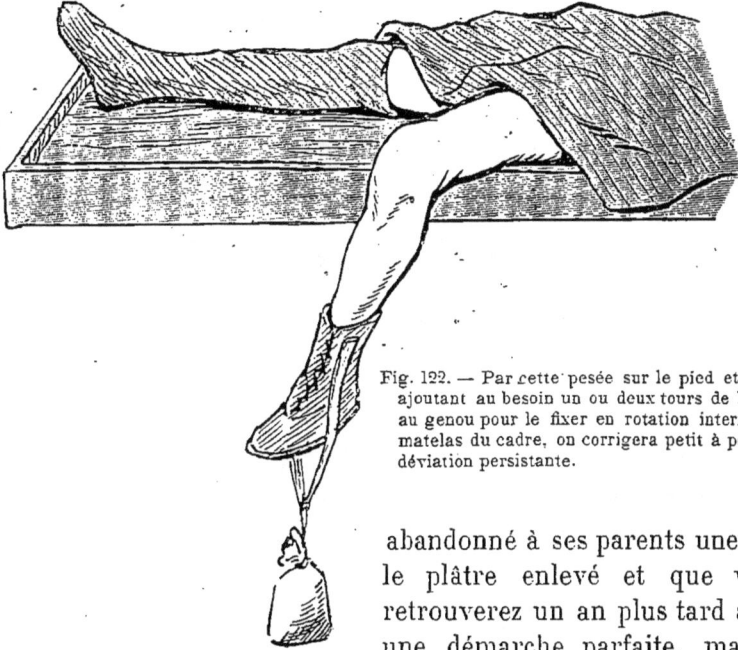

Fig. 122. — Par cette pesée sur le pied et en y ajoutant au besoin un ou deux tours de bande au genou pour le fixer en rotation interne au matelas du cadre, on corrigera petit à petit la déviation persistante.

abandonné à ses parents une fois le plâtre enlevé et que vous retrouverez un an plus tard avec une démarche parfaite, malgré que ces parents négligents ne lui aient jamais fait ni une manipulation ni un massage.

La jambe a pu en ces cas revenir d'elle-même à la position normale, après une attente de quelques semaines, et les enfants, bientôt remis sur pieds, sont arrivés à se débrouiller tout seuls.

Mais il ne faut jamais compter sur un aussi heureux hasard, et l'on serait coupable si l'on prenait prétexte de ces raretés pour s'autoriser à négliger le traitement dynamique et fonctionnel que nous avons dit.

Et cependant, si nous voulons voir les choses telles qu'elles sont, nous devons bien convenir qu'il est et sera toujours des cas nombreux où ces enfants ne pourront trouver dans leur entourage les soins et la surveillance intelligente que nous avons exigés, des cas où le traitement consécutif non seulement sera négligé, mais encore sera tout à fait nul.

En réalité cela sera vrai pour la presque totalité des enfants de l'hôpital et même pour plus de moitié peut-être des enfants de la ville, pour tous ceux qui sont très loin de vous, par exemple.

Dans tous ces cas, où vous ne pouvez pas vous-même vous occuper quotidiennement de votre malade et où vous ne pouvez pas non plus compter sur son entourage pour faire le traitement fonctionnel un peu délicat que nous venons de dire, que ferez-vous?

Ne pouvant conduire à bien jusqu'au bout le traitement de la luxation, allez-vous donc renoncer à entreprendre le traitement pour toute cette catégorie d'enfants, les plus nombreux en réalité?

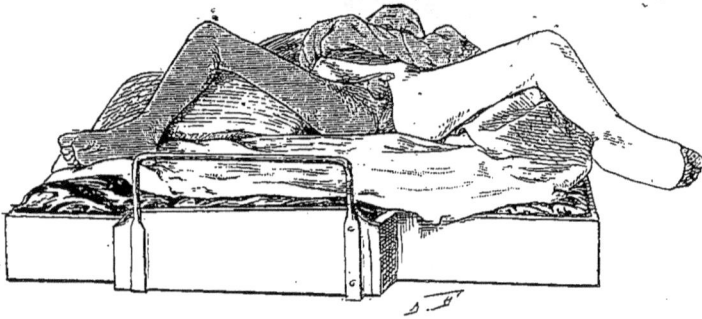

Fig. 123. — Luxation double. — Enfant posé sur le grand cadre très large des luxations doubles; appareil déjà enlevé du côté droit (le premier traité) maintenu pendant quelque temps dans la position de choix au moyen d'un coussin de sable placé sous la cuisse. — On pourrait ramener la jambe droite à la normale en attachant le genou droit à l'appareil de la jambe gauche par des bandes élastiques ou non élastiques qu'on rapprocherait tous les jours. — Mais veiller à ce que, alors, le genou droit tourne en dedans en même temps qu'il se rapproche.

Non, heureusement; car vous pouvez arriver à une très bonne guérison, même chez ceux-là, mais en prenant un autre chemin que voici :

Procédé pratique et simple qui dispense de tout traitement consécutif (lorsque celui-ci ne peut pas être fait avec tout le soin voulu).

Il faut bien vous garder, dans tous ces cas, d'abandonner entièrement la jambe dans la position où elle se trouve à la sortie du premier appareil (70, 70 et 0), ni même dans celle plus ou moins rectifiée où elle se trouve généralement après le 2e plâtre, parce que, si vous abandonnez la jambe dans une position qui est encore aussi éloignée de la position normale, vous vous exposez trop gravement à ce qu'elle ne revienne pas toute seule en dedans ou tout au moins à ce qu'elle n'y revienne pas correctement, — car elle y reviendra bien à la longue, généralement, *mais en se mettant en rotation externe de plus en plus*, au fur et à mesure qu'elle rentre, si bien que lorsque le genou revient toucher l'axe médian du corps (la cuisse posant en entier par sa face postérieure sur le plan de la table) la rotule va regarder nettement en dehors au lieu de regarder le plafond — et cette rotation externe pourra même être assez marquée en certains cas pour amener le glissement progressif de la tête fémorale hors du cotyle, à sa partie supérieure et externe, c'est-à-dire une *véritable reluxation*.

Il faut donc que la cuisse, en même temps qu'elle revient sur le plan de la table et dans le parallélisme avec l'axe du corps, tourne en dedans de près de 90°. Si elle ne tourne pas en même temps que s'effacent son abduction et sa flexion, vous risquez la reluxation. Et nous avons dit plus haut que le traitement consécutif a pour but de mener de front ce triple mouvement de la cuisse. Mais ici, où le traitement consécutif ne sera fait, ni surveillé par personne, ne comptez pas (car la chose est trop incertaine)

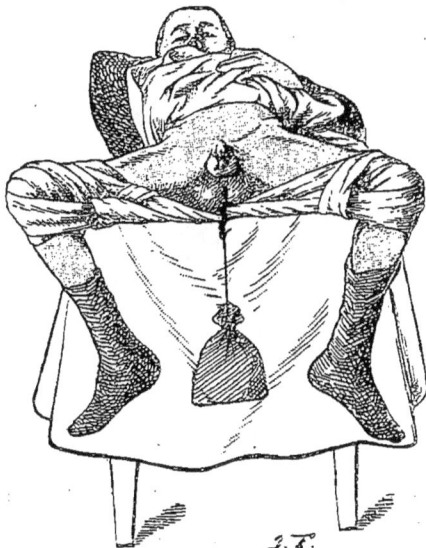

Fig. 124. — Luxation double. — Le même : traitement consécutif. Les jambes après l'immobilisation qui a suivi la réduction. — En mettant un kilogr. à chaque pied, la flexion des cuisses et la rotation interne vont se défaire. On y aide par des exercices actifs et passifs.

que ce triple mouvement se fera de lui-même dans le sens et au degré voulus.

Non, mais faites vous-même d'emblée cette correction complète et parfaite du fémur; d'emblée vous effacez vous-même l'abduction et la flexion : en même temps vous faites que la rotule qui regardait la tête de l'enfant (dans la position où elle était dans le premier plâtre) va être amenée à regarder finalement, c'est-à-dire à la fin de la séance, le plafond de la chambre ou mieux en dedans de 40 à 50° (hypercorrection).

Cette correction parfaite une fois obtenue, vous la fixez dans un dernier grand plâtre que vous laisserez un mois ou deux mois, avec lequel l'enfant pourra, il est vrai, être mis sur pieds et marcher; la marche sera d'autant plus facile avec cet appareil qu'il est placé sur une jambe en position normale, à cela près que le genou est encore en rotation interne.

Vous enlevez ce plâtre six à huit semaines plus tard et tout est dit, le genou reprendra de lui-même une bonne orientation.

La jambe est à ce moment droite, parallèle à l'autre, à très peu près, car il peut rester encore quelques degrés (5 à 10) d'abduction, ce qui laissera un tout petit allongement de 1 à 2 centimètres de la jambe malade, qui peut même persister pendant quelques semaines ou quelques mois encore, ce qui n'a aucune importance, car il finit par s'effacer spontanément.

Et, à partir de ce moment où l'appareil est supprimé, l'enfant n'aura plus qu'à marcher pour s'assouplir et se donner des forces et parfaire lui-même et tout seul sa guérison.

Donc un dernier plâtre sur la jambe ramenée par vous et d'emblée en parfaite correction, cinq mois environ après le jour de la réduction, voilà bien le moyen le plus simple, le plus expéditif et le plus sûr d'arriver à de très beaux résultats chez les enfants que vous ne pouvez pas revoir et surveiller quotidiennement.

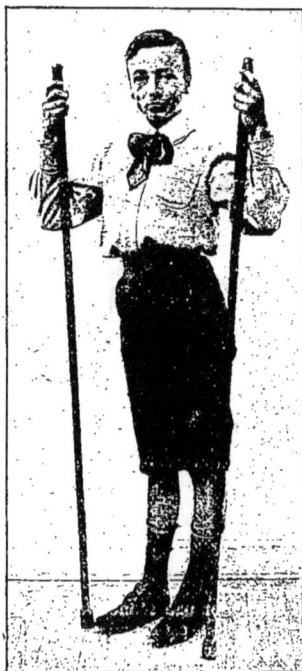

Fig. 125. — Les bâtons pour la mise sur pieds et pour la marche.

En résumé, le traitement après l'enlèvement de l'appareil ou des appareils plâtrés peut donc être formulé ainsi :

1° *En ville et pour les enfants bien surveillés.* — Encore un mois de repos, mais en laissant la jambe libre et en surveillant (aidant ou contrariant suivant le cas) son retour spontané à la position normale.

Puis liberté de marcher avec l'appui de deux mains pendant quinze jours et avec deux bâtons pendant un mois; enfin avec un seul bâton tenu de la main du côté opposé au côté malade.

Si l'attitude du membre se rectifie trop vite, on remet pendant la nuit la cuisse en abduction très nette dans l'appareil conservé et transformé en gouttière, ou bien, à défaut d'appareil, on la main-

tient ainsi avec un coussin carré et dur en fixant la cuisse sur le
bord supérieur et fixant la jambe à cheval sur le bord externe
de ce coussin (Lorenz), ou, plus simplement encore, avec quelques
bandes de crêpe Velpeau.

Si la rectification de la marche se fait trop lentement, on y
aide par des massages quotidiens, des exercices de gymnastique,
des mouvements actifs, des exercices méthodiques de marche jusqu'à ce qu'elle redevienne correcte.

L'on y peut joindre quelques mouvements passifs de la join-

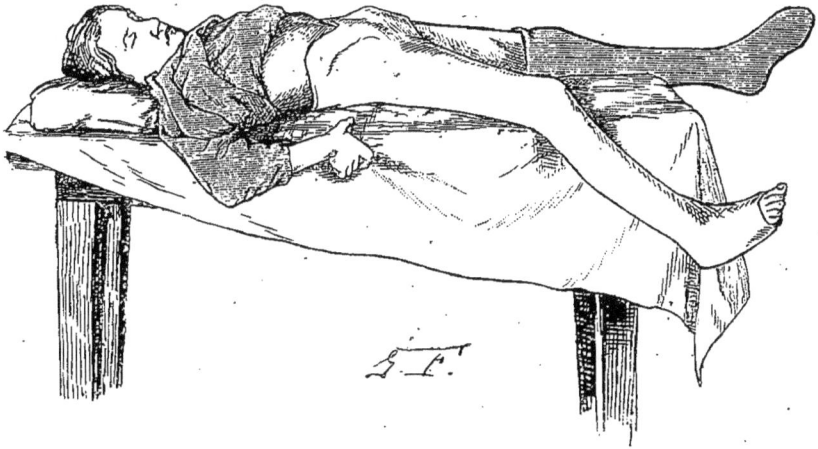

Fig. 126. — Après quatre mois et demi passés dans le premier appareil (fig. 106), la jambe est
ramenée en une séance à la position correcte. Après quatre semaines de ce deuxième appareil, celui-ci est coupé au genou et l'enfant est mise sur pieds et autorisée à marcher avec ce
petit appareil et deux bâtons. — Quatre semaines après la mise sur pieds, ce petit appareil
est enlevé, l'enfant reste entièrement libre.

ture pour aider au retour des mouvements ; mais ces mouvements
passifs sont peu utiles généralement. En tous cas on se bornera à
des mouvements très doux et progressifs et l'on proscrira les
séances de mobilisation forcée qui ont plus d'inconvénients que
d'avantages.

2° *A l'hôpital, et même en ville pour les enfants peu surveillés.*

Vous ne laisserez jamais, comme vous l'avez fait précédemment,
le membre inférieur libre de tout appareil lorsqu'il est encore très
éloigné de la position normale.

Vous effacez immédiatement et entièrement, en une séance, cette
déviation persistante ; pour cela vous aurez soin, en même temps
que vous supprimez l'abduction et la flexion, de faire tourner le
genou en dedans, de manière à faire que la rotule vienne finale-

ment regarder en avant, comme du côté sain, ou mieux un peu
en dedans (rotation de 40 à 50°).

Vous fixez la jambe dans la position presque normale ainsi
obtenue, cinq à six mois après le jour de la réduction, avec un
plâtre allant encore de l'ombilic aux orteils. L'enfant est mis sur
pieds et marche avec cet appareil.

Vous supprimez celui-ci deux mois plus tard et tout est dit : la
jambe conserve une position correcte et va s'assouplir et se fortifier spontanément. Le traitement est terminé.

Conclusion pratique à retenir.

LA RÈGLE DE CONDUITE A SUIVRE A PARTIR DU JOUR DE LA RÉDUCTION.

Arrivé à la fin de ce chapitre du traitement consécutif, je
crains de n'avoir pas été assez catégorique et assez net, et pour

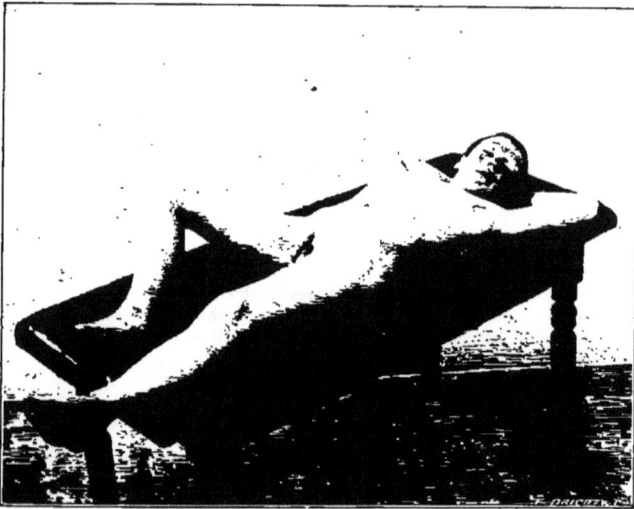

Fig. 127. — Comment, après quatre mois et demi, ou cinq mois du premier appareil, on ramène
en une séance la jambe dans la position correcte. — Enfant tel qu'il est à la sortie du premier plâtre.

avoir voulu vous montrer les divers chemins qui pouvaient vous
conduire au but, de vous avoir laisser peut-être dans l'esprit
quelque hésitation sur celui que vous devrez prendre dans la pratique.

Eh bien, voici une formule nette et simple à laquelle vous

n'aurez qu'à vous tenir d'une manière absolue, pour ne pas vous égarer.

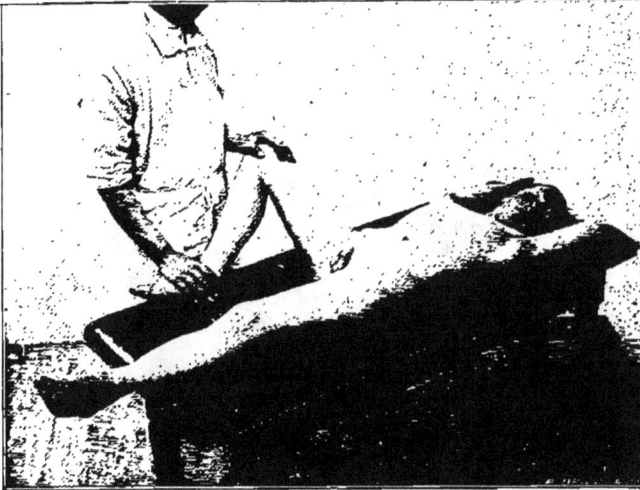

Fig. 128. — Le même. — Ou s'occupe d'abord de défaire l'abduction.

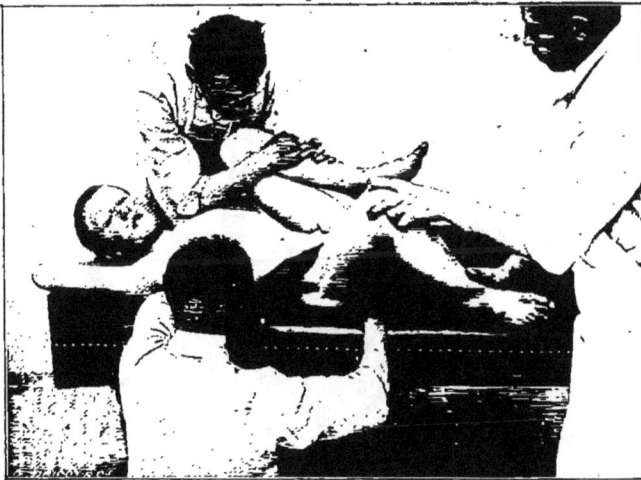

Fig. 129. — Pendant que l'aide ramène le genou en adduction de plus en plus, vous-même, accroupi, les deux mains embrassant la hanche, vous soutenez la tête et vérifiez qu'elle reste bien dans le cotyle ; si, par extraordinaire, la tête sortait, lorsque le genou est revenu à 0° d'abduction, ce serait une preuve que le creusement du cotyle est encore insuffisant et vous remettriez la jambe pour trois mois dans la position primitive : 70° et même 80° d'abduction.

Après 2 mois 1/2 d'immobilisation, à partir du jour de la réduction, vous enlevez l'appareil et vous vérifiez les rapports de la tête et du cotyle.

a) Si vous trouvez que la tête pointe en avant, vous effacez,

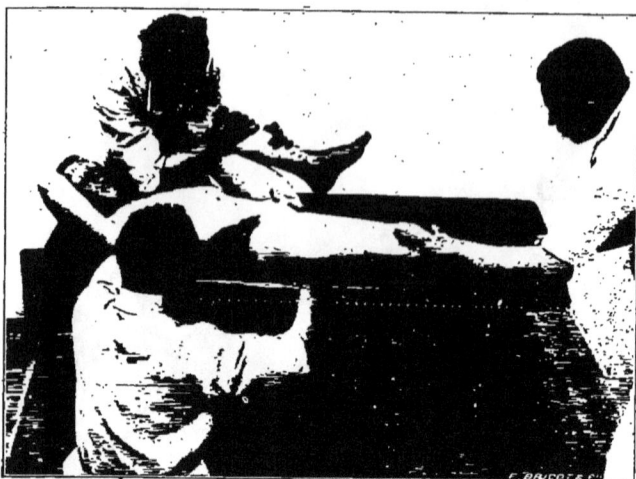

Fig. 130. — Après avoir défait l'abduction, on défait la flexion ; on transporte le membre inférieur sur le plan de la table en mettant le genou en légère rotation interne.

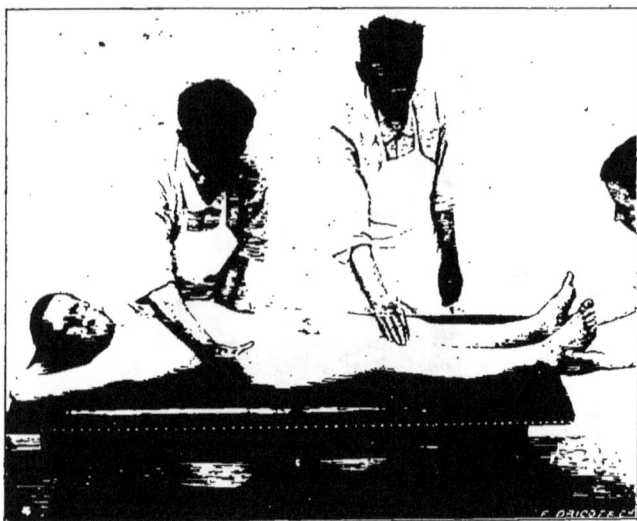

Fig. 131. — On vérifie l'effacement de la flexion et de l'abduction. — Une main maintient en rotation interne le genou qui a tendance à se mettre en rotation externe.

l'abduction du degré voulu pour que la tête disparaisse dans la profondeur.

b) Si la tête pointe trop en arrière, vous augmentez l'abduction jusqu'à ce que la tête ne se sente plus en arrière mais se sente un peu en avant.

c) Si la tête ne se sent ni en avant ni en arrière, vous conservez la position primitive.

Et dans les 3 cas, vous remettez un 2e appareil; mais cet appareil restera en place 2 mois seulement si la position était parfaite (*c*) et près du double, 3 mois 1/2, si la position était défectueuse et a dû être rectifiée (*a* et *b*).

Après ces 2 mois ou ces 3 mois 1/2, l'appareil étant enlevé et la réduction reconnue parfaite, vous allez ramener

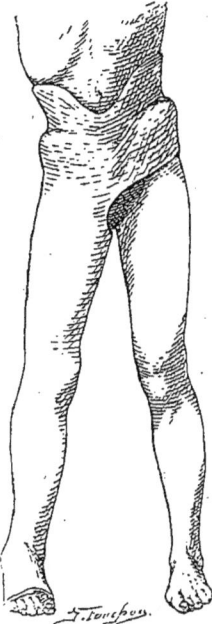

Fig. 132. — Au lieu d'immobiliser le membre inférieur en position normale, on le reporte en légère abduction (sans flexion) et en rotation interne de 40° environ.

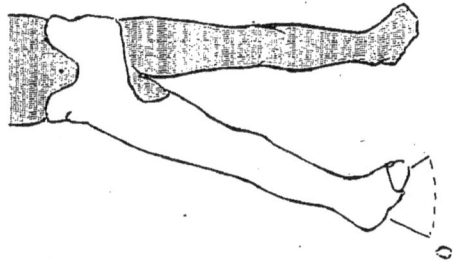

Fig. 133. — Après avoir conservé pendant quatre et cinq mois la position de choix primitive, on peut d'emblée transporter la jambe dans cette dernière position que l'on conservera six à sept semaines : Abduction légère avec 40 à 50° de rotation interne.

le membre inférieur à la position normale en une séance unique.

Pour cela, il y a 2 moyens.

L'un, le 1er, le plus simple, celui que je vous conseille d'employer, c'est de « défaire en décomposant » cette position du fémur, c'est-à-dire de faire suivre exactement au fémur une marche inverse de celle qu'il avait suivie le jour de la réduction pour arriver à cette position de 70 et 0 (voir fig. 127 à 135).

Nous avions fait, vous vous en souvenez :

1° De la flexion de 70 à 80°;

2° Ensuite, de l'abduction de 70°, sans nous préoccuper de la rotation.

Nous allons suivre une marche inverse et défaire d'abord exclusivement cette abduction de 70°, en la ramenant degré par degré à 0°.

Ne craignez rien, si la réduction est bonne, elle ne se défera pas ainsi; si elle se défait, c'est une preuve qu'elle n'est pas bonne et vous remettrez, en ce cas, pour 2 à 3 mois encore la jambe dans la position primitive d'abduction à 70 ou 80°.

Lorsque la réduction tient malgré que nous ayons affacé complètement l'abduction jusqu'au plan de la flexion pure ou directe, il ne nous reste plus qu'à défaire cette flexion de 70°, c'est-à-

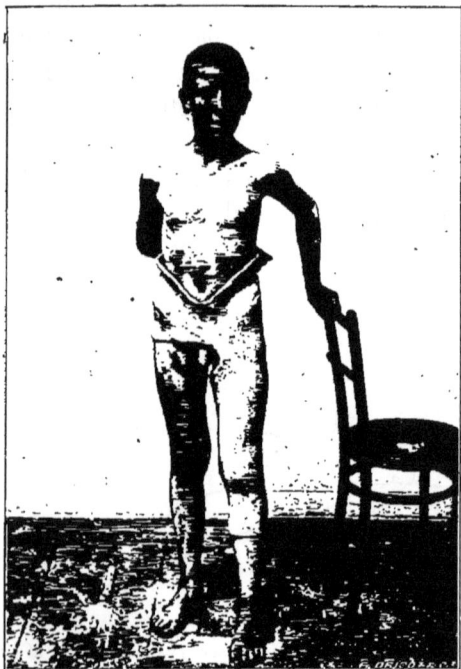

Fig. 134. — Le plâtre moyen qui embrasse bien exactement le genou et qui s'arrête au mollet.

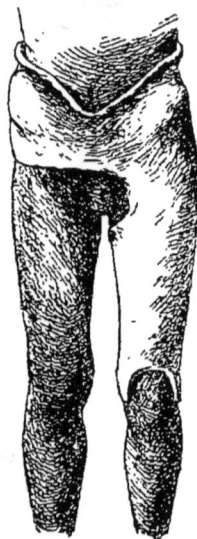

Fig. 135 — Le petit plâtre laissant le genou libre mais maintenant les condyles fémoraux par deux ailerons.

dire à ramener la cuisse petit à petit sur le plan de la table dans l'extension.

Et à ce moment, sans nous être occupés ni préoccupés de la rotation, nous voyons que la rotule, qui, avant cette correction, regardait la tête de l'enfant couché, se trouve, maintenant que la position primitive est défaite, regarder le plafond tout naturellement.

Le 2ᵉ moyen a été déjà indiqué, ce serait de ramener la jambe en position correcte, directement, sans décomposer en imprimant en même temps au genou une rotation interne suffisante pour assurer sa forme orientation.

Mais ce 2ᵉ moyen est moins simple que le 1ᵉʳ; avec celui-ci, vous ne pouvez pas vous-tromper; c'est donc ce 1ᵉʳ moyen que je vous conseille d'employer dans votre pratique.

Lorsque, par l'un ou l'autre de ces procédés, le membre inférieur a été ramené ainsi au parallélisme avec l'autre jambe, nous mettrons un dernier appareil pour 5 à 6 semaines dans cette position correcte, non pas absolument correcte, cependant. Vous devez, en effet, pour assurer encore davantage le creusement du cotyle et la bonne orientation du genou, immobiliser le membre avec un peu d'abduction, 10° par exemple, mais surtout, avec 40 à 50° de rotation interne.

Ce dernier plâtre et cette rotation interne de la fin, sur laquelle nous insistons à ce point, ont pour but d'effacer toute amorce de rotation externe de la cuisse.

Il reste, en effet, trop souvent, à la suite des longues immobilisations, de 3 mois 1/2, ou plus, dans la position primitive, 70, 70 et 0, une tendance marquée à la rotation externe, ce qui se comprend facilement si l'on songe à la rétraction des fléchisseurs, abducteurs et rotateurs externes que cette position primitive avait produite.

Après 6 à 8 semaines, le dernier appareil est enlevé, et l'enfant entièrement libre. Il marche simplement avec l'appui de deux bâtons : il se dérouillera tout seul; le genou, que nous avons laissé en rotation interne, va se remettre de lui-même et, un an après, vous aurez la satisfaction de voir votre ancien petit malade marcher d'une manière parfaite.

En deux mots :

1° Après réduction : fixer à 70, 70 et 0, pour 3 mois 1/2;

2° Ramener la cuisse à la rectitude, en ayant soin d'imprimer au genou 40 à 50° de rotation interne, et fixer ainsi pour 6 à 8 semaines.

Après quoi, on enlève tout appareil,

CHAPITRE XII

TRAITEMENT DES RELUXATIONS

Sommaire. — Antérieure; postérieure.

1º Antérieure : était la règle autrefois, par suite de la position donnée à la cuisse, le genou en dessous du plan de la table.

Reluxation antérieure. — 3 degrés :

a) Tête en avant et en dedans du trochanter; b) Tête directement en avant du trochanter; c) Tête en avant et en dehors du trochanter.

Ne pas traiter le 1er degré ni toujours le 2e. Car, avec le 1er degré et parfois avec le 2e, les enfants marchent bien.

Pour les enfants qui marchent mal, faire une réduction nouvelle par flexion de 60 à 80º. Rotation interne de plus de 90º généralement et abduction de 30 à 50º.

Parfois on est obligé d'agir secondairement sur le genou pour effacer un genu valgum ou une rotation interne persistante.

Reluxation postérieure : a) imminente; b) déjà réalisée. Refaire ici une réduction nouvelle et, dans les 2 cas, remettre la cuisse en abduction, non plus à 70º mais à 90º cette fois.

Maintenir dans un nouvel appareil plâtré pendant 4 à 5 mois et même davantage jusqu'à ce que le cotyle soit profondément creusé et son rebord postérieur redevenu saillant.

Conduite à tenir en cas de reluxations antérieure ou postérieure.

Nous avons indiqué la technique qui conduit d'emblée aux réductions vraies et durables (voir chap. XI).

Nous avons dit également le moyen d'améliorer et de rectifier la réduction lorsqu'elle n'avait pas été parfaite du premier coup. Mais il serait téméraire d'espérer qu'il n'y aura plus jamais de reluxation.

Parce qu'il peut exister tel cas où la conformation des os sera tellement défectueuse et le creusement du cotyle sera si lent que la reluxation se produira très facilement; rassurez vous cependant;

sachez que ce sont là des cas tout à fait exceptionnels et même qu'il n'est pas une seule luxation, en réalité, où, si la réduction a été bien faite et maintenue avec un bon appareil, la récidive doive se produire fatalement et nécessairement.

Mais il y aura encore et toujours quelques reluxations certainement, pour cette raison toute simple, qui persistera toujours, c'est que *errare humanum est* et que, malgré tout, malgré que l'erreur soit évitable, l'on commettra de temps à autre une faute de

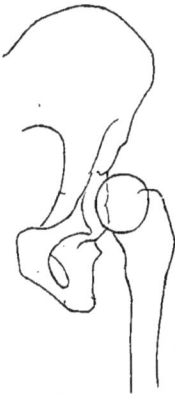

Fig. 136. — Amorce de reluxation antérieure.   Fig. 137. — Reluxation antérieure. — Premier degré.   Fig. 138. — Reluxation antérieure. — Deuxième degré : De plus, le fémur est remonté.

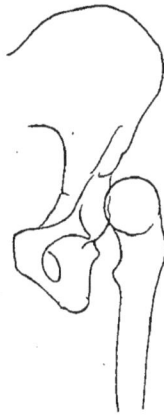

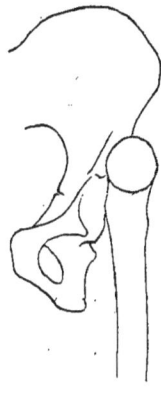

technique que l'on n'aura pas remarquée ou réparée assez tôt.... Tête fémorale placée franchement en dehors du cotyle, par mégarde, ou bien encore trop près de ce bord et ayant glissé par la suite dans un appareil mal fait, etc.

1° *Reluxation antérieure.*

A. **Diagnostic.** — Ce diagnostic est facile. A l'état normal, sur un sujet sain, le sommet de la tête est accessible tout au plus par sa circonférence, là où elle se continue avec le col sur une hauteur d'un centimètre à peine (voir page 23); ici, au contraire, dans le cas de reluxation antérieure, le doigt la sent libre sous la peau du pli de l'aine ou sous l'épine iliaque antérieure et supérieure et accessible non seulement par la presque totalité de sa surface, mais encore par son sommet, lorsqu'on fait alternativement de la rotation externe et de la rotation interne.

Dire que la tête est reluxée au devant du cotyle ne suffit pas; il faut établir à quelle distance elle se trouve de la ligne médiane du pubis et quelle est sa direction par rapport au trochanter.

Suivant ces rapports, on distingue 3 degrés de déplacement et le pronostic de la reluxation diffère singulièrement avec le degré du déplacement (fig. 136 à 144).

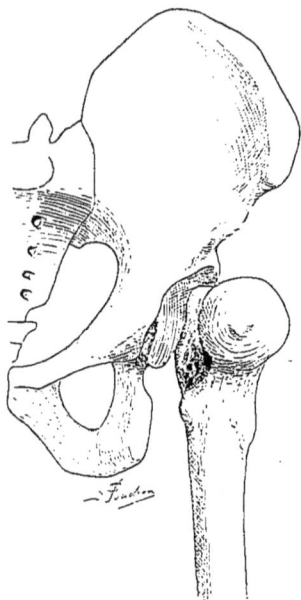

Fig. 139. — Pour montrer que la transmission du poids du corps ne se fait plus par la tête mais seulement par l'angle postérieur du trochanter appuyé sur le cotyle (d'après un cas observé par nous).

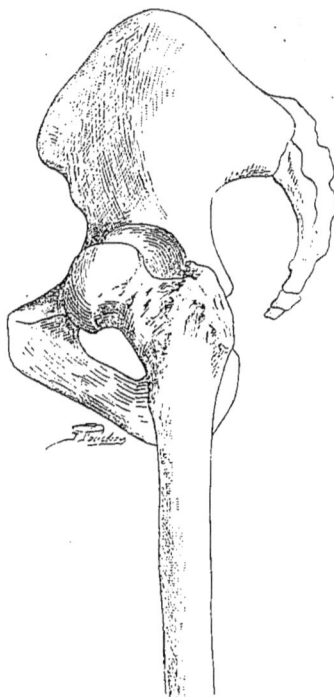

Fig. 140. — Vue de profil d'une reluxation antérieure peu avancée.

1er Degré. — La tête est en avant et en dedans (du trochanter).

2e Degré. — La tête est directement en avant du cotyle et du trochanter; son sommet est sur la même verticale (sensiblement) que l'épine iliaque antérieure et supérieure.

3e Degré. — La tête est en avant et en dehors, en dehors de l'épine iliaque, et en dehors aussi du plan vertical antéro-postérieur passant par l'axe du grand trochanter.

En ce dernier cas, on la sent sur le bord externe de la région de la hanche, immédiatement sous la peau, qu'elle soulève parfois d'une manière visible, tandis qu'on peut sentir le grand trochanter

en arrière et en dedans, véritablement collé contre le cotyle sur
lequel il empiète même généralement.

B. **Mécanisme de la reluxation antérieure.** — Le 1ᵉʳ degré de
la reluxation, nous l'avons dit et démontré (page 122, chap. IX), est
dû à une mauvaise position donnée à la cuisse dans l'appareil
(abduction forcée de plus de 90° ou « hyperextension »), car le
sommet de la tête fémorale, dans cette position, regarde, non pas le

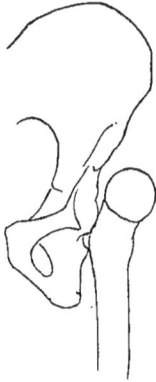

Fig. 141. — Reluxation antérieure. — Troisième
degré : L'appui est encore bien plus mauvais
ici que dans la fig. 130, étant donné le degré
exagéré de rotation externe qui s'accentue
de plus en plus.

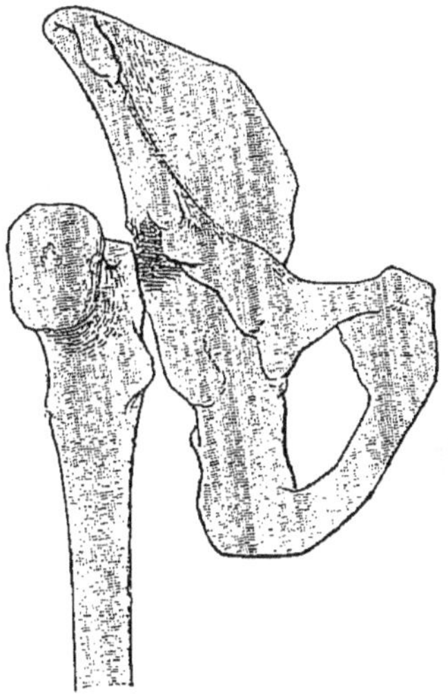

Fig. 142. — Autre type de reluxation antérieure grave. L'appui osseux est à peu près
nul, c'est une hanche presque en fléau.

cotyle, mais la capsule antérieure. La tête va donc presser sur la
capsule et s'y creuser une loge. La capsule tendue réagissant
à son tour sur la tête fémorale va tordre celle-ci un peu en dehors,
et ainsi se trouvera augmentée encore l'antéversion naturelle de
la tête dans la luxation congénitale.

Dès la sortie du premier appareil, mis en cette position d'abduction forcée (hyperextension), l'on aura ainsi une reluxation
antérieure, soit au 1ᵉʳ degré, soit même quelquefois déjà au 2ᵉ degré.

Si l'on n'a pas eu soin de corriger exactement cette reluxation
antérieure commençante avant d'appliquer le deuxième appareil,
le déplacement amorcé augmentera naturellement par la suite.

Or, en fait, l'on ne songe guère à corriger, avant l'application de
ce deuxième plâtre, la reluxation déjà existante en ces cas : les
uns, par un optimisme mal fondé, parce qu'ils ne s'inquiètent pas

de cette saillie marquée de la tête au pli de l'aine, saillie qu'ils acceptent trop souvent comme une chose normale et même de bon augure pour l'avenir (p. 130), le seul ennemi redouté étant la reluxation postérieure, et les autres par résignation, parce que, ignorant la cause réelle de cette reluxation antérieure, ils ne sauraient pas la corriger.

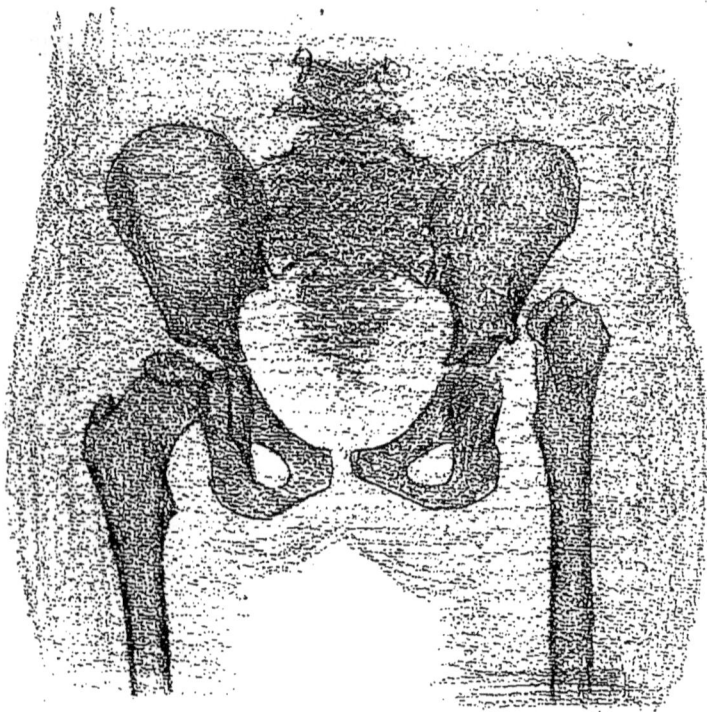

Fig. 143. — La déformation consécutive au premier traitement est ici très marquée ; le grand trochanter est situé manifestement plus haut que la tête, donc degré accentué de coxa-vara qui rendra le traitement de cette reluxation difficile.

Tels sont les deux motifs pour lesquels la reluxation antérieure si habituelle autrefois à la sortie du premier appareil n'était presque jamais corrigée avant l'application du deuxième plâtre; elle était même quelquefois aggravée par ce changement.

Voici comment se produisait cette aggravation :

Dans le premier appareil la cuisse était en flexion et abduction de 90° ou plus, et en rotation externe notable.

La règle était de la mettre, pour le deuxième plâtre, dans une position de flexion et d'abduction moindres, et de rotation interne.

Mais notez que très facilement, presque fatalement, en passant ainsi du plan de la flexion et de l'abduction primitives (plan vertical transversal bicotyloïdien) au plan de l'extension (plan de la table) on laissait ou faisait tourner la tête fémorale encore davantage en avant et en dehors pour *avoir négligé de faire subir en même temps au fémur un mouvement de rotation interne d'au moins 90°*, même 100 et 120° parfois nécessaires (fig. 144, 145 et 146).

Or il était facile de ramener la cuisse à 0° de flexion et d'abduction, sur le plan de la table, mais il était très difficile de lui faire

Fig. 145. — La même. — Ce qu'on fait généralement (et qui est mauvais) pour ramener le membre en rectitude : on porte le genou en adduction, sans faire éprouver, en même temps, au fémur, un mouvement de rotation interne ; dans cette manœuvre, la capsule postérieure, rétractée, applique le trochanter contre l'os iliaque, et la tête fémorale bascule en dehors.

Fig. 144. — Schéma pour montrer la rétraction de la capsule postérieure formant un véritable ligament postérieur très solide à la suite du premier plâtre. — Vue directe de la face postérieure.

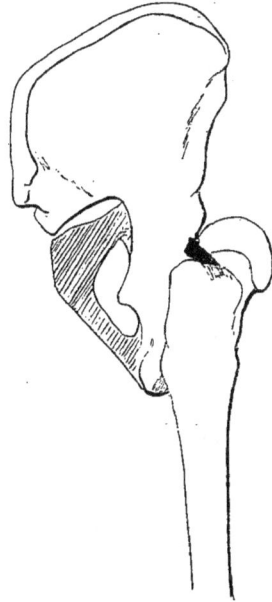

subir cette rotation en dedans de 100° et plus, parce que cette rotation ne pouvait pas se faire sans une distension de la capsule postérieure qui se trouvait être très rétractée et extrêmement résistante.

Il aurait fallu distendre petit à petit cette capsule postérieure, on ne le faisait pas et alors l'extrémité supérieure du fémur en revenant à l'abduction à 0°, au lieu de tourner sur le centre de la tête, tournait autour du grand trochanter devenu point fixe de par cette résistance extrême de la capsule postérieure qui le rivait solidement au cotyle.

En un mot, la tête était dans le 2ᵉ plâtre encore plus éloignée du cotyle que dans le 1ᵉʳ plâtre parce qu'on n'avait pas fait à beaucoup près assez de rotation interne du fémur, avant d'appliquer ce 2ᵉ plâtre.

Étant donné qu'on transportait le fémur de l'abduction faite dans un plan vertical transversal bicotyloïdien à l'abduction sur le plan de la table (voir p. 174), on aurait dû faire tourner le fémur de 90° en dedans pour rester simplement au degré de reluxation antérieure où l'on était dans le 1ᵉʳ plâtre et de 90° + 20 ou 30 ou 40°, soit 120 à 130° pour effacer l'amorce existante de reluxation antérieure. Or on ne faisait presque jamais en fait antant de rotation interne. Donc la situation était pire encore, généralement, dans le 2ᵉ plâtre que dans le 1ᵉʳ.

C'est par cette évolution de la tête de dedans en dehors, autour du trochanter considéré comme centre, tandis que le genou était reporté vers l'abduction à 0 au moment où l'on passait de la première position (du 1ᵉʳ plâtre) dans la deuxième position (du second plâtre), que la reluxation du 1ᵉʳ degré se trouvait changée autrefois en une reluxation plus grave du 2ᵉ ou

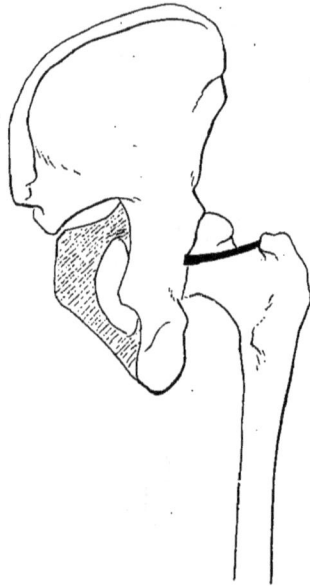

Fig. 146. — On voit ce qu'il a fallu faire pour assurer le résultat : c'est-à-dire obtenir, par une rotation interne très accusée, la distension du ligament postérieur : c'est grâce à cette distension que la tête fémorale a pu être reportée dans le cotyle.

même du 3ᵉ degré. Ainsi se trouvent expliquées les reluxations antéro-externes d'autrefois : elles se produisaient soit immédiatement, soit progressivement, suivant que le genou était ramené immédiatement en dedans ou qu'on le laissait revenir progressivement.

Mais cette aggravation de la reluxation, observée au changement du plâtre, n'était pas chose constante cependant et la reluxation allait rester au degré primitif ou même s'effacer un peu si l'on faisait, avant le deuxième appareil, une rotation interne assez marquée avec conservation d'une certaine flexion. Un changement de position ainsi fait avait pour résultat de produire une correction partielle, parfois inconsciente, de la reluxation antérieure existante, ou tout au moins de la conserver à son premier degré.

Vous voyez ainsi comment l'ancienne technique habituelle laissait finalement tantôt une reluxation du deuxième ou du troisième degré et tantôt seulement une reluxation du premier degré.

Je ne parle pas des progrès qu'allait faire forcément par la suite, sous l'influence de la marche et de la pesée du corps, une reluxation antérieure déjà amorcée.

Je ne veux pas entrer ici dans de plus longs détails. Ces brèves considérations vous suffiront pour vous faire comprendre le mécanisme de la reluxation antérieure et je passe à son traitement. Mais je ne puis cependant pas me dispenser de vous dire encore un mot, au préalable, de l'antéversion plus grande et de la torsion fémorale plus accentuées causées par ce traitement fâcheux qui nous a conduit à la reluxation antérieure et d'indiquer le pronostic de ces modifications nouvelles du fémur.

Ces modifications anatomiques sont évidentes dans les reluxations de degré avancé, du deuxième et surtout du troisième degré.

Non seulement le fémur reluxé a tourné sur lui-même en masse, cela va de soi, puisque la tête qui était postérieure avant le traitement est maintenant antérieure; mais de plus la partie supérieure (tête et col) a tourné en avant et en dehors sur la partie inférieure (le genou) supposée invariable.

Vous voyez d'après cela qu'il ne suffira plus de remettre la tête fémorale déplacée dans le cotyle (quelque peu fermé, pour le dire en passant, par la rétraction de la capsule postérieure derrière la tête); non, il faudra nous préoccuper, en outre, de détordre le fémur, de faire que l'axe du col qui se trouvait, du fait de la reluxation, sur le même plan vertical que l'axe antéro-postérieur du genou et même un peu en dehors de cet axe, soit ramené en dedans de celui-ci : sans quoi nous aurions, après la réduction de la tête dans le cotyle, un genou tordu en dedans avec son condyle externe regardant en avant.

Le problème paraît insoluble.

Mais rassurez-vous; je ne puis pas entrer davantage ici dans de longs détails pour vous expliquer le mécanisme de ces torsions et de ces détorsions. Mais sachez que la seule chose qui importe, au point de vue pratique, c'est de remettre la tête fémorale en place et de la bien appuyer dans le cotyle, sans se laisser arrêter par aucune autre préoccupation immédiate; — le reste viendra par surcroît : c'est-à-dire que, de même qu'il s'était fait pendant le premier traitement défectueux une torsion de l'extrémité supérieure du fémur, de dedans en dehors, par suite des mauvaises conditions statiques créées, de même il va se pròdûire désormais, par le seul fait que nous aurons bien appuyé la tête dans le cotyle, des conditions statiques nouvelles qui vont faire que la partie inférieure du fémur va se détordre en tournant de dedans en dehors sur la partie supérieure solidement fixée dans le cotyle. Et c'est ainsi que l'on voit, à la suite d'une bonne réduction nouvelle de la tête, dans le cas de reluxation, le genou revenir petit à petit et presque de lui-même à une bonne orientation compatible avec une marche correcte.

Sans doute ceci n'est pas absolu ; dans quelques cas cette cor-

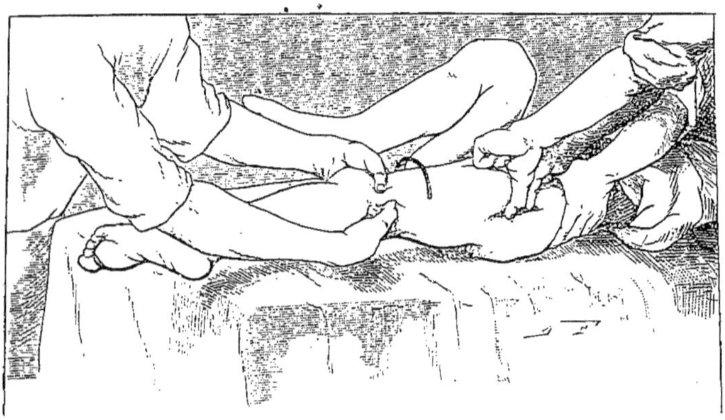

Fig. 147. — Correction d'une reluxation antérieure. — Le bassin est immobilisé par un aide ; un second aide, prenant la cuisse un peu au-dessus du genou, imprime au fémur de petits mouvements de rotation interne, tout en le mettant en légère flexion et abduction. Le chirurgien opère les mêmes petits mouvements de rotation en agissant de ses pouces en arrière du trochanter et de ses index sur la tête fémorale.

rection spontanée du genou ne s'est pas faite complètement parce que, probablement, nous n'avons pas assez fortement appuyé la tête dans le cotyle et il a fallu aider le genou dans la suite à revenir à une bonne orientation.

Mais cela a été extrêmement rare ; nous n'avons observé cette nécessité que dans trois cas seulement.

Donc encore une fois la conclusion pratique à tirer et à retenir de ces considérations un peu arides, c'est qu'il suffit pour guérir l'enfant de remettre très exactement la tête dans le cotyle de manière qu'elle puisse creuser celui-ci vigoureusement et prendre sur lui un appui solide.

Mais il n'en reste pas moins vrai que les conditions anatomiques sont moins bonnes ici qu'elles n'étaient primitivement, avant tout traitement, si bien qu'à ceux qui s'exposent d'un cœur léger à une

reluxation antérieure par crainte exagérée d'une reluxation postérieure, l'on peut faire remarquer que les reluxations antérieures
d'un degré accentué sont d'une manière générale au moins aussi
graves qu'une franche reluxation postérieure. Celle-ci est même
plus facile à corriger qu'une reluxation antérieure du troisième
degré, contre laquelle nous avons certainement moins de prise.

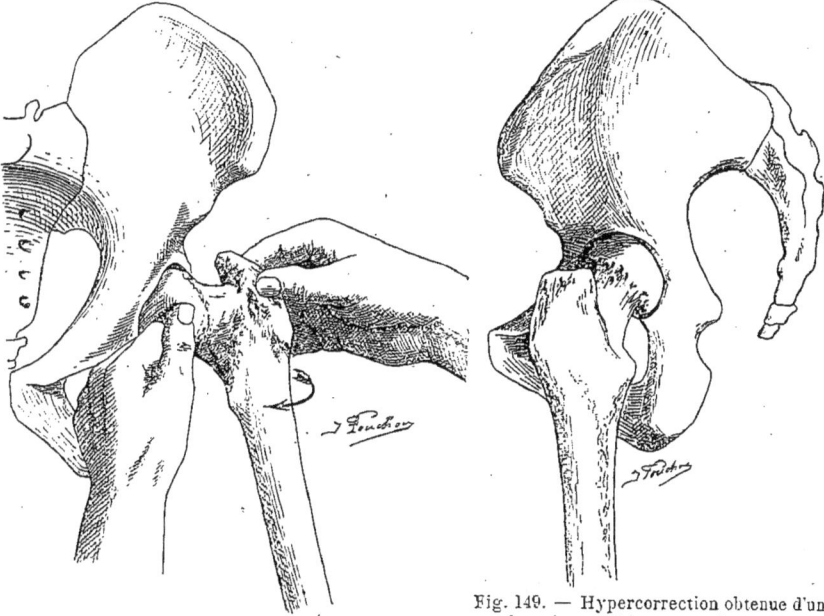

Fig. 148. — Correction de la reluxation antérieure.
— Comment on agit sur l'épiphyse supérieure ;
on attire d'une part le trochanter en avant, d'autre
part, on agit sur la tête pour l'enfoncer en arrière
dans la cavité. En général la tête ne rentre pas
ainsi dans l'extension de la cuisse, mais bien dans
la flexion (voir fig. 150).

Fig. 149. — Hypercorrection obtenue d'une
reluxation antérieure gauche. — Le trochanter, qui était postérieur, est reporté
en avant (et est situé sur un plan antérieur à celui de la tête). Mais il est très
rare que l'on puisse réduire ainsi en extension par la seule rotation interne. Une
hypercorrection exagérée peut devenir
dangereuse et expose à une reluxation,
et celle-ci se fera en arrière tandis que
l'on était parti de la reluxation antérieure.

C. Pronostic de la reluxation antérieure. — Avant d'indiquer la
technique de ce traitement, je dois dire un mot des résultats fonctionnels que laisse la reluxation antérieure.

Il faut reconnaître que la reluxation antérieure n'est pas un
échec complet s'il s'agit d'une subluxation, d'un simple chevau-
chement de la tête sur le bord supéro-interne du cotyle ou même
d'une luxation complète, pourvu que la tête reste encore franchement en dedans du grand trochanter (reluxation du premier degré)
et puisse prendre un point d'appui osseux sur le versant antérieur
du bassin. Grâce en effet à cet appui osseux de la tête, la sub-

luxation antérieure et la reluxation antérieure du premier degré s'accompagnent très souvent et même presque toujours de résultats fonctionnels bons, qui peuvent même devenir parfaits après six mois ou un an.

Si bien qu'il ne faudra pas se presser d'intervenir, pourvu qu'on voie que les malades marchent de mieux en mieux. Si vous constatez que la tête a pris un point d'appui assez loin, en avant de la ligne de Nélaton, si cet appui paraît solide, ne faites rien, attendez, et généralement vous verrez qu'avec le temps la boiterie disparaîtra complètement. Les parents seront ravis, soyez-le aussi, ne

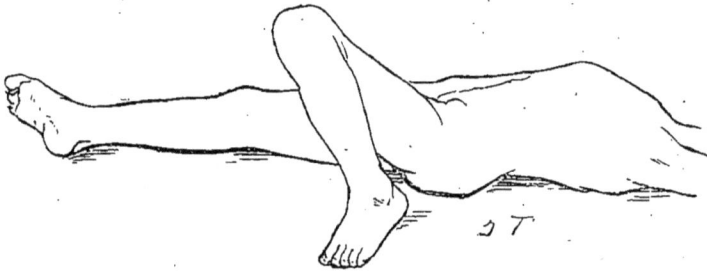

Fig. 150. — Correction de la reluxation antérieure. — Position ordinaire donnée au membre pour l'immobilisation dans le plâtre. — Flexion, abduction, rotation interne.

soyez pas plus royaliste que le roi, et tenez-vous tranquille, ne cherchez pas autre chose.

Dans le cas d'une reluxation du deuxième degré où la tête fémorale est directement en avant, la marche peut être encore satisfaisante. C'est même la règle. L'appui se fait alors soit sur l'épine iliaque antéro-inférieure, soit sur l'épine iliaque antéro-supérieure.

Mais dans une reluxation du troisième degré l'enfant conserve une boiterie très disgracieuse dans la généralité des cas. Et cela se comprend, puisque la tête n'a pas trouvé de point d'appui fixe sur l'os, en avant de la ligne de Nélaton, et qu'à chaque pas elle ballotte librement au milieu des parties molles. Ce n'est guère que par le grand trochanter, collé en arrière au cotyle, que le fémur s'appuie alors sur l'os iliaque (exemple : fig. 139, 141, 142) ; — mais vous voyez combien les conditions statiques de la marche sont misérables dès que l'on ne peut plus compter, pour transmettre le poids du tronc, que sur l'appui du grand trochanter — d'autant que celui-ci ne se présente généralement que par un de ses angles contre le cotyle et en est séparé par des masses tendineuses.

De plus, pendant la marche, ou bien la tête fémorale se porte davantage en dehors et la déviation de la hanche augmente, ou bien la tête se porte un peu plus en dedans et l'appui osseux trochantérien postérieur diminue encore.

Après cela, vous comprendrez aisément comment, avec certaines reluxations du 3ᵉ degré, les enfants arrivent à boiter « plus bas » en réalité qu'avant tout traitement....

En résumé, je dirai qu'une reluxation antérieure est permise jus-

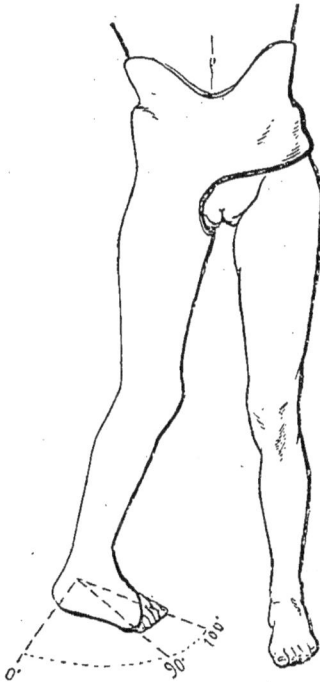

Fig. 151. — Reluxation antérieure : pour la correction, on est souvent obligé de faire une rotation interne du genou de plus de 90°.

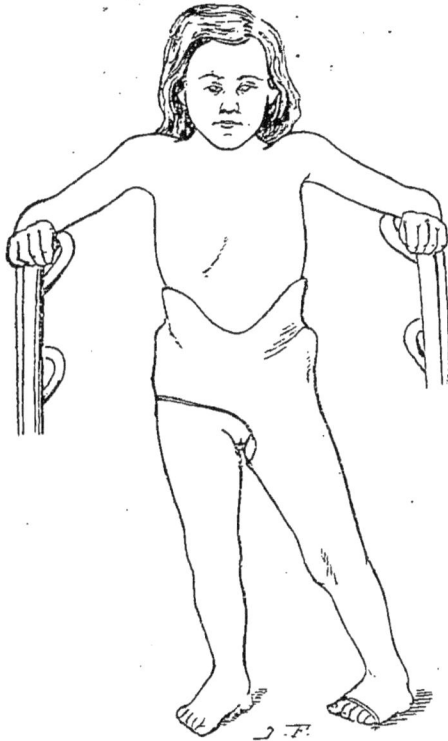

Fig. 152. — On ramène en position sensiblement correcte en une séance, et l'on maintient dans un plâtre pendant encore un ou deux mois.

qu'à concurrence du moment où la tête ne trouve plus un point d'appui en avant. En deçà de cette limite, elle est bien et quelquefois même très bien appuyée ; en delà, la transmission du poids du corps se fait très mal, l'appui est plus médiocre que dans la reluxation postérieure, il ne se fait guère que par un angle du trochanter et de plus en plus mal par la suite. Donc il y a un abîme entre le premier et le troisième degré de cette reluxation antérieure bien plus encore qu'entre les divers degrés de la reluxation postérieure.

On ne peut pas, en pareil cas, laisser les enfants « en l'état ». Vous devez les soumettre à un traitement nouveau.

D. Technique du traitement de la reluxation antérieure (fig. 147 à 152). — Vous devinez que cette réduction ne se fera plus comme la réduction de la luxation primitive par les manœuvres que nous avons décrites page 98, car ce qui domine ici, ce n'est pas l'élévation de la tête fémorale, malgré qu'elle ne soit pas négligeable, c'est surtout sa rotation en avant et en dehors; le trochanter, avons-nous dit, est directement en arrière, quelquefois même en arrière et en dedans accolé à la cavité cotyloïde, et ce qui augmente encore la difficulté de la réduction c'est l'aggravation notable de l'antéversion primitive de la tête et du col sous l'influence du premier traitement.

La réduction nouvelle. — Que nous faudra-t-il donc faire pour obtenir le retour de la tête à sa place?

Ce qu'il faut, c'est, avant tout, imprimer au fémur un mouvement de rotation interne; ce qui n'est possible que si l'on a préalablement relâché et allongé cette capsule postérieure si fort rétractée et raccourcie dont nous avons déjà parlé. Grâce à cet allongement, le trochanter pourra s'éloigner du cotyle; de postérieur qu'il était, il va pouvoir être ramené doucement et progressivement en dehors, et même un peu en avant (hypercorrection), tandis que la tête, qui dans les cas extrêmes était nettement en dehors, reviendra petit à petit en avant, puis d'antérieure redeviendra interne, c'est-à-dire qu'elle se reportera contre et même dans le cotyle.

Ce résultat s'obtient par une longue séance de mobilisation douce et progressive de la cuisse, faite dans le sens de cette rotation interne, et au cours de laquelle on n'aura garde d'oublier une seule minute que la position vicieuse du fémur est maintenue par un ligament postérieur très puissant, créé et représenté par la rétraction scléreuse de la capsule postérieure.

On ne tentera donc pas de ramener d'un coup le fémur en dedans, l'on ne réussirait qu'à briser l'os.

Voici la manière de procéder, et la technique de la réduction (fig. 147).

Pendant qu'un aide immobilise solidement le bassin, vous faites saisir par un deuxième aide la jambe malade. D'une main celui-ci soutient le pied et, de l'autre, il embrasse le genou ou mieux le milieu de la cuisse. Car, en saisissant le fémur par son extrémité inférieure, il risquerait de le fracturer, au-dessus des condyles, au cours des manœuvres de correction.

Vous embrasserez vous-même, avec vos deux mains, le tiers supérieur de la cuisse et tous les deux vous agissez synergiquement, vous faites de petits mouvements de rotation interne, d'à peine quelques degrés, allant et venant d'une manière presque rythmée. Au début et pendant une durée de 5, 10, 15 minutes et même plus dans les cas un peu anciens, vous sentez une résistance invincible et vous paraissez ne rien gagner du tout. Ne vous impatientez pas, ne vous découragez pas, n'allez pas trop vite, ni trop brusquement, vous casseriez le fémur. Au bout de ces 10, 15, 20 minutes, vous finirez toujours par sentir et même voir que « cela vient » un peu, que cela est déjà venu de quelques degrés. Oui, de quelques degrés; mais comme l'on est encore loin du but, puisqu'il ne s'agit de rien moins que de 90° à parcourir, avant d'arriver au cotyle, lorsque la tête est antérieure, et de bien près du double, près de 180°! dans les cas extrêmes, où la tête regardait directement en dehors.

Pourtant le plus difficile est fait. A partir du moment où vous avez amorcé la mobilisation, vous allez pouvoir gagner rapidement du terrain.

Cela veut dire que, dans une demi-heure à trois quarts d'heure (j'ai parfois dû aller jusqu'à 1 heure 1/4) vous serez arrivé à la rotation interne nécessaire pour porter la tête bien au regard du cotyle, mais cependant encore un peu au-dessus de lui. A ce moment-là, vous voyez clairement que si vous voulez réduire dans la cavité cette tête qui se trouve au-dessus d'elle, vous devez de toute nécessité la porter en bas, ce que vous ne pourriez faire que très difficilement en laissant la cuisse en extension, mais ce que vous obtiendrez aisément par la flexion. Ainsi donc, après avoir porté la cuisse dans la très forte rotation interne nécessaire, vous lui imprimerez un mouvement de flexion plus ou moins grande, flexion de près et même de plus de 90° quelquefois — jusqu'à ce que, par la combinaison de cette rotation interne et de cette flexion, vous arriviez à faire pénétrer la tête dans le cotyle — pénétration qui se fait non plus par le bord postérieur de celui-ci, comme à la première réduction, mais par le bord supérieur ou supéro-interne.

Ce dernier rebord est peu marqué; par suite il est rare que le ressaut de la tête réintégrant la cavité cotyloïde soit bien appréciable. Il se produit pourtant presque toujours un tout petit claquement; à défaut de claquement, vos pouces percevront toujours avec un peu d'application et d'attention une sensation de touche de piano qui va et vient, s'enfonce et se relève sous la pesée du doigt.

En résumé, la réduction se fait dans la rotation interne forcée associée à une flexion très notable de la cuisse, en y aidant par la pression énergique de deux pouces pressant d'avant en arrière sur la tête fémorale. On presse, on fléchit et on tourne en dedans jusqu'à ce que la tête ait disparu en grande partie dans la profondeur des tissus, ou que l'on arrive même à la sentir, un peu en arrière, contre le bord postérieur du cotyle.

Il ne faut pas cependant que la tête fasse un relief trop net en ce dernier point, car on pourrait dépasser le but et amener à la longue une reluxation postérieure pour avoir voulu trop bien détruire la luxation antérieure existante.

Disons, pour fixer les idées, qu'il ne faut pas que la tête déborde de plus de quelques millimètres en arrière.

Après avoir donné à la tête la position que nous venons de dire, on fait de l'abduction : une abduction aussi grande qu'on le peut, sans que la tête cesse d'être en contact avec le cotyle. Or, pour que ce contact persiste, on ne peut ordinairement pas pousser l'abduction à plus de 30, 40 ou 50°.

En somme le fémur sera fixé, dans la généralité des cas, dans une position de flexion de 60 à 80° environ; dans une rotation interne extraordinaire de plus de 90° pour la tête fémorale, si elle était primitivement « externe », rotation interne de près de 180° quelquefois pour le talon, qui regarde véritablement en avant, tandis que les orteils regardent directement en arrière; et enfin dans une abduction de 45° environ.

Cette fixation dans le plâtre dure environ deux mois, après quoi l'on vérifie la position. On augmente ou on diminue la rotation interne et la flexion, après les constatations faites, suivant que la tête paraît encore trop en avant ou au contraire un peu trop corrigée, c'est-à-dire reportée en arrière, et l'on remet un deuxième plâtre pour maintenir la position qui a dû être ainsi rectifiée ou non. Le nouveau plâtre restera en place comme le premier, environ deux ou trois mois.

Au bout de ce temps (cinq à six mois en tout), on peut laisser l'enfant sans appareil, mais on le tient encore au repos, couché, pendant un à deux mois.

La cuisse profite de cette liberté pour revenir petit à petit à une position d'extension normale; elle y revient sans que cependant la tête abandonne le cotyle, ce qui est un fait observé maintes et maintes fois par nous, mais qui ne se comprend qu'en admettant que l'angle du col et l'antéversion se sont modifiés sous l'influence de la nouvelle position de la cuisse et des nouvelles influences mécaniques et statiques subies par le fémur depuis sa deuxième réduction.

C'est d'ailleurs un fait curieux et important, déjà mis en relief au début de ce chapitre, que ces torsions et détorsions du fémur, ces changements de direction, se faisant dans le sens voulu, dans le sens le plus favorable pour la statique et la marche, dès qu'on a assuré une bonne réduction de la tête dans la cavité cotyloïde.

On ralentit, ou bien, au contraire, on favorise le mouvement de retour spontané de la cuisse jusqu'à la position normale, suivant que la tête paraît avoir déjà fait suffisamment sa place dans le cotyle ou non; et généralement la jambe finit, après une dizaine de mois environ, par retrouver sa position normale, sans que la tête ait abandonné le cotyle. Cependant ceci n'est pas constant; dans les reluxations du 3ᵉ degré, on voit et on sent parfois, mais rarement même en ces mauvais cas, que si l'on veut que le genou, qui était en très forte rotation interne dans le plâtre, revienne à la position droite, cela ne se pourra qu'à la condition que la tête fémorale sorte un peu en avant du cotyle et se remette par conséquent en légère reluxation.

En pareil cas (heureusement très rare), voici comment vous vous conduiriez :

a) Ou bien il ne manque presque rien pour que le genou soit droit; alors laissez tranquillement la tête sortir très légèrement d'un quart ou même d'un tiers de son volume en avant, parce que vous savez que malgré cette saillie antérieure de la tête, la marche et la fonction resteront bonnes.

La fonction ne peut-elle pas être excellente, même avec une reluxation complète du 1ᵉʳ degré (voir page 190)? Or, nous n'avons ici qu'une subluxation antérieure.

Le résultat fonctionnel sera très bon, je le répète; or, c'est la seule chose vraiment importante à considérer après tout. Ce résultat s'obtient sans qu'il soit besoin d'intervention supplémentaire sur le genou. A quoi bon, par conséquent, repartir encore en campagne pour un traitement nouveau, et prolonger, sans utilité démontrée, l'ennui des parents, et des enfants... et le vôtre.

b) Ou bien l'on se rend compte, après avoir attendu quelques semaines ou quelques mois, que la tête devrait sortir entièrement du cotyle pour que le genou redevînt droit (fig. 153). Alors vous pouvez proposer discrètement aux parents de faire la correction de cette rotation interne du genou par une intervention directe sur celui-ci. S'ils refusent, n'insistez pas et ne vous alarmez pas ; il se produira une reluxation antérieure, c'est vrai, mais au lieu d'avoir une reluxation du 3° degré, comme cela était lorsque vous avez pris l'enfant, celle-ci ne sera plus que du 1er degré. Or, on marche généralement très bien avec une reluxation du 1er degré. Vous avez donc les plus grandes chances de voir s'affirmer à la longue une guérison fonctionnelle satisfaisante, la seule chose qui intéresse les parents.

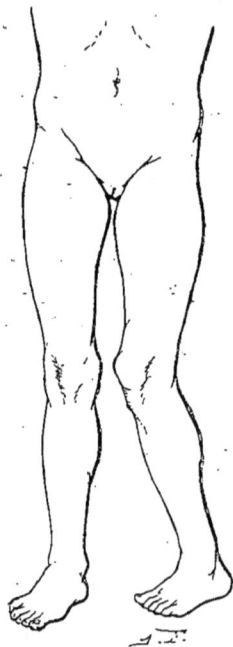

Fig. 153. — Rotation interne du membre et genu valgum apparent qu'on voit quelquefois après correction de reluxation antérieure.

Si, au contraire, vous avez une liberté d'action bien entière, faites (pour conserver la tête dans le cotyle) une petite ostéoclasie manuelle ou une ostéotomie linéaire du fémur au-dessus des condyles, pour porter le genou en dehors. Cette intervention est si simple et si bénigne ! deux fois, chez des enfants de moins de six ans, j'ai fait cette ostéoclasie, cette détorsion des condyles très facilement avec mes mains. — Une fois, chez un enfant de sept ans, j'ai fait l'ostéotomie. Trois fois en tout, dans ma longue pratique, j'ai donc eu à intervenir, c'est vous dire que vous n'aurez probablement jamais à le faire.

Un mot sur la technique de cette détorsion manuelle (fig. 154). — Les mains solides d'un ou même de deux aides maintiennent les trois quarts supérieurs du fémur en rotation interne ; vous-même vous embrassez vigoureusement avec vos deux mains les condyles fémoraux et le genou tout entier (tandis qu'un autre aide vous maintient la jambe en extension forcée) et vous faites un effort vigoureux, mais soutenu et régulier, pour « décoller » l'os au-dessus des condyles.

Vous portez vigoureusement le fragment inférieur et la jambe *de dedans en dehors* sur le fragment supérieur qui reste immuable. L'aide qui tient le fragment supérieur doit fixer très solidement celui-ci ; sans cela, lorsque vous portez la jambe en dehors avec le fragment inférieur, vous pourriez faire basculer également en dehors l'extrémité supérieure du fémur, c'est-à-dire faire déraper du cotyle la tête fémorale réduite, et qui peut n'être pas encore très solidement fixée dans celui-ci.

Le fragment inférieur cède après une minute ou deux sous votre pesée et devient mobile.

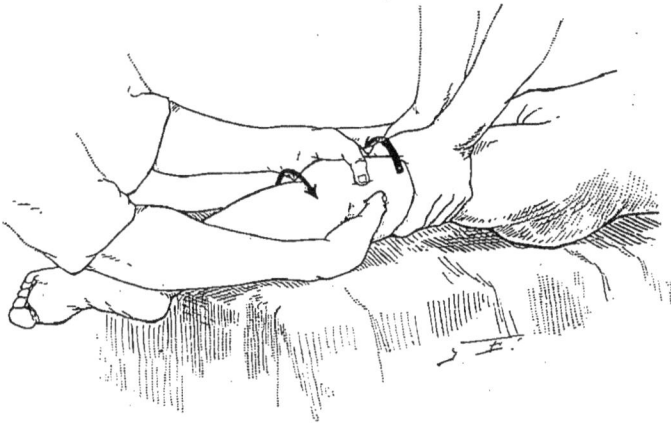

Fig. 154. — Torsion de l'extrémité inférieure du fémur pour remettre la jambe en position normale après correction de reluxation antérieure. — Un aide vigoureux immobilise le fémur ; le chirurgien, embrassant les condyles fémoraux, porte l'épiphyse inférieure et la jambe en rotation externe, tandis qu'un deuxième aide, qui n'est pas figuré ici, maintient la jambe solidement en extension.

J'ai été surpris, dans mes deux cas, de la facilité grande avec laquelle j'ai pu obtenir cette détorsion.

Dès que le décollement des deux fragments s'est produit sous votre pesée, vous profitez de cette mobilité pour effacer la rotation interne du genou que vous mettez droit et même en légère rotation externe. Vous conservez la correction ainsi obtenue, caractérisée par la rotation interne du fragment supérieur et la rotation externe du fragment inférieur ; vous la conservez par un appareil plâtré qui restera en place trente-cinq à quarante jours. Après quoi vous laissez l'enfant au repos, sans appareil, pendant encore un mois, puis il peut marcher.... Sa hanche est demeurée réduite et son genou est redevenu droit.

Dans mon troisième cas, je n'avais pas essayé de ce procédé, qui m'aurait peut-être réussi.

Une petite ostéotomie linéaire nous a donné ici le résultat cherché.

Le traitement consécutif (appareil, repos, etc.) est le même après l'ostéotomie qu'après l'ostéoclasie.

La technique de cette ostéotomie est bien simple (fig. 155) : incision cutanée de 1 cent. 1/2 à un doigt au-dessus du tubercule du grand adducteur, sur la face interne du fémur. On introduit, par cette incision, un ostéotome qu'on poussera simplement à la main (le marteau n'est presque jamais nécessaire chez les enfants). On a fait mordre l'ostéotome sur l'os en dedans et en arrière, on va le pousser, de là, en dehors et en avant, c'est-à-dire vers le bord externe du fémur; on appuie vigoureusement et méthodiquement jusqu'à ce que l'os soit traversé aux trois quarts. Vous retirez alors l'instrument et vous faites céder les fibres restantes de l'os par une petite pesée exercée *de dehors en dedans* sur le fragment inférieur par l'intermédiaire de la jambe mise dans l'hyperextension; tandis qu'un aide vous résiste, en maintenant solidement des deux mains le fragment supérieur. L'on agit ensuite comme ci-dessus avec l'ostéoclasie après avoir porté le genou en rotation externe légère.

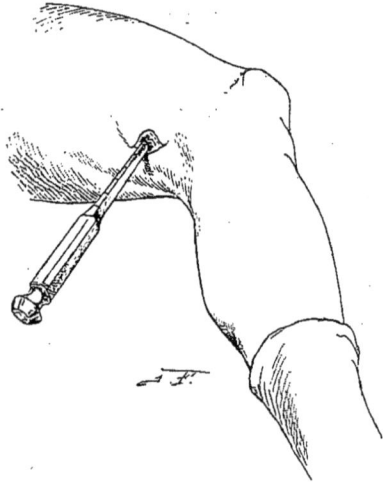

Fig. 155. — D'arrière en avant et de dedans en dehors. Pousser avec les mains l'ostéotome jusqu'à ce que l'os soit sectionné aux trois quarts.

Dans les pages qui précèdent, nous venons d'indiquer le vrai traitement curatif de la reluxation antérieure.

Mais si la tâche vous paraît un peu lourde, ou bien si les parents ne veulent plus entendre parler d'intervention, n'acceptant que les petits moyens susceptibles d'améliorer la fonction, généralement compromise par la reluxation, alors bornez-vous à faire une amélioration de la position de la tête fémorale, c'est-à-dire à la reporter en dedans et un peu en bas pour lui trouver un appui sous l'épine iliaque antéro-supérieure. Cela s'obtient en portant la cuisse en abduction, en flexion et rotation interne.

Après une mobilisation très douce faite en ce sens, on fixe le résultat par quelques bandes plâtrées.

L'on peut arriver ainsi très doucement, en plusieurs étapes, et l'on avancera un peu, tous les huit ou quinze jours, la correction, en appliquant chaque fois, pour maintenir le résultat, un nouvel appareil plâtré.

L'on arrive en deux à trois mois au résultat désiré, c'est-à-dire à donner à la tête fémorale ballante un appui parfois assez solide en avant, au-dessous de l'épine iliaque antérieure.

Cet appareil va de l'ombilic au-dessous du genou, simplement, car vous voulez que l'enfant continue à marcher et à vivre de la vie ordinaire, pendant toute la durée de ce traitement.

Vous allez ainsi jusqu'à 45° d'abduction, 20 à 40° de flexion, et jusqu'au maximum de la rotation interne que vous pouvez obtenir.

Si vous étiez pressé, si l'enfant était loin de vous, si vous vouliez arriver d'un coup à la correction maxima, vous le pourriez, en faisant sous chloroforme la rupture sous-cutanée ou le simple pétrissage des tendons et muscles rétractés, et en mettant immédiatement un appareil dans une position de rotation interne de près de 90°, d'abduction de 45°, et de flexion de 30 à 40°. Mais si les parents acceptent l'anesthésie, il est bien meilleur de faire la réduction du déboîtement plutôt qu'une simple amélioration de la fonction.

Vous conserverez l'appareil deux à trois mois pendant lesquels l'enfant peut marcher à la rigueur, avec une semelle haute; puis, laissez revenir la jambe en grande partie, conservant simplement 15 à 20° d'abduction.

Quelle que soit la manière dont on aura obtenu le résultat, on le maintiendra par des massages et des exercices actifs et passifs fréquemment répétés et longtemps continués. Le port d'un appareil amovible en celluloïd ou en cuir, prenant la totalité du membre inférieur, mais articulé au genou et au cou-de-pied, qui resterait en place pendant six ou huit mois, facilitera beaucoup le maintien de cette correction. Il peut être même appliqué dès le début, à la place de l'appareil plâtré.

Ce traitement n'aura pas suffi à remettre la tête fémorale dans la cavité cotyloïde, mais il l'aura reportée un peu en dedans et en bas, et en donnant à la tête un assez bon point d'appui en avant, il aura corrigé très notablement la défectuosité de la marche.

2° Reluxation postérieure.

Nous serons très brefs sur la reluxation postérieure dont le mécanisme et le traitement se devinent aisément.

A. **Mécanisme**.

1re Cause. — *Mauvaise position donnée au fémur dans le premier appareil et la récidive s'est pro-duite dans l'appareil même.*

Ou bien l'on a fait une abduc-tion et une flexion insuffisantes dans le premier plâtre. L'abduc-tion de moins de 70°, qui suffit théoriquement, est souvent insuf-fisante en fait, et expose beau-coup à la reluxation postérieure.

Ou bien encore, l'on a fait, en même temps que la flexion et l'abduction voulues, une rotation interne marquée, de 45° ou da-vantage. Dans ce dernier cas, la tête a glissé en bas et est sortie du cotyle par son bord postéro-inférieur, tandis qu'elle est sortie par le bord postéro-supérieur dans le premier cas.

La reluxation a pu se faire en ces cas même avec le grand

Fig. 156. — Reluxation postérieure. — Le creusement du cotyle étant insuffisant, on conçoit que dès qu'il se produira un peu d'adduction, la tête va glisser insensible-ment en haut et en arrière.

appareil et le repos; mais combien plus souvent et plus facilement la reluxation s'est faite lorsque l'enfant a un petit appareil lâche, avec lequel il a marché!...

2e Cause. — *Insuffisance du creusement du cotyle.*

La réduction existait sans l'appareil, mais le jour où celui-ci a été enlevé, le creusement du cotyle n'était pas assez profond et, par suite, l'encastrement de la tête n'était pas assez solide. La jambe lâchée est revenue très rapidement à sa position droite et, dès lors, cette tête fémorale, peu ou pas enfoncée, a usé de plus en plus le bord supérieur pas assez saillant; elle a glissé et a fini, après

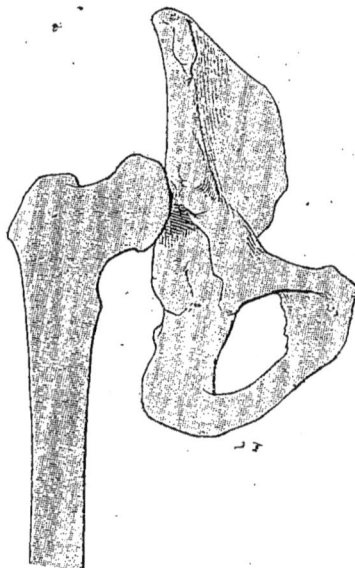

quelques semaines ou quelques mois, par sortir du cotyle. Cela s'est fait subitement, à l'occasion d'un saut ou d'une chute comme dans le cas cité de Pravaz; ou bien cela s'est fait insensiblement et sournoisement, sans cause occasionnelle ni traumatisme appréciable (fig. 156).

La tête sort, dans ce deuxième cas, par la partie postéro-supérieure du cotyle. Et c'est généralement de un à trois mois après l'enlèvement de l'appareil que la reluxation se produit. Passé ces trois mois, on peut considérer comme nul ou à peu près nul le danger de reluxation.

B. **Diagnostic de la reluxation postérieure** (RELUXATION IMMINENTE ET RELUXATION DÉJA PRODUITE).

1° *Diagnostic de la luxation simplement imminente.* — On sent la tête pointer un peu trop en arrière, mais dans le mouvement d'hyperextension et d'abduction du membre on la sent encore en avant.

Dans l'hyperextension de la cuisse, on la trouve bien dans la direction voulue, mais cependant manifestement en dehors de l'artère, à 1 centimètre, par exemple, en dehors d'elle. De plus, la tête paraît trop mobile et trop mobilisable, comme un peu « folle », au lieu d'être enclavée, enserrée solidement à sa nouvelle place.

Si l'enfant marche, sa démarche est peu ferme et même vacillante.

2° *Reluxation complète.* — Si la reluxation est déjà réalisée, on sent la tête dans la fesse et la démarche est franchement celle de la luxation congénitale de la hanche.

C. **Le pronostic et les lésions anatomiques** sont les mêmes sensiblement que les lésions et le pronostic de la luxation postérieure non traitée. — A signaler cependant, comme particularité anatomique, l'effacement du rebord cotyloïdien postérieur qui sera à refaire par le nouveau traitement.

D. **Traitement de la reluxation complète.** — S'il y a déjà une reluxation, on refera la réduction à peu près comme la première fois; mais comme la récidive s'est produite justement par l'usure et l'effacement du rebord postérieur, on comprend qu'en rentrant l'os dans le cotyle, on n'obtienne plus, à son passage par-dessus ce rebord postérieur très émoussé, qu'un petit bruit insignifiant; parfois à peine perceptible, sans ressaut ni bond appréciables de la tête. Il vous faudra la plus grande attention pour saisir un petit froissement au moment où la tête va rentrer ou sortir de nouveau.

Mais l'on peut toujours cependant, malgré cette absence de claquement, acquérir la certitude que la tête est rentrée dans le cotyle, parce qu'on la sent en avant, à travers les tissus mous, contre l'artère, lorsque la cuisse a été replacée en position d'abduction extrême, tandis que si on la ramène à l'adduction, il se fait un vide en ce point, et on peut la sentir alors de nouveau dans la fesse.

Comment refaire le rebord postérieur ici très émoussé?

Pour cela, on met la cuisse dans une abduction de 90° (voir fig. 78) au lieu des 70° que j'ai conseillés pour le traitement des luxations ordinaires, et l'on fait cette abduction en partant d'une flexion de 90° et en se tenant dans ce plan.

De cette manière, la tête creuse un peu plus vers la partie interne du cotyle, et le rebord postérieur et supérieur va se refaire plus sûrement et s'escarper plus profondément[1]. De plus la capsule postérieure pourra, dans cette position, se rétracter davantage, ce qui assurera l'avenir. On laisse l'appareil, qui maintient cette position, pendant trois à quatre mois.

b) **Traitement préventif de la reluxation imminente.** — On mettra la jambe dans cette même position d'abduction extrême après flexion à 90°, et l'on maintient le membre avec le même grand appareil.

Revenons sur la durée de l'appareil. — Deux mois et demi à trois mois d'immobilisation supplémentaire, dans cette position d'abduction extrême de la cuisse, suffisent, dans le cas de reluxation simplement imminente, à creuser plus profondément le cotyle et à refaire un rebord postérieur capable de conserver la réduction.

Dans le cas de reluxation déjà entièrement produite, il faudra un peu plus de temps. On laisse la jambe dans cette position de correction, non plus deux mois, mais quatre et cinq mois; cinq mois et demi même, afin d'être mieux assuré que le cotyle sera cette fois assez profond et la capsule assez rétractée en arrière

---

1. Il est à remarquer que, toujours ou presque toujours, après une reluxation postérieure, le sommet de la tête, malgré cette abduction de 90°, reste, cette fois, en regard du cotyle, parce qu'à la suite du 1er traitement, l'antéversion primitive a été atténuée, tandis que cette antéversion est au contraire augmentée dans la reluxation antérieure.

pour ne plus laisser sortir la tête. Mais vous pouvez y regarder au deuxième ou troisième mois, vérifier la position, et faire le traitement avec deux appareils et non pas un seul.

Le plâtre enlevé, le traitement consécutif est le même qu'à l'ordinaire (voir page 173). La jambe revient petit à petit. On ralentit ou bien on favorise son retour à la normale suivant qu'elle fait son évolution plus ou moins rapidement d'une manière spontanée. Si la jambe revient trop vite, si la tête redevient vacillante et folle, si elle ne reste pas à la profondeur et au contact de l'artère, c'est que le creusement du cotyle est encore insuffisant et aussi la rétraction de la capsule.

Pour achever ce creusement et cette rétraction, on remet encore une fois, pendant quelques semaines (six à huit), la cuisse en flexion et en abduction à 90°, à l'aide de l'appareil transformé en gouttière ou de quelques bandes plâtrées.

Malgré ces détails et ces nuances, vous pouvez voir que le traitement de la reluxation postérieure est, somme toute, beaucoup plus facile et plus sûr que celui de la reluxation antérieure, et qu'il ne diffère pas sensiblement, en réalité, de celui de la luxation primitive.

DEUXIÈME PARTIE

PARTIE CLINIQUE

LES DIVERSES VARIÉTÉS CLINIQUES
DE LUXATION SIMPLE OU DOUBLE

CHAPITRE XIII

LUXATION UNILATÉRALE

1er Cas

Sommaire. — 1° *Jusqu'à 7 ans* on peut promettre le succès.

Les spécialistes font la réduction sans extension préalable, — mais dans les cas difficiles, c'est-à-dire ceux où la forme de la luxation est postérieure et où le raccourcissement dépasse 3 centimètres, il vaut mieux, lorsqu'on le peut, faire une extension continue de quelques semaines, d'une valeur de 10 à 15 kilogrammes. Cela facilite beaucoup la besogne.

L'extension forcée extemporanée, sans être toujours indispensable, rend de même les plus grands services.

2e Cas

2° *De 7 à 11 ou 12 ans.*

On est presque sûr de réussir.

Faire une petite réserve s'il s'agit de raccourcissement de plus de 4 centimètres, et surtout de luxation à forme postérieure.

Dans ces cas mauvais, il est sage de faire préalablement, surtout si l'on n'est pas très exercé, une extension continue de 15 à 20 kilogr. pendant 2 à 3 mois et même davantage ; et en plus, séance tenante, une extension forcée extemporanée de 80 à 100 kilogr. pendant 10 minutes.

3e Cas

3° *De 11 à 15 ans.*

On a encore peut-être 3 chances sur 4 de réussir : pourvu qu'on ait fait une extension préalable bien surveillée de 18 à 20 kilogr., pendant 3 ou 4 mois, et en outre, séance tenante, une extension extemporanée de 80 à 100 kilogr.

S'il s'agit de luxation à forme antérieure et de raccourcissement de 4 à 5 centimètres seulement, on peut presque affirmer d'avance la réussite.

L'on doit faire au contraire de grandes réserves lorsqu'il s'agit de conditions inverses : forme postérieure ou raccourcissement de plus de 5 centimètres.

Mais, même dans ces derniers cas, l'on réussit quelquefois, et l'on peut et doit faire un essai prudent de réduction.

4e Cas

4° *Au-dessus de 15 ans.*

Le succès est très rare, si ce n'est lorsqu'il s'agit d'une forme antérieure de raccourcissement relativement peu considérable, 5 à 6 centimètres, et de sujets préparés pendant 4, 5 et 8 mois — à la manière de Pravaz.

On peut toujours tenter la réduction après avoir mis dans son jeu tous les atouts.

Un essai est permis dans ces conditions — une séance d'une demi-heure ou trois quarts d'heure de manœuvres et l'on réussira quelquefois.

On n'est pas autorisé à dire *jamais* en fait de luxation.

Ne savons-nous pas qu'il est des autopsies de luxés adultes où l'on a pu ramener librement la tête jusque dans la cavité cotyloïde?

Les divers cas cliniques et la conduite à tenir dans chacun d'eux.

Nous avons vu qu'il y a un abîme entre tel cas de luxation et tel autre, au point de vue du pronostic; la différence n'est pas moins grande au point de vue du traitement à appliquer.

Ainsi, réduire une luxation de deux ans est un jeu véritable. On y arrive presque instantanément, sans même d'anesthésie.

Au contraire, réduire une luxation de douze à quatorze ans est une affaire considérable : non seulement elle nécessite l'emploi du chloroforme, mais elle doit être précédée, pendant plusieurs mois, d'une extension continue de 20 kilogrammes; elle demande en outre, dès le début de la séance de réduction, une extension forcée de 80 à 100 kilogrammes, d'une durée de 10 à 15 minutes; enfin les manœuvres de réduction proprement dites sont longues, pénibles et complexes.

Il est donc indispensable de diviser les luxations en plusieurs catégories ou cas cliniques et d'indiquer pour chaque cas le traitement qui lui convient.

Quelle sera la base de cette classification?

De même que lorsqu'il a été question du pronostic, c'est l'âge du sujet qui nous semble devoir être choisi de préférence.

Il n'est pas en effet de critérium plus facile pour vous permettre d'établir des distinctions entre les divers cas. Aussi bien est-il le plus sûr : les autres éléments de différenciation, en particulier la hauteur et la forme de la luxation, sont généralement subordonnés à l'âge du sujet, c'est-à-dire que, d'une manière générale, le raccourcissement est d'autant plus petit et la luxation d'autant plus antérieure que le sujet est plus jeune. Je sais très bien que cette classification basée sur l'âge est forcément un peu artificielle; mais elle nous a paru, tout bien pesé, la plus vraie, la plus claire et la plus utile pour vous.

Toute autre classification, sans compter qu'elle aurait été bien moins nette pour vous, n'irait pas sans soulever encore bien davantage d'objections. Quelle similitude y aurait-il, par exemple, au point de vue pratique, entre la luxation postérieure de deux ans (car il y a des luxations postérieures de deux ans) et la luxation postérieure de quinze ans?

Tandis que cette dernière est presque toujours irréductible, la première est toujours (absolument toujours) facile à réduire. Et ce qui les différencie du tout au tout, c'est la question d'âge; le temps ayant rendu invincibles, dans la luxation de quinze ans, des obstacles qui n'étaient absolument rien dans la luxation postérieure de deux ans.

De tous les facteurs et éléments de pronostic, l'âge est donc en réalité le plus important.

Est-ce à dire que nous allons négliger dans notre classification ces deux autres facteurs qui sont : le degré du raccourcissement et la forme du raccourcissement?

En aucune façon. Bien au contraire, nous aurons soin, après avoir établi ces grandes catégories, d'après l'âge de l'enfant, de modifier un peu le pronostic et la conduite à suivre dans chacun des cas particuliers de ces diverses catégories, d'après la hauteur de la luxation, c'est-à-dire le degré de raccourcissement et d'après la forme de la luxation : antérieure ou postérieure.

En somme, il y aura des cas faciles et des cas difficiles, à égalité d'âge, dans chaque catégorie; et les différences de chaque catégorie seront établies d'après le degré du raccourcissement et la forme de la luxation.

Il est certain, et chacun de vous le devine, que si les résultats de notre observation personnelle nous ont permis d'établir ces catégories d'après les différences d'âge, il n'y a pas cependant, et il ne peut pas y avoir, entre ces catégories, de cloison absolument étanche, pas plus ici que partout ailleurs en clinique... qu'entre la limite extrême de l'une de ces catégories et la limite la plus rapprochée de la suivante, il n'y a pas de différences essentielles; que la clinique nous offre, en un mot, tous les types intermédiaires et une échelle continue entre l'enfant de deux ans jusqu'à celui de seize.

L'on pourra même citer tel cas d'un enfant de six ans, appartenant à la première catégorie, qui aura une luxation plus rebelle que tel autre, pris en particulier, dans la deuxième catégorie.

La question de forme et de degré de raccourcissement aura donc pu balancer parfois amplement la question d'âge pour deux enfants de catégories voisines.

Cela va de soi, et vous saurez facilement, dans la conduite à suivre, faire la part des divers facteurs d'appréciation pour chaque enfant que vous aurez à traiter et en tenir compte, soit au point de vue des espérances à donner, soit au point de vue de la préparation à faire avant de songer à la réduction.

Après ces éclaircissements et ces réserves faites, et il était à peine besoin de les faire, chacun de vous les ayant déjà faites spontanément, nous allons établir nos types cliniques.

Nous distinguerons :

1° les luxations de moins de sept ans ;

2° les luxations de sept à dix ou douze ans ;

3° les luxations de douze à quinze ans ;

4° les luxations de plus de quinze ans.

LUXATION UNILATÉRALE

Premier cas. — *Luxation de moins de sept ans.*

Nous avons dit, dans le chapitre du pronostic, qu'on peut en toute conscience promettre de guérir les luxations de moins de sept ans. Il n'arrivera pas une fois sur cent, à cet âge, que la luxation sera irréductible.

Voici, sur le traitement à faire, les indications essentielles.

Avec le chloroforme, sans extension préalable, sans même d'extension forcée extemporanée et après un simple pétrissage (sans rupture) des adducteurs, on peut arriver à la réduction

en moins de dix à quinze minutes, et parfois même instantanément.

Si, pour une raison ou pour une autre, on préfère ne pas recourir
à l'anesthésie, on le peut, sans difficulté ni inconvénient; surtout
s'il s'agit d'enfant de moins de trois ans. Mais alors, pour avoir
une réduction facile et douce, il est bon d'avoir préparé le petit
malade en le soumettant pendant une quinzaine de jours à une
extension continue de la valeur de 2 à 3 kilogrammes (voir p. 71).

Pour mon compte, j'emploie le chloroforme même chez les tout
petits (voir le cas cité au chapitre du diagnostic d'un enfant de
treize mois, page 32).

L'anesthésie dispense de l'extension préalable, pas toujours facile
à surveiller exactement à cet âge; elle facilite beaucoup le travail
de la réduction et elle évite à l'enfant des douleurs inutiles.

On administre le chloroforme en ce cas, sans nécessité absolue
si vous voulez, mais pour les mêmes raisons et avec les mêmes
avantages que dans le cas d'une luxation traumatique de l'épaule.

J'ai dit qu'une extension préalable de quinze jours dispense de
l'anesthésie chez les tout petits. Cependant, même chez eux dans
certains cas infiniment rares, lorsqu'il s'agit à la fois d'une luxation avec un raccourcissement assez grand, trois centimètres par
exemple, et d'une tête fémorale qui n'est déjà plus directement en
avant, mais supra-cotyloïdienne, et à plus forte raison si la tête est
postérieure, c'est-à-dire lorsqu'on a affaire à un cas un peu rebelle,
je conseille les deux moyens : extension préalable de quinze jours
et anesthésie au moment même de la réduction.

Après ce que nous avons dit dès les premières pages de ce chapitre, vous devinez que, même dans cette première catégorie, il peut
se trouver des cas assez difficiles; le cas d'un enfant de cinq à sept
ans qui aurait en même temps un raccourcissement marqué de
plus de trois centimères et une luxation de forme postérieure; or
les deux choses se trouvent généralement réunies.

Je dois dire que je n'ai jamais échoué, même dans ces conditions
défavorables, chez un enfant de la première catégorie. J'ai toujours
réduit, même sans extension continue préalable; mais quelquefois
la séance a été longue et pénible.

Je vous conseille, en pareil cas, de faire une préparation soigneuse de la réduction par une extension de huit à dix kilogr., pendant un mois, et de la faire même *toujours dans ce mauvais cas*
à moins que vous ne soyez très familier avec le traitement.

Deuxième cas. — *Luxation de sept à onze ou douze ans.*

Nous avons besoin de l'anesthésie mais non pas toujours de l'extension continue préalable. Un spécialiste ayant l'habitude de ces interventions réduira, séance tenante, sans cette préparation. Mais, dans la pratique courante, il sera prudent de né pas vous dispenser de soumettre le malade à une extension continue de 12 à 15 kilogrammes pendant trois à quatre semaines. Si même la luxation est de forme postérieure, cette extension préalable sera pour vous une règle absolue et vous la prolongerez pendant deux mois. De plus on fera toujours, au début de la séance de réduction, une extension continue extemporanée (voir page 80) d'une durée de dix minutes et d'une valeur de 80 kilogrammes environ.

Troisième cas. — *Luxation de douze à quinze ans.*

Vous pouvez encore entreprendre la réduction de ces luxations, surtout si vous avez déjà fait une ou plusieurs réductions, fût-ce d'enfants plus jeunes, et vous réussirez, pourvu que la hauteur de la luxation ne dépasse pas quatre centimètres, pourvu qu'elle ne soit pas postérieure, pourvu que vous ayez préparé le sujet par une extension continue de 25 à 30 kilogrammes, surveillée chaque jour pendant deux à quatre mois, et qui aura amené l'abaissement complet (à un centimètre près) du grand trochanter.

Mais vous n'êtes pas sûr de réussir si vous vous trouvez en présence d'une luxation ayant plus de quatre centimètres de hauteur, dont l'abaissement par l'extension n'a pas été fait, et surtout si cette luxation est déjà nettement postérieure ; à plus forte raison si toutes ces mauvaises conditions sont réunies.

Néanmoins, en prolongeant l'extension préalable pendant plusieurs mois, quatre, cinq, six, vous augmenterez beaucoup vos chances, sans que vous puissiez d'ailleurs affirmer d'avance le succès pour les mauvais cas.

Mais sachez au moins qu'en vous astreignant à prendre exactement les précautions que nous avons dites p. 112 et 113, vous ne risquerez rien à faire un essai ; il n'en saurait résulter aucun inconvénient sérieux, et, même dans ces « cas mauvais », on a encore la chance assez grande (50 p. 100) de réussir, et, si vous échouez, vous pourrez vous dire que personne n'aurait probablement mieux fait que vous.

Quatrième cas. — *Luxation de quinze ans et au-dessus.*

Il est permis de faire un essai de réduction d'une demi-heure à trois quarts d'heure de durée si la luxation ne dépasse pas cinq centimètres de haut ou si elle est antérieure, et l'on réussira encore quelquefois, pourvu qu'on ait eu soin de préparer le malade par une extension continue de 15 à 20 kilogrammes, surveillée quotidiennement et d'une durée de quatre à six mois et..... qu'on ait un peu de chance.

Mais, dans les conditions inverses (luxation postérieure ou plus haute que cinq centimètres), on n'arrivera presque jamais (on ne peut pas dire jamais en matière de réduction de luxation) à la réussite, même après cette longue extension préalable. Je ne vous conseille pas d'essayer, à moins cependant que les parents, avertis, n'aient réclamé cet essai en acceptant comme condition l'extension préalable de quatre à six mois, précaution nécessaire pour rendre cette tentative raisonnable.

Je ne vous conseille même pas d'essayer, en règle générale, chez les enfants de quinze ans et au-dessus, quelle que soit la forme, quel que soit le degré de raccourcissement, — à moins que vous ne soyez très familier avec ce traitement.

Si ceci est, oui, il vous est permis d'essayer. Souvenez-vous de Pravaz, qui a réduit une luxation de quinze ans, et c'était une luxation double, et l'a réduite *sans anesthésie.*

Chacun de nous, parmi les spécialistes, a réduit de ces cas avancés et parfois sans extension préalable; à plus forte raison y pourrions-nous réussir si nous avions la patience de suivre la conduite tracée par Pravaz; à savoir : de faire de l'extension continue de 18 à 20 kilogrammes pendant six à huit mois et de la surveiller quotidiennement pour être bien sûr de son action réelle.

Si les parents, avertis de la petite chance que vous avez de réussir et des moyens longs et un peu ennuyeux pour tous, qu'il faut employer pour faire surgir cette petite chance et l'augmenter un peu, si les parents, dis-je, dans ces conditions, vous le demandent, essayez, faites une séance d'une demi-heure, puis une deuxième si vous voulez, un mois et demi après. Vous réussirez quelquefois.

Je ne parle pas du maintien de la réduction, qui n'est rien à côté de la difficulté de la réduction, au moins dans des cas pareils à ceux-ci.

CHAPITRE XIV

LUXATION DOUBLE

Sommaire. — *Luxations doubles.*

Plus difficiles à réduire d'une manière générale que les luxations unilatérales. Il faut abaisser de 2 à 3 ans les limites d'âge précédemment
données pour celles-ci.

En règle générale, on traitera les deux côtés simultanément — mais on ne
fera pas les deux réductions le même jour (si ce n'est dans les cas très
faciles) pour ne pas trop fatiguer l'enfant.

Il faut bien savoir que, passé 10 ans, — il reste quelque raideur des
hanches.

S'abstenir cependant de faire des mobilisations forcées. Le temps est le
grand maître et fait mieux à ce point de vue que les séances d'assouplissement forcé sous chloroforme.

Un mot sur quelques modalités cliniques non comprises dans les 5 cas
précédents :

a) Conduite à tenir lorsque s'est produite une reluxation antérieure ou
postérieure.

b) Luxation avec néocotyle.

c) Luxation coexistant avec d'autres maladies.

La luxation double est presque aussi fréquente que la luxation
simple.

Nous allons dire ici les quelques particularités qu'elle présente
au point de vue du traitement, car nous avons déjà parlé de son
diagnostic et de son pronostic (voir le chapitre du diagnostic et du
pronostic, et la fig. 6).

On peut dire, en ce qui concerne le traitement de la luxation
double, que, d'une manière générale, les règles de conduite sont les
mêmes qu'en ce qui concerne la luxation simple et se tirent des
mêmes éléments d'appréciation : âge du sujet, hauteur et forme
de la luxation.

a) *Indications cliniques.*

La règle de conduite à suivre en présence d'une luxation double.

1° Age du sujet.

La limite d'âge de la réductibilité s'abaisse, pour la luxation double, d'environ trois ans d'une manière générale, c'est-à-dire qu'une luxation double de six ans est aussi difficile à réduire (peut-on dire d'une manière générale) qu'une luxation simple de neuf ans, et demande la même préparation que celle-ci.

Une luxation de quatre ans présente les mêmes difficultés sensiblement qu'une luxation simple de six à sept ans; une luxation double de huit ans est aussi ardue qu'une luxation simple de dix à douze ans et demande la même préparation préalable que celle-ci, et, passé dix ans, on n'a pas plus de chance de réduire une luxation double qu'on n'en a pour une luxation simple de plus de treize ans, et il faudra faire, comme dans celle-ci, une extension continue préalable de trois à quatre mois.

Voilà pour les différences suivant les âges, toutes choses étant égales d'ailleurs, c'est-à-dire une extension préalable de même durée, hauteur égale de la luxation, forme identique.

Remarquons que c'est justement parce que, dans la luxation double, la tête qui était antérieure devient plus promptement postérieure, que cette luxation devient plus vite irréductible.

Il y a sans doute d'autres raisons, mais celle-ci est tout au moins l'une des principales.

Il s'ensuit qu'à moins d'être très familier avec ce traitement on n'essaiera guère la réduction de la luxation double passé dix ou douze ans.

En effet, le traitement devient difficile et ennuyeux à partir de cet âge. Passé dix ans et même avant dix ans, la réduction n'est pas toujours possible des deux côtés.

Que ferez-vous si, après avoir réduit le premier côté, vous ne pouvez pas réussir à réduire l'autre?... L'enfant restera à moitié guéri; boitera-t-il réellement moins? — pas toujours.

En tous cas, vous ne devez pas vous laisser prendre au dépourvu, il faut que vous ayez prévu cette éventualité où vous ne pourriez réduire que l'une des deux luxations, que vous l'ayez pesée et discutée dans votre esprit, et même devant les parents; il faut que vous ayez arrêté votre parti, de concert avec eux. Si ceux-ci exigent la réussite des deux réductions, vous ne vous embarquerez pas dans le traitement de l'un des côtés, sans être moralement sûr de pouvoir réduire le deuxième.

Vous aurez cette certitude morale si vous vous occupez tout d'abord du côté le plus luxé (après avoir fait, bien entendu, pour ces cas-limites, une longue extension continue préalable).

Vous commencez donc par le côté le plus luxé, c'est-à-dire celui où la tête est la plus haute et le plus en arrière. Car, presque toujours, l'un des côtés est manifestement plus élevé que l'autre (il est rare que les deux luxations soient absolument symétriques). Si vous réussissez à obtenir la réduction de ce côté (le plus difficile), il est logique de penser qu'à plus forte raison vous réussirez de l'autre.

Mais si vous échouez de ce côté, vous ne tenterez pas l'autre réduction; votre situation est nette, les parents vous ayant posé comme condition « leur tout ou rien », — les deux réductions ou pas du tout.

Mais lorsque les parents vous laisseront une liberté entière, que ferez-vous après avoir échoué du premier côté?

En somme, il s'agit de savoir s'il vaut mieux laisser le malade avec une luxation simple qu'avec une luxation double.

Nous avons dit que le pronostic de la luxation double est généralement plus grave que celui de la luxation simple; d'après cela, on devrait conclure pour l'affirmative, c'est-à-dire faire le traitement, même lorsqu'on ne peut réduire que l'un des côtés.

Mais il faut se demander si les conditions sont ici les mêmes, si, après la réduction d'un côté, l'enfant se trouvera vraiment dans les conditions d'une luxation unilatérale. — Oui, si la guérison était intégrale. — Mais, dans ces cas-limites d'enfants avancés en âge, où l'un des côtés est seul réductible, il peut persister un peu de raideur articulaire.

Donc, l'enfant resterait finalement avec une luxation d'un côté et une raideur articulaire de l'autre hanche, ce qui serait un résultat bien médiocre.

Mais si l'enfant a moins de dix ans, vous pouvez espérer la guérison intégrale du côté réduit.

Je vous conseille donc, pour un enfant de moins de dix ans, de faire la réduction d'un côté, ne dussiez-vous pas réduire l'autre, pourvu que vous ayez affaire à des parents intelligents et dûment avertis qu'ils ne doivent pas s'attendre ici à une guérison complète (puisque l'un des côtés restera « en l'état »), mais à une simple amélioration.

Passé dix ans, je vous conseille de ne pas faire cette réduction d'un seul.

Cette règle n'a rien d'absolu, vous pensez bien.

Un spécialiste entreprendra souvent le traitement de la luxation congénitale passé dix ans, même au cas où il saura ou pensera qu'il ne pourra réduire que l'un des côtés par des procédés purement orthopédiques.

Par un traitement de mécanothérapie et de massages, traitement patient et très prolongé, il arrivera, même à cet âge, à rendre à la hanche réduite une souplesse sensiblement normale.

Et il ne restera même pas désarmé en présence de la deuxième luxation. Pour le dire dès maintenant, il se réservera d'entreprendre plus tard un traitement sanglant de cette deuxième luxation [irréductible par les moyens ordinaires], — (voir Appendice), ou bien une amélioration de la fonction de ce deuxième côté.

Dans la luxation double, les deux traitements seront-ils simultanés ou successifs?

Les deux opinions sont soutenables et les avis sont partagés. Mais nous estimons qu'il vaut mieux conduire de front, à moins de circonstances particulières, les deux traitements; ce qui ne veut pas dire, d'ailleurs, qu'on fera les deux réductions le même jour.

Avec les deux côtés traités simultanément, l'enfant est débarrassé dans moitié moins de temps que si l'on suit la conduite inverse.

Les deux traitements seront donc faits en même temps, — mais les *deux réductions sont faites à quelques jours ou quelques semaines d'intervalle*, dans les cas suivants :

Un enfant a une luxation double très accentuée, on vient de réduire un des côtés par des manœuvres très vigoureuses et traumatisantes qui ont duré une heure.

Il faudra s'en tenir à cette réduction unique pour l'instant, afin d'éviter un choc trop violent au malade; on fera la deuxième réduction deux ou trois semaines plus tard.

Ou bien encore l'une des luxations est très bénigne et l'autre moins, mais on est cependant moralement sûr de réduire ce dernier côté après quelques semaines d'extension (l'enfant ayant moins de dix ans). On fera d'emblée sans extension préalable le traitement du premier côté, et, pendant que celui-ci se guérit, on met l'autre jambe à l'extension; un à deux mois après, on réduit celle-ci.

Au contraire, *on réduira les deux côtés le même jour* s'il s'agit d'un enfant de deux, trois, quatre, cinq ans.

La première luxation a été très facile à réduire ici, la réduction s'est faite presque instantanément, et l'on n'a pas à craindre de trop fatiguer l'enfant en faisant d'emblée la deuxième réduction.

Quand les deux réductions ont été faites le même jour ou à quelques semaines d'intervalle, quatre à six mois suffiront pour achever le traitement. Lorsqu'on fait les deux traitements successivement la durée du traitement sera double et je ne vois aucun intérêt véritable à agir ainsi, à moins que l'enfant ne se trouve dans des conditions de santé générale spéciales.

Car il n'y a pas de règle sans exception et, en dehors des cas où les parents exigent absolument qu'on espace les deux traitements, il est bien entendu que si, dans un cas difficile, l'on n'a d'emblée réduit que l'un des côtés et que l'état général de l'enfant devienne précaire pour une raison quelconque, à la suite de cette première réduction, et oblige à beaucoup de ménagements, il sera plus sage de s'en tenir là pour l'instant et de rendre l'enfant à une vie normale de liberté et de marche pendant six mois ou même un an, avant d'entreprendre le traitement du deuxième côté.

Pendant ce long intervalle, pour ne pas laisser s'aggraver les difficultés anatomiques, on aura eu soin de faire chaque nuit une bonne extension de la jambe qui reste luxée.

Grâce à cette préparation faite de très longue date, ce deuxième côté ne pourra pas devenir irréductible.

b) *Technique opératoire proprement dite.*
de la luxation double

1° *Réduction et contention* (voir fig. 123).

La technique de la réduction et de la contention, dans la luxation double, est sensiblement la même que pour le traitement de la luxation simple.

Le premier côté, déjà réduit depuis quelques jours et immobilisé dans un plâtre, peut être laissé dans l'appareil pendant les manœuvres de réduction du deuxième côté. L'on aura ainsi, sur l'appareil, un point d'appui pour les manœuvres à faire sur le deuxième côté.

Si l'on a des soupçons sur le maintien de la réduction du premier côté (caché dans l'appareil), on peut, après avoir fait la réduction du deuxième côté et avant d'immobiliser celui-ci, enlever l'appareil qui existe déjà.

On contrôle et on vérifie que la réduction ne s'est pas défaite de ce premier côté, sinon on la refait immédiatement; puis on met un nouvel appareil qui immobilise les deux côtés, soit dans la même position, soit dans une position un peu différente.

Si l'on fait les deux réductions dans une même séance, un aide maintient avec les deux mains la première jambe déjà réduite, pendant les manœuvres à faire du deuxième côté, s'il s'agit de manœuvres de très brève durée; mais si vous devez faire des manœuvres vigoureuses et longues pour le deuxième côté, laissez tranquillement se reluxer le premier côté, et, dès que vous aurez réduit le deuxième côté, vous rattraperez la première réduction avant de passer à l'application de l'appareil plâtré qui doit immobiliser les deux jambes.

La position à donner à ces deux jambes est la position de choix ordinaire : 70° d'abduction en partant d'une flexion de 70° et 0° de rotation (voir page 119).

Dans l'appareil suivant, deux mois et demi après, on garde ou on modifie, comme pour la luxation simple, la position primitive (voir page 173) et on laisse le dernier appareil huit à dix semaines, ce qui fait une durée moyenne de cinq à six mois pour le traitement entier.

Vous devinez que si le premier côté est immobilisé depuis deux mois lorsqu'on fait la deuxième réduction, on donnera au deuxième côté nouvellement réduit la première position (de choix) et au premier côté anciennement réduit une position autre, si l'on veut. Deux ou trois mois après, l'appareil bilatéral sera enlevé. Le premier côté pourra dès ce moment être laissé libre, le malade conservant encore le repos. Il reste à faire pour une nouvelle période de deux à trois mois un appareil à la deuxième jambe, soit dans la même position, soit dans une des positions améliorées indiquées au chapitre X. — Tenez-vous-en aux indications données à ce sujet dans la page 173 et les pages suivantes.

Après un temps qui varie au total de quatre mois et demi à six mois, les deux jambes sont libres, toujours au repos.

2° *Traitement consécutif* (voir fig. 124).

On attend encore un ou deux mois avant de mettre l'enfant sur pieds, en le massant et en faisant des mouvements actifs et passifs pour qu'il « se dérouille ».

Il meut ses jambes librement sur le cadre où il est couché, et les rapproche spontanément. On dirige, on rectifie, on facilite ou on ralentit, suivant le cas, ce retour des deux jambes à la position normale. Si l'une est plus courte que l'autre, c'est-à-dire en adduction, on la tire par une extension nocturne de trois à quatre kilogrammes.

Par cette liberté, par ces mouvements spontanés, par ces massages répétés, les jambes ont bientôt recouvré avec leur rectitude beaucoup de force et une certaine souplesse. Deux à trois mois à partir du moment où le dernier appareil a été enlevé, on peut commencer à mettre l'enfant sur pieds : au début, cinq minutes toutes les deux heures pendant quatre ou cinq jours, puis un quart d'heure toutes les heures. Après une dizaine de jours, il essaie de faire quelques pas avec l'appui de deux bâtons qui lui permettent d'assurer son équilibre.

On observe ce qui se produit sous l'influence de la pesée du corps. Si les jambes restent en légère abduction, c'est bien; si l'une se met en adduction, on y avise. On remet au besoin le malade au repos pour quelques semaines en reportant la cuisse dans une abduction forcée; ou bien, s'il s'agit d'une adduction à peine marquée, l'on installe simplement une extension continue de quatre à cinq kilogr.; il suffit généralement de faire cette extension pendant la nuit et le malade conserve la liberté de marcher dans la journée.

3° *La question de la mobilité articulaire.*

Dans les luxations doubles de plus sept et huit ans, il persiste longtemps de la raideur des hanches. C'est pour cela qu'il ne faut pas prolonger l'immobilisation dans les plâtres au delà du temps nécessaire. Les immobilisations trop longues laissent, chez les enfants un peu âgés, des ankyloses fibreuses très gênantes pour la marche.

Je sais bien qu'en fin de compte, les jointures se dérouillent après un, deux ou trois ans. Des enfants qui marchaient très mal au début ont fini par marcher d'une façon impeccable sans qu'on ait jamais fait de mobilisation forcée, mais il faut avouer que, parfois, surtout pour les enfants de plus de dix ans, cela se fait tellement attendre que l'on est fortement tenté d'intervenir pour mobiliser sous chloroforme ces ankyloses fibreuses rebelles.

J'ai déjà dit, pour la luxation simple, qu'il faut savoir résister à cette tentation et se borner à des massages, à des bains de mer chauds, à des bains de Barèges, à des bains, des douches et massages, à Aix, à Bourbonne, etc. — et ces raideurs finiront par disparaître bien mieux, et tout compte fait *encore plus tôt*, que si vous étiez intervenu par une mobilisation forcée.

On ne doit donc intervenir qu'en vue de corriger l'attitude, si celle-ci est restée défectueuse d'un côté ou des deux. Il se peut que l'une des jambes soit en adduction et l'autre en abduction. On corrige l'adduction, avons-nous dit, par une extension nocturne bien faite : mais cela ne suffit pas; et, pour corriger l'abduction de la deuxième jambe, on met l'écheveau de la contre-extension dans l'aine de ce deuxième côté.

Dans les cas rebelles, il faudra demander la correction à une mobilisation de la jambe la plus courte, la jambe de l'adduction : il s'agit de mouvements passifs doux et progressifs qui ne seront point douloureux, faits sous chloroforme et qu'on prolongera au besoin pendant vingt à vingt-cinq minutes. On porte cette jambe (qui était en adduction) dans une abduction de 40 à 50° et et on met un plâtre dans cette position. L'autre jambe, qui est en abduction, est ensuite ramenée facilement et progressivement par une bande molle qui relie le genou au plâtre de la première : il suffit de raccourcir progressivement cette bande pour ramener la jambe trop longue bien exactement sur la ligne médiane.

Ce plâtre est enlevé au bout de trois ou quatre semaines. — Dès lors on surveille l'attitude en faisant seulement des massages et des exercices actifs ou passifs.

Mais il faudrait se résigner, si la mauvaise attitude se reproduisait encore, à faire une nouvelle correction douce, suivie d'un nouveau plâtre, pour quelques semaines (voir au chap. X la manière de parfaire la réduction anatomique si elle est légèrement défectueuse, et la manière de corriger l'attitude des lombes et des genoux).

UN MOT SUR QUELQUES MODALITÉS CLINIQUES
NON COMPRISES DANS LES CAS ÉTUDIÉS PLUS HAUT

a) *Reluxation antérieure ou reluxation postérieure.*

Un mot sur la conduite à tenir en présence d'une reluxation antérieure ou postérieure observée quelque temps après la cessation de tout traitement.

La question a déjà été étudiée au chapitre XII, page 179.

Faut-il les traiter? faut-il faire une réduction nouvelle?

Oui, dans tous les cas, s'il s'agit d'une reluxation postérieure.

Mais non pas toujours s'il s'agit d'une reluxation antérieure.

Cela n'est pas nécessaire lorsqu'il s'agit d'une reluxation antérieure du premier degré et même généralement pas dans le cas de reluxation du deuxième degré, tandis que vous soumettrez à un traitement nouveau les reluxations du troisième degré, parce que si avec les deux premiers degrés l'on marche généralement bien, l'on marche au contraire presque toujours très mal avec une reluxation du troisième degré, avec une reluxation antéro-externe.

b) *Luxation avec néocotyle.*

Nous avons indiqué les éléments de diagnostic du néocotyle (voir page 40 et les fig. 25, 26, 27 et 28).

Faut-il traiter ces variétés de luxation?

La réponse dépend des cas : c'est là encore une « question d'espèces ».

Vous ne ferez rien si l'enfant ne marche pas mal et ne souffre pas; si l'appui de la tête paraît solide; si le déplacement est petit et reste stationnaire.

Mais nous avons constaté dans la majorité des cas que, contrairement à l'opinion générale, ces enfants à néocotyle souffrent ou boitent beaucoup.

Si cela est, vous devez les mettre en traitement.

Voici quelques indications sur la technique de la réduction, et sur son maintien.

1° *Réduction.*

Il faudra prendre quelques précautions que voici :

Si la tête n'a pas été abaissée par l'extension continue et ne descend pas par une extension forcée immédiate de 40 à 50 kilogrammes, soupçonnez l'existence d'un repli falciforme s'opposant à la réduction. J'ai trois observations personnelles où existait cette disposition anatomique.

Il nous faudra en pareil cas faire basculer la tête en avant de ce repli.

Si l'on tire la jambe directement en bas, avec une très grande force, on n'arrivera à rien, — et l'on risque même de briser l'os, de séparer la tête et le col du fémur.

Pour dégager la tête il faut commencer par augmenter l'adduction jusqu'à 90°, par porter la tête fémorale en rotation externe et par l'attirer en avant, ce qu'on fait indirectement en faisant basculer le genou en sens inverse, en arrière (la cuisse toujours tenue en adduction forcée), tandis qu'on presse directement sur le trochanter d'arrière en avant pour aider la tête à sauter par-dessus le repli falciforme, et dès qu'elle est dans le canal on la fait avancer vers le cotyle par des mouvements analogues à ceux de la troisième manœuvre (voir p. 105).

La réduction obtenue, gardez-vous bien de confondre la réduction vraie, c'est-à-dire celle qui se fait dans l'ancien cotyle, avec le simple va-et-vient de la tête dans le néocotyle.

Ce diagnostic est à faire.

Je m'y suis trompé, dans un cas, pendant plusieurs minutes, d'autant plus facilement que j'obtenais un véritable claquement dans ce néocotyle, soit à la rentrée, soit à la sortie de la tête.

Le diagnostic se fera par la palpation du pli de l'aine. Dans la réduction vraie la tête se sentira sous l'artère, en avant, à la place normale.

On ne sentira pas la tête fémorale sous l'artère évidemment s'il s'agit du va-et-vient de la tête dans le néocotyle [1].

---

1. Je ne parle pas ici du néocotyle sans communication avec l'ancien cotyle, car voilà bien un cas tout à fait exceptionnel et que vous ne verrez sans doute jamais dans votre pratique, tout au moins chez les enfants.

L'on penserait que cette communication est interrompue si l'on constatait l'impossibilité d'abaisser la tête et de réduire même avec la manœuvre décrite ci-dessus.

Mais on ne pourrait l'affirmer que par l'introduction d'une sonde exploratrice dans le canal capsulaire après ponction faite de la manière indiquée (page 255). — La méthode ordinaire de réduction échouerait évidemment en pareil cas, mais l'on pourrait, avec notre dilatateur, pénétrer par effraction à travers la paroi interne de la capsule jusque dans l'ancien cotyle et faire ainsi un chemin artificiel à la tête pour y retourner.

2° *Maintien de la réduction.*

Il faut :

a) Exagérer la flexion de la cuisse afin de porter la tête fémorale à la partie inférieure de l'ancien cotyle et de rendre impossible le retour de cette tête dans le néocotyle.

b) Continuer au moins pendant sept ou huit mois le maintien de cette position — pour arriver à un creusement très profond de l'ancien cotyle et effacer ainsi autant que possible le passage de celui-ci jusque dans le néocotyle qui, deshabité, se comblera peu à peu.

c) *Luxation coexistant avec d'autres maladies.*

Ces autres maladies existant avec la luxation, peuvent être :

Une coxalgie;

Une tumeur blanche;

Un mal de Pott;

Une maladie de Little;

Une paralysie infantile;

Du rachitisme, etc.

Si la maladie coexistante crée un état général mauvais, diminuant la résistance de l'organisme, s'il s'agit par exemple d'un mal de Pott à la période floride, il faut attendre évidemment que cette maladie soit guérie avant de faire le traitement de la luxation.

S'il s'agit au contraire de rachitisme ou de maladie de Little, on peut commencer immédiatement le traitement de la luxation.

Dans le cas de coxalgie, si la coxalgie est bénigne, et si la réduction très facile peut être obtenue sans traumatisme, il est permis de la faire sans retard et la coxalgie se guérira en même temps que la luxation.

CHAPITRE XV

RÉSULTATS

Sommaire. — Autrefois, il y a 8 à 10 ans, la réduction anatomique vraie n'était presque jamais obtenue, aujourd'hui toujours. Dans nos 100 derniers cas, guérison constante.

Guérison intégrale dans les cas traités à temps : ces guérisons sont si parfaites que l'on ne peut pas se douter que ces enfants « aient jamais rien eu ». Si l'on vient tard, passé 10 ans par exemple, et si la luxation est double, l'on réduira sans doute et l'on saura maintenir, mais il pourra persister de la raideur des hanches pendant plusieurs années.

De plus, dans les cas de reluxation à forme antérieure du 3e degré, l'on n'aura pas toujours des guérisons parfaites mais souvent de simples améliorations fonctionnelles.

Mais l'on ne devrait plus voir de ces reluxations graves à l'avenir et l'on n'en verra plus effectivement si l'on bannit de la technique à venir l'abduction forcée, l'hyperextension des auteurs allemands. Dans les cas de luxations traitées à temps, l'on peut dire sans exagération que l'on peut avoir à l'avenir des statistiques blanches au même titre et dans le même sens par exemple que les chirurgiens peuvent avoir des statistiques blanches de cures radicales de hernies simples.

Les résultats que donne la technique actuelle ont été indiqués dès la première page de ce livre. Nous n'aurons que quelques mots à ajouter aux détails déjà donnés.

Disons d'abord que, au fur et à mesure que le traitement devenait, avec les années, plus efficace et plus sûr, il devenait aussi plus bénin. Aujourd'hui, nous savons éviter facilement les accidents ou incidents du traitement que nous observions au début, il y a sept ou huit ans.

Toutefois, il n'est pas inutile de les enregistrer ici.

Accidents et incidents du traitement.

I. Choc opératoire.

Le choc opératoire n'était pas rare autrefois lorsque la technique du traitement était mal ou pas réglée et que l'on s'entêtait à vouloir réduire *quand même* des luxations irréductibles, et à faire pour cela des opérations de deux heures et plus.

L'on a eu ainsi au début de l'application de la méthode, plusieurs cas de morts à déplorer à la suite du choc opératoire.

Lorenz et d'autres en ont cité des observations.

J'en ai eu un cas, que je veux rapporter ici parce qu'il sera pour vous très instructif.

Il s'agissait d'une luxation double de douze ans, à forme nettement postérieure, à raccourcissement très marqué mesurant 8 et 9 centimètres.

L'intervention fut faite après seulement deux semaines d'extension préparatoire de 15 à 18 kilogrammes.

Après une heure et demie de manœuvres extrêmement vigoureuses la luxation gauche était réduite.

Je voulais m'en tenir là pour l'instant et remettre à une séance ultérieure la deuxième réduction.

Mais les parents, pour éviter une nouvelle narcose à l'enfant, m'ont supplié de poursuivre séance tenante la réduction du deuxième côté, et j'ai eu le grand tort de les écouter. Il nous a fallu encore trois quarts d'heure d'efforts énormes pour obtenir cette deuxième réduction.

Donc deux heures un quart de manœuvres traumatisantes : c'était trop !

Au réveil la fillette était d'une pâleur extrême et comme anéantie — elle répondait à peine aux questions de ses parents.

Bientôt le pouls a baissé et la respiration est devenue haletante. Malgré tous les moyens que nous avons pu employer pour combattre ces phénomènes de choc, l'enfant s'est éteinte dans la nuit qui a suivi.

Instruit par ce fait douloureux qui date de près de six ans, nous n'avons plus jamais, même chez les enfants les plus robustes, fait de séance d'une durée de plus d'une heure ou une heure un quart au maximum, préférant, lorsque nous n'avions pas réussi après ce temps, renoncer à la réduction, au moins pour l'instant; et depuis, dans les cas de luxations doubles, lorsque la réduction du premier côté a demandé trois quarts d'heure au minimum, nous remettons toujours à une deuxième séance la réduction du deuxième côté. Grâce à ces précautions, nous n'avons plus jamais observé de phénomènes inquiétants à la suite de nos interventions.

Vous éviterez donc sûrement ces accidents de choc opératoire :

1° Si vous êtes sûr de votre chloroformisateur et si vous faites entretenir le malade, pendant toute la durée de l'opération, à ce degré de la narcose, que j'ai étudié en détail[1] dans mon livre de la coxalgie où la conscience et la sensibilité sont abolies, tandis que le réflexe oculaire ne l'est pas.

2° Si vous ne vous obstinez pas à prolonger les manœuvres de réduction au delà de trois quarts d'heure ou d'une heure au maximum, même chez les enfants de plus de dix ans, et si vous n'allez pas au delà d'une demi-heure pour tous les enfants de moins de dix ans.

3° Si vous ne rompez pas les adducteurs dès le début de l'opération ; cette rupture pourrait amener des hématomes étendus à la suite des manœuvres vigoureuses et prolongées qu'on est quelquefois obligé de faire malgré la rupture pour obtenir la réduction.

II. Paralysie. — On a noté autrefois, au début des applications de la méthode moderne, quelques cas de paralysie du sciatique et du nerf crural. J'ai vu personnellement deux cas de paralysie du sciatique poplité externe. Dans ces deux cas et, d'ailleurs, je crois bien, dans tous les cas cités par d'autres chirurgiens, la paralysie a fini par disparaître à peu près spontanément et complètement, après quelques semaines ou quelques mois. Mais c'étaient là cependant des accidents très fâcheux. Heureusement on les évite aujourd'hui, en faisant, dans tous les cas un peu difficiles d'enfants de plus de dix ans, 1° une longue extension préalable suivie de l'extension forcée extemporanée mesurée au dynamomètre, 2° en tirant pour cette dernière sur le pied au lieu de tirer sur le genou ; en effet, en tirant sur le genou on peut écraser le sciatique poplité externe contre la tête du péroné, et 3° en ne prolongeant pas les manœuvres au delà de la durée fixée plus haut.

III. Fractures. — On a observé également au début, et nous en avons vu trois cas, des fractures du fémur, soit au 1/3 supérieur, soit au-dessus des condyles. Ces fractures n'ont pas d'autre inconvénient, il est vrai, que d'obliger à cesser toutes les manœuvres de réduction et à subir un retard de quatre à six mois.

Mais il est aujourd'hui parfaitement possible de les éviter, grâce aux précautions suivantes.

Ces fractures se produisent soit le jour de la réduction, soit

1. *Technique du traitement de la coxalgie*, Masson, 1904, p. 51 : Chloroformisation.

lorsqu'on veut défaire *instantanément* la première position. On les évitera si l'on a bien soin, le jour de la réduction, de bien allonger et pétrir les adducteurs avant de faire le mouvement d'abduction, si l'on a soin de tirer sur le fémur comme pour le détacher de l'os iliaque, au lieu de se borner à peser sur lui dans le mouvement d'abduction forcée (à ce moment où la tête butte derrière le bord postérieur du cotyle sans se décider à entrer); et si l'on va très progressivement et très méthodiquement, degré par degré, et non par à-coups, pour arriver à cette abduction forcée, en ayant toujours soin de tirer sur le genou plus fortement encore qu'on ne presse sur lui; et lorsqu'on sent, après plusieurs minutes d'efforts modérés et méthodiques, que la tête ne veut pas entrer ainsi, il ne faut pas insister par une pesée inconsidérée et brutale; on ne demandera pas davantage alors au mouvement de bascule et de levier, mais l'on demandera davantage à la pression des pouces sur la tête fémorale, cette pression étant un mouvement direct qui ne présente aucun danger.

C'est pour une raison analogue que je proscris comme dangereuse la manœuvre brutale de bascule du fémur sur l'avant bras de l'opérateur recommandée par Hoffa, ou la manœuvre de bascule sur le coin de Lorenz, parce que l'on est instinctivement porté à demander à ce mouvement de bascule de vaincre toutes les résistances du fémur, même les résistances invincibles et qu'alors cette manœuvre brise l'os.

Retenez en un mot qu'il faut demander davantage à la pression des pouces et moins que par le passé au mouvement de bascule du genou.

Soyez prudent et méthodique; la prudence et la méthode n'excluent pas évidemment, mais règlent et dirigent la vigueur des manœuvres.

Aussi bien ce sont là des considérations qui s'appliquent au redressement de la coxalgie.

Sans ces précautions élémentaires, vous n'ignorez pas que le simple redressement d'une coxalgie peut aussi amener une fracture.

Vous ne vous étonnerez pas qu'il en soit de même ici.

On se gardera également de rien brusquer lorsque, après l'enlèvement du premier appareil plâtré, on veut transporter le fémur plus en dedans.

Le fémur peut être déjà fixé par une rétraction très solide de la capsule dans sa position d'abduction presque extrême et de rotation externe[1].

Si l'on veut, d'un coup, le porter en abduction moindre et en rotation interne, la capsule tiendra bon et l'os se brisera. Il faut mobiliser doucement, mettre de dix à quinze minutes et parfois trente minutes à faire ce changement de position par des mouvements alternatifs de rotation en dehors et en dedans, millimètre par millimètre.

Après un quart d'heure, on sent que la résistance de la capsule, qui paraissait invincible au début, a cédé d'une façon inattendue, et on atteindra ainsi le but sans courir aucun risque de fracture. On nous pardonnera de revenir ainsi sur ce point de technique, à cause de sa grande importance.

Cette méthode et cette lenteur dans la mobilisation, quand on change une position en une autre, sont plus indispensables encore lorsqu'il s'agit de la correction d'une reluxation antérieure du 2e ou du 3e degré (voir page 191), correction qui demande généralement de une demi-heure à une heure avons-nous dit. Sans ces précautions, on irait sûrement au-devant d'une fracture ; d'autant qu'après les longues immobilisations dans le plâtre, les os ont une fragilité sensiblement plus grande qu'à l'état normal.

Voilà pour les accidents et les incidents qui sont à redouter et pour les précautions qui nous permettent de les éviter aujourd'hui.

Résultats proprement dits.

Quant aux résultats proprement dits, il y a une différence du tout au tout entre ceux d'autrefois et ceux d'aujourd'hui.

Autrefois, il y a une dizaine d'années, lorsque, à la suite de Paci et de Lorenz, nous avons commencé ces traitements, nous n'obtenions, — de même que les chirurgiens que je viens de citer, — presque jamais de véritables réductions ; ou, pour parler plus exactement, nous obtenions la réduction le jour même de l'opération, mais nous ne savions pas la conserver. En fin de compte, après ce traitement qui avait duré un an et plus, nous avions une tête fémorale qui n'était plus généralement dans la fesse, c'est vrai, mais qui n'était pas non plus dans le cotyle ; elle se trouvait en avant et en dehors de lui, sous l'épine iliaque, c'est-à-dire que

---

1. Cette rotation externe est, vous le savez, apparente (voir p. 94).

nous avions une reluxation antérieure. Mais, malgré qu'on eût
remplacé une luxation par une autre, le résultat était loin d'être
nul ; il était même notablement avantageux le plus souvent ; et la
surprise fut agréable, dans le monde médical, de voir ces enfants
dont presque aucun n'avait une réduction vraie, devenus cependant, dans la proportion de plus des deux tiers peut-être, capables
de marcher très longtemps sans fatigue ni douleur, non seulement
de marcher longtemps, mais même de marcher correctement.

Devant des résultats fonctionnels aussi favorables, obtenus dans
une aussi grande proportion, on pensa même un instant qu'il ne
pouvait s'agir que de réductions anatomiques vraies. Les rayons X
sont venus nous enlever nos illusions à ce sujet, et prouver qu'il
s'agissait de simples transpositions.

Notons en passant que c'est aux rayons X que nous devons en
grande partie d'avoir rectifié notre technique. Nous en usons
volontiers, pour notre compte, avant et après le traitement, et
même à plusieurs reprises, au cours du traitement même. Ils nous
renseignent immédiatement après la réduction faite, le jour même
de l'opération, et plus tard, à l'enlèvement de l'appareil plâtré.
C'est grâce à eux, nous le répétons, que nous avons pu corriger et
vérifier tous les détails et les différentes manœuvres du traitement.

C'est par le contrôle constant et réciproque des données de
l'exploration clinique et des rayons X que nous sommes arrivé à
déterminer les positions qui conduisent aux réductions vraies et
celles qui conduisent à une reluxation presque fatale.

Mais si les rayons X nous ont servi à établir une technique sûre,
nous pouvons appliquer actuellement cette technique sûre sans
être obligé de recourir à la radiographie.

Et c'est une conséquence au moins singulière de l'emploi répété
des rayons X, que nous puissions à la rigueur nous en passer
désormais. Je m'explique. Nous pouvons désormais faire ces traitements, avec les seules données de l'examen clinique, justement
parce que la valeur de ces données a été vérifiée par les rayons X
sur des centaines de cas.

Ainsi, nous pouvons affirmer par exemple que lorsque, la réduction faite, nous avons mis la cuisse en abduction de 70° après une
flexion de 70°, le sommet de la tête répondra alors au cotyle et
non pas à la capsule antérieure. Nous n'avons plus besoin des
rayons X, à l'enlèvement du premier appareil, pour savoir si la
tête est directement dans le cotyle, ou un peu trop en avant ou

en arrière, ni pour déterminer, dans ce dernier cas, le sens et le degré de la rectification à opérer pour parfaire la réduction.

J'insiste sur ces faits positifs parce que beaucoup des praticiens auxquels s'adresse ce livre n'ont pas d'installation radiographique à leur disposition. Mais qu'ils se rassurent. Ils n'en ont pas besoin. On peut leur promettre qu'en appliquant exactement la technique indiquée ici, ils arriveront à des guérisons aussi constantes, sensiblement, que les chirurgiens qui recourent à chaque instant au contrôle des rayons X.

J'ai dit constantes. Les résultats sont en effet constants ou à peu près. Je n'exagère rien. Je parle d'aujourd'hui et non pas d'il y a sept ou huit ans. Et ce serait une injustice et grosse erreur que de juger le traitement nouveau d'après les résultats peu brillants qu'on obtenait autrefois, comme si l'on voulait juger de la valeur de l'ovariotomie par les résultats qu'elle donnait il y a vingt ans!... Non seulement nous savons conserver à tout coup, peut-on dire, la réduction anatomique vraie, mais encore, dans le cas où il se ferait une légère transposition antérieure, nous aurions, malgré cela, une guérison fonctionnelle, parce qu'il ne s'agirait guère alors que de reluxation antérieure du 1er degré.

Si la guérison fonctionnelle ne suivait pas toujours, autrefois, la transposition antérieure, c'est parce que beaucoup de nos reluxations antérieures étaient du 2e et quelques-unes même du 3e degré, tandis qu'à l'heure actuelle, non seulement les transpositions deviendront incomparablement plus rares, mais celles que nous pourrions avoir encore ne seront plus que des subluxations, et au pis, des reluxations du 1er degré.

Ainsi, dans les 100 dernières réductions faites par nous depuis quinze mois, nous avons eu 100 guérisons absolues, 96 fois d'emblée et 4 fois après un traitement supplémentaire, la tête ayant glissé légèrement hors du cotyle — dans les 100 avant-dernières, nous avons eu 97 guérisons absolues, et trois insuccès; mais vous allez voir que de ces trois insuccès, nous n'étions pas responsable, en bonne justice, ou tout au moins pas seul responsable.

En effet, dans l'un de ces cas où la boiterie a persisté, il s'agissait d'une malade qui avait été déjà traitée par un spécialiste; la première réduction n'avait pas été bien faite; l'os, sous l'influence de ce premier traitement, s'était notablement déformé, « antéversé », si bien que je n'ai pas réussi, malgré tous mes efforts, à créer des conditions anatomiques nouvelles suffisamment bonnes et à faire disparaître la boiterie; je ne suis parvenu qu'à l'atténuer un peu.

Dans les deux autres cas, la tête fémorale avait glissé insensiblement dans la fesse trois à quatre semaines après l'enlèvement de mon appareil plâtré. Le creusement du cotyle n'était pas assez profond pour retenir la tête, malgré trois mois et trois mois et demi d'immobilisation. Une immobilisation de pareille durée suffit dans la généralité des cas; elle n'avait pas suffi pour ces cas particuliers. J'ai vu, et j'ai voulu réparer la chose. Je pouvais rattraper cette reluxation postérieure, comme je l'ai fait dans d'autres cas identiques (voir page 199); mais les parents peu intelligents (des « dégénérés », comme dit plaisamment un de nos maîtres de tous les parents qui lui résistent), — et peut-être mal conseillés, ont perdu patience et m'ont empêché de faire la correction nécessaire, sacrifiant l'avenir de leur enfant, — car il n'est pas téméraire d'affirmer que, si j'avais eu une liberté d'action complète, j'aurais sûrement transformé ces deux échecs en deux succès, par un traitement supplémentaire de trois à quatre mois.

A ces trois exceptions près, nous avons obtenu, dans nos 200 derniers cas, la guérison anatomique et fonctionnelle, par conséquent presque à tous coups, tandis que, il y a dix ans![1]...

1. On peut se rendre compte de cette amélioration progressive et rapide des résultats, d'année en année, depuis le début, c'est-à-dire depuis dix ans, en jetant les yeux sur notre statistique personnelle que voici.

STATISTIQUE PERSONNELLE

443 cas (luxations simples ou doubles; — enfants de un à seize ans inclusivement).

1re CENTAINE	2e CENTAINE	3e CENTAINE	4e CENTAINE	5e CENTAINE
9 réductions anatomiques vraies. 81 transpositions antérieures. 10 reluxations postérieures.	53 réductions anatomiques vraies. 41 transpositions antérieures. 5 reluxations postérieures. 1 mort dont nous avons parlé dans le chapitre précédent.	97 réductions anatomiques vraies. 1 reluxation antérieure du 3e degré. 2 reluxations postérieures.	100 réductions vraies. 0 reluxation antérieure. 0 reluxation postérieure.	Sur les 43 premiers cas de la 5e centaine, 39 sont encore en traitement. Chez tous, à l'heure actuelle, sauf un, nous avons une très bonne réduction anatomique et nous pouvons compter arriver en fin de compte chez tous à une guérison fonctionnelle parfaite.
La proportion des transpositions antérieures est donc énorme. Cependant, dans les 2/3 de ces transpositions, les enfants avaient une démarche satisfaisante. Mais l'autre tiers avait conservé une boiterie sensiblement aussi disgracieuse que la boiterie ancienne.	Déjà la proportion des réductions vraies est obtenue dans plus de moitié des cas, dans cette 2e centaine. Dans la colonne précédente on comptait le double de reluxations antérieures ou postérieures.	Je n'ai pas réussi malgré tous mes efforts à rattraper la 1re de ces reluxations (la reluxation antérieure du 3e degré); quant aux 2 reluxations postérieures, j'aurais pu les rattraper, mais les parents n'ont pas eu la patience voulue pour entreprendre un traitement supplémentaire.	Mais, sur les 100 réductions anatomiques vraies, 96 seulement ont été obtenues d'emblée et 4 fois il a été nécessaire de faire un 2e traitement pour rattraper la tête fémorale qui avait glissé hors du cotyle 3 fois en arrière et 1 fois en avant.	(Voir page 49, en note, la luxation de 26 ans que je viens de réduire.)

Des guérisons dont je parle, je suis sûr, ayant fait le contrôle de la réduction aux rayons X. Mais, à défaut de ce contrôle radiographique, un examen clinique minutieux permet d'affirmer la valeur de la réduction.

Je dois dire que je compte comme guéris quelques enfants, — une douzaine, — qui ont encore de la raideur de la hanche ou bien qui, à la fin de la journée, au moment où ils sont fatigués, traînent la jambe; mais c'est là une chose normale pendant les quelques mois qui suivent le traitement, et cette légère défectuosité de la marche finira par disparaître, comme cela arrive d'ordinaire. Car, je l'ai déjà dit, je crois, la guérison fonctionnelle ne s'affirme pas tout de suite dans sa perfection absolue, pas plus que dans une luxation traumatique de l'épaule qui peut laisser, même après sa réduction et pour plusieurs jours, une certaine impotence. Ici, il ne s'agit pas de quelques jours, mais de plusieurs semaines et même de plusieurs mois. Lorsque les enfants sont rendus à la liberté, leurs premiers pas sont incertains ou même très défectueux. La jointure est trop raide, les muscles trop affaiblis et parfois aussi l'attitude encore trop incorrecte pour qu'ils puissent bien marcher.

Mais ce résultat encore incomplet va se modifier, s'améliorer, se parachever dans les semaines ou les mois qui suivent; si bien qu'après un an ou un an et demi, ces enfants qu'on avait vus marcher assez mal à la sortie de l'appareil plâtré et de la période de repos absolu sont absolument transformés.

On les retrouve sans boiterie, allant et venant toute la journée, courant et sautant. Leur marche est si parfaite qu'il est généralement impossible de dire, en les regardant marcher, de quel côté était le déboîtement. C'est la guérison idéale, celle que les parents demandent. Peu leur importe après cela que la tête fémorale soit ici ou là.

La méthode a donc fait amplement ses preuves. Si elle ne donnait que de très rares guérisons il y a six ou sept ans à peine, elle guérit aujourd'hui à tout coup peut-on dire. Et, pour arriver à des statistiques absolument vierges d'insuccès, il suffira désormais, avec les règles précises que nous avons aujourd'hui, d'être attentifs et soigneux et... d'avoir un peu de chance.

Il faut aussi, la chose est claire, pouvoir compter sur les parents.

Mais si ces conditions sont réunies, il ne sera pas impossible à l'avenir d'avoir de longues séries blanches.

Ceci n'est pas une exagération. Une comparaison fera mieux saisir ma pensée.

Voilà 100 abcès froids fermés et non infectés. On conviendra qu'il nous est permis d'espérer les guérir tous par des ponctions et des injections, et qu'il ne sera pas autrement extraordinaire d'avoir une série de 100 guérisons. Cela reste vrai quand même nous aurions à enregistrer, dans telle autre série un, ou deux, ou trois insuccès sur 100 abcès, parce que, dans ces trois cas, nous aurions fait une faute d'asepsie, ou bien que les parents auraient par négligence, au cours du traitement, laissé s'ouvrir et s'infecter l'abcès. Le médecin qui traite des luxations congénitales peut espérer avoir des statistiques vierges au même titre et dans le même sens que le médecin dont je viens de parler, ou encore que le chirurgien qui fait des cures radicales de hernies ordinaires ou des ablations de kystes de l'ovaire simples.

Nous avons dit de quoi sont faites dans la luxation congénitale les guérisons idéales. Elles sont la résultante de plusieurs facteurs, que nous rappelons simplement par ordre de valeur décroissante :

1° La réduction anatomique vraie ou tout au moins un bon appui de la tête en avant du cotyle, et très près de celui-ci ;

2° La bonne attitude du membre ;

3° La souplesse de la jointure, chose avantageuse dans le cas de luxation simple, et chose *indispensable* dans le cas de luxation double ;

4° La vigueur des muscles.

Mais nous avons étudié ces divers facteurs de la guérison dans le chapitre XI.

Rappelons pourtant encore que c'est chez les enfants les plus jeunes que la souplesse se recouvre le plus vite et le plus complètement.

A partir de dix ans, dans le cas d'une luxation double, il est de règle que les enfants conservent une certaine raideur.

De même, les déformations osseuses s'effacent plus parfaitement chez les enfants très jeunes.

Il s'ensuit que les guérisons les plus belles, celles qui sont les plus intégrales à tous les points de vue, s'observent chez les enfants tout petits, de deux à cinq ans.

En un mot, c'est à cet âge que l'intervention devrait toujours se faire, si l'on avait le choix, parce que c'est à cet âge qu'elle est le plus facile et qu'elle assure la guérison la plus parfaite.

CHAPÌTRE XVI

OBSERVATIONS

Voici quelques observations de chaque variété de luxation. — En même temps que des observations typiques et simples, j'ai pris quelques observations où le traitement a présenté des difficultés ou bien a été traversé de quelque incident parce qu'elles seront pour vous plus instructives.

Et vous verrez que, presque toujours, ces incidents ne sont survenus que parce que l'on s'était écarté des règles données dans ce livre, soit comme technique de la réduction, soit comme choix de la position de maintien, soit encore comme durée de la contention.

Lorsqu'on a, au contraire, fidèlement suivi ces règles, la guérison est survenue avec une régularité parfaite, sans à coup et sans retard.

I. — *Luxations unilatérales.*

A. — Cas ordinaires
(où le traitement et la guérison se sont faits sans incidents).

1. — SOLANGE F..., de Tours, six ans, *luxation congénitale gauche.*
Traitement avec deux appareils de deux mois et demi chacun.
Adressée par mon excellent confrère et ami le Dr Schoofs, de Tours.
Le traitement s'est fait en cinq mois et demi avec deux appareils.
10 août 1902. — Réduction après dix minutes d'efforts, avec la deuxième manœuvre.
Premier appareil, mis dans la position de choix ordinaire, c'est-à-dire à 70 flexion, 70 abduction et 0 rotation. — Trois mois après, enlèvement du premier appareil, — réduction reconnue parfaite.
Deuxième appareil, mis dans la position suivante : 50 flexion, 50 abduction et 0.

Le deuxième appareil est conservé pendant deux mois et demi.

Puis la cuisse est laissée libre. Le pied en dehors du cadre.

Petit à petit, il retombe sur le plan de la table et se rapproche de la ligne médiane en même temps que la rotule tourne de manière à regarder bientôt directement le plafond, l'enfant étant couchée.

Ce retour à la position sensiblement normale dure six semaines. Puis l'enfant fait ses premiers pas avec l'appui de deux mains, puis de deux bâtons; — trois mois après, la marche est déjà parfaite. Je revois l'enfant deux ans et demi après la réduction. — Guérison idéale.

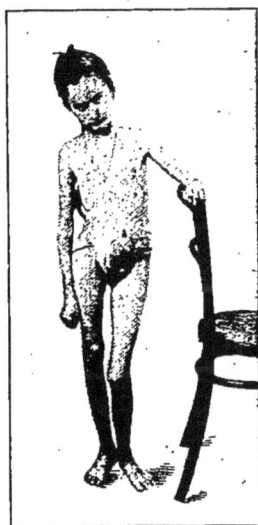

Fig. 157. — N.... (Photographie.) Avant la réduction. — Vue de face.

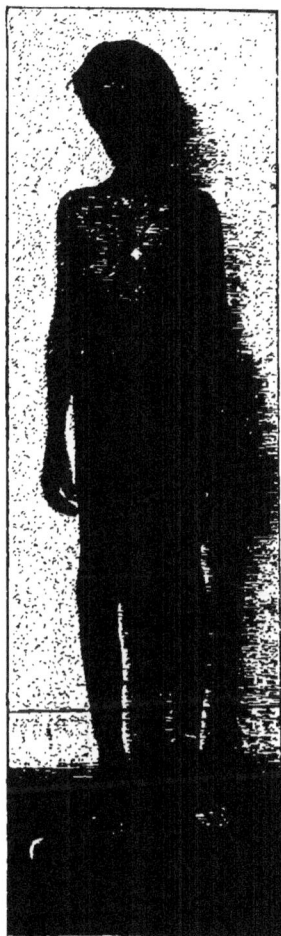

Fig. 158. — La même (six mois et demi après la réduction). — Cette longueur plus grande de la jambe réduite disparaît petit à petit, les deux jambes redeviennent bientôt égales.

2. — T. L..., de Cannes, vingt mois.

Traitement avec deux appareils de deux mois chacun. M'a été adressée par mon excellent confrère et ami le Dr Rumpelmayer, de Nice.

Deux appareils.

Réduction le 9 septembre 1903, avec la première manœuvre, après deux à trois minutes de traction. Position dans le premier appareil, 70, 70 et 0 (position de choix).

30 octobre. — Enlèvement du premier appareil. — Réduction parfaite.
On ne sent la tête ni en avant ni en arrière.

Deuxième appareil avec abduction de 45°, flexion de 40°, et rotation
interne légère de 15°. On enlève ce deuxième appareil à la huitième
semaine.

Puis encore la fillette reste six semaines dans la position couchée;
après quoi l'enfant commence à marcher avec
l'appui de deux mains tenant les siennes.

Un mois plus tard, capable de marcher seule.

Un an après, la démarche est impeccable.

Revenue un an et demi après. Guérison
idéale. La radiographie prise à ce moment
montre que la tête fémorale est *au moins* aussi
bien enclavée que la tête du côté sain.

3. — LOUISE N..., de Fontainebleau, neuf ans
et demi, *luxation congénitale droite* (fig. 157,
158, 159 et 160.

Traitement avec un seul appareil de près de
trois mois.

Elle avait été traitée inutilement depuis trois
ans par un spécialiste, lorsqu'elle nous est arrivée à Berck.

Nous commençons par une extension préparatoire de 15 kilogrammes pendant quatre semaines, puis réduction le 31 octobre 1904 avec
l'assistance de notre distingué collègue et ami
le Dr Verron, d'Epernay.

Les deux premières manœuvres faites pendant
six minutes chacune sont inutiles. Mais réduction avec la troisième manœuvre, après deux
à trois minutes.

Position dans l'appareil : 70 flexion, 70 abduction et 0 rotation; garde son appareil pendant

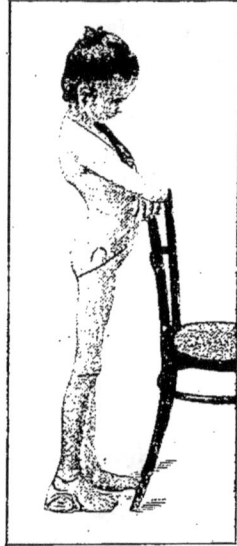

Fig. 159. — La même, vue de
côté. — Ensellure lombai-
re. — On voit combien le
grand trochanter est re-
monté au-dessus de la
ligne de Nélaton. — Rac-
courcissement du mem-
bre (talon au-dessus du
sol, les deux épines iliaques étant au même ni-
veau.

près de trois mois. Puis on enlève le plâtre. On obtient cette radiographie (voir fig. 188 et les fig. 187, 189 et 190).

On ne remet pas d'appareil, mais on garde l'enfant au repos; on
laisse pendre le pied en dehors du cadre. Dans l'espace de trois semaines,
le genou tourne en dedans; par le fait de cette rotation, la rotule qui,
dans l'appareil plâtré, regardait vers la tête de l'enfant, regarde maintenant le plafond. Petit à petit, et de lui-même, le pied se rapproche de
la position normale. On y aide par de petits mouvements quotidiens
actifs et passifs.

A la fin, du quatrième mois, la position de la jambe est déjà sensiblement parfaite. On trouvera, planche I, les quatre radiographies suc-
cessives de cette enfant.

15 juillet 1905. — Huit mois et demi après la réduction, guérisons fonctionnelle et anatomique idéales:

4. — B. J..., fils d'un médecin des Landes, trente et un mois, *luxation congénitale gauche*.

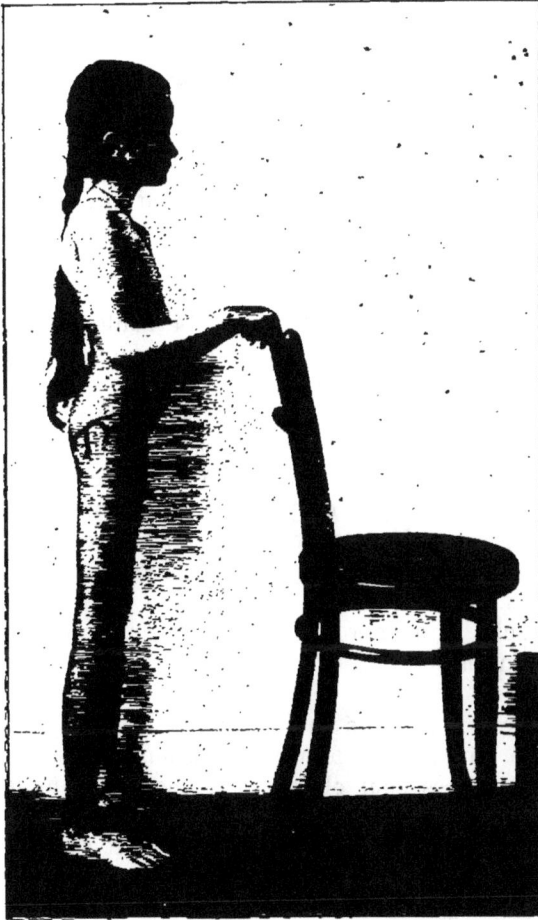

Fig. 160. — La même. — Encore un mois plus tard.

Observation rédigée d'après les notes du père de l'enfant, praticien très distingué.

Né le 22 juillet 1901. — Grand'mère paternelle a également une luxation congénitale. Sa mère, âgée de vingt-six ans, primipare, eut une grossesse sans accident. Cependant, au huitième mois, par suite d'un faux-pas en descendant un escalier, elle fit, pour éviter une chute, un violent effort musculaire. L'enfant, élevé au lait stérilisé, s'est toujours admirablement porté; pas le moindre incident lors de sa dentition, et chose curieuse, commença à marcher dès le quinzième mois, c'est-à-dire en novembre 1902.

Deux mois après, on s'aperçoit néanmoins que l'enfant au repos a une tendance à se tenir sur la jambe droite et qu'en revanche il n'appuie la gauche sur le sol que par l'extrémité des orteils. Ce dernier membre, tout d'abord, ne paraît pas plus court que l'autre : mais peu à peu la claudication s'accentue et, bien qu'il soit encore très difficile de sentir le grand trochanter au-dessus de la ligne de Nélaton, une luxation congénitale paraît probable.

En octobre 1903, une radiographie lève tous les doutes. L'enfant m'est conduit à Argelès-Gazost, le 21 janvier 1904. Je n'ai pas de peine à reconnaître une luxation, qui s'est même beaucoup accentuée depuis qu'on a pris la radiographie et qui est comparable comme degré de déplacement à la luxation d'un enfant de cinq ans. L'enfant, jusqu'à cette époque, avait été massé. Malgré son jeune âge et contrairement à l'opinion généralement admise, j'engageai les parents à ne pas différer plus longtemps la réduction.

Départ pour Berck le 11 février. — Le 14, l'enfant est radiographié à l'Institut orthopédique, et une magnifique épreuve montre que depuis un mois la luxation s'est encore accentuée.

Le 15 février, je fais l'opération. Chloroformisation, comme toujours, extra-rapide. Les manœuvres de réduction sont excessivement pénibles et longues, dix à douze minutes, malgré l'âge de l'enfant. Les forces de deux personnes ne sont pas de trop pour en venir à bout. Enfin la réduction s'opère. A différentes reprises, soit pour être sûr d'être dans la cavité, soit plutôt pour creuser cette dernière, je reluxe la tête fémorale et la réduis de nouveau.

Je place ensuite le membre en abduction de 80° avec un peu, très peu, 10° environ, de rotation externe, et applique un plâtre qui descend jusqu'aux orteils.

L'enfant au réveil est dans un état d'abattement qu'explique le traumatisme causé par les manœuvres exceptionnellement vigoureuses, qui ont été nécessaires pour obtenir la réduction. Dans la nuit et les deux jours suivants, à des heures d'abattement succèdent des heures d'agitation. Cauchemars, érections qui paraissent excessivement douloureuses. Menaces de convulsions, et il faut la confiance absolue des parents dans mes paroles rassurantes pour ne pas s'alarmer outre mesure et pour ne pas exiger l'enlèvement immédiat de l'appareil.

Le 18 février, dans la matinée, le calme revient : la gaieté habituelle de l'enfant semble renaître : on comprend qu'il se fait au plâtre : l'appétit réapparaît. La bonne santé continuera pendant tout le cours du traitement, sauf une légère excitation durant un ou deux jours après chaque changement de plâtre.

Le 15 mars, on lève le premier appareil. Une nouvelle radiographie indique que tout va bien, et un nouveau plâtre est refait, plaçant le membre en abduction moins marquée.

Le 11 avril, nouvelle radiographie, nouveau plâtre. Membre placé presque en rectitude.

Le 19 avril, ce plâtre gênant l'enfant qui a des insomnies, je l'enlève et fais prendre une radiographie, puis je remets le membre en abduction dans un nouveau plâtre.

Le 13 mai, quatre-vingt-dix jours après la réduction, on enlève tout appareil plâtré ; mais, par excès de prudence, craignant que la paroi postérieure de la cavité ne soit pas assez creusée, nous faisons mettre l'enfant sur une planche, le membre en abduction de près de 90° avec, sur le genou, un petit sac de sable pour conserver cette abduction.

Le 25 mai, l'enfant est mis debout : deux heures le premier jour et cinq ou six heures trois jours après. Pendant les heures de repos l'entourage de l'enfant lui fait faire de la rotation interne.

Le 30 mai, premiers pas en soutenant l'enfant. Massages deux fois par jour et bains de mer chauds.

Le 15 juin, une dernière radiographie montre avec une grande évidence que la paroi postérieure est absolument creusée et que la nouvelle articulation sera dorénavant solide.

Le 21 juin, l'enfant quitte l'Institut orthopédique. En ce moment il ne peut encore marcher seul : le membre inférieur gauche est encore en forte abduction, en rotation externe très marquée, et le genou légèrement fléchi.

Je conseille pour quelques heures par jour et surtout pour la nuit, de mettre l'enfant dans un appareil en celluloïd permettant de faire à la fois de l'abduction, de la rotation interne et de l'extension. Cet appareil est mal toléré par l'enfant et les parents aiment mieux s'en passer.

Dix jours après, l'enfant cherche à faire, seul, ses premiers pas. Les progrès deviennent rapides. Le père de l'enfant pratique trois massages par jour en insistant surtout sur les muscles pelvi-trochantériens et les adducteurs. Tapotages, pincement des muscles flasques, etc. Deux séances de faradisation à courants faibles ne sont pas supportées. Bains salés quotidiens. Petit à petit, le genou se redresse : on s'applique, après les séances de massages, à faire faire à l'enfant, seul, de la rotation interne.

Fin juillet, l'enfant peut courir ; mais sa jambe est encore en rotation externe.

Le 13 septembre, je vois l'enfant à Argelès-Gazost, dans la clinique de mon ancien assistant le Dr Bergugnat, et constate les grands progrès acquis après le départ de Berck.

Depuis, l'amélioration devient surprenante : plus de rotation externe : membre presque à la même hauteur que le droit. L'enfant est tellement turbulent que ses violents exercices paraissent remplacer avec avantage

les massages : aussi les supprime-t-on. Il court et galope toute la journée, sans fatigue. Plusieurs fois il est tombé sans accident. Des personnes étrangères ne se sont pas aperçues que cet enfant était, il y a
moins d'un an, boiteux. Le résultat est donc parfait. Il faut cependant
ajouter que la station exclusive sur la jambe luxée est encore un peu
difficile : l'enfant ne s'y résout pas encore volontiers et se fatigue vite
dans cette position.

8 décembre 1904, ne peut guère aller encore à cloche-pied sur la jambe
malade ou du moins se fatigue vite lorsqu'il essaie.

Revu le 10 juillet 1905, donc dix-huit mois après la réduction. Guérison idéale.

B. — Cas dont le traitement a présenté quelques particularités.

5. — SUZANNE N..., trois ans et demi, *luxation congénitale droite*
(voir les radiographies et les fig. 193 et 194).

Arrivée le 2 octobre 1902. La tête fémorale du côté droit est luxée en
haut et un peu en avant, le trochanter est à 2 cent. 1/2 au-dessus de
la ligne de Nélaton.

Réduction le 3 octobre; s'opère facilement par les manœuvres ordinaires (2ᵉ manœuvre).

Immobilisation dans un appareil mis en moyenne abduction (45°),
rotation interne de 15 à 20° et flexion de 15°.

On enlève l'appareil le 16 janvier 1903.

La tête fémorale paraissant vaciller dans la cavité, on remet un
appareil dans la même position : pendant la dessiccation on exerce une
forte pression au niveau du trochanter pour plaquer la tête dans la
cavité.

L'enfant est laissée libre le 15 mai, mais encore au repos; elle est
mise sur pieds et commence à marcher le 15 juillet.

A son départ de l'Institut orthopédique de Berck (décembre 1903),
marche parfaitement correcte.

Les mouvements ont leur amplitude normale.

Le traitement aurait été plus court si, au lieu de faire dès le premier
appareil de la rotation interne avec très peu de flexion et d'abduction,
on avait donné la position de choix, soit : 70 de flexion, 70 d'abduction
et 0 de rotation.

Avec cette dernière position, d'après notre expérience actuelle, le
traitement aurait duré moitié moins de temps (quatre mois au lieu
de huit).

6. — MARTHE M..., Fontainebleau, deux ans et demi, *luxation congénitale gauche*. Réduction faite le 17 juillet 1903 par la première
manœuvre.

Réduction maintenue en rotation interne de 40° avec une abduction de 45° seulement et dans une position d'extension.

Après quatre mois et demi, enlèvement de l'appareil, la tête était demeurée réduite mais vacillait beaucoup. On la sentait prête à sortir.

J'ai alors porté la jambe en flexion de 80°, puis l'ai rabattue en dehors en abduction de 80° et l'ai ainsi laissée trois mois et demi, c'est-à-dire que j'ai donné comme deuxième position l'attitude que j'aurais dû donner comme première position et inversement. Grâce à cette nouvelle position, le creusement du cotyle s'est bien fait. Après cela, l'enfant a été laissée au repos un mois, puis a été autorisée à marcher.

Le traitement a donc duré ici près de neuf mois parce que j'avais perdu quatre mois en mettant primitivement la cuisse dans une position peu favorable à son creusement.

Enseignement. J'ai observé plusieurs échecs ou demi-échecs semblables autrefois; et cela m'a amené à proscrire comme première position l'extension, l'abduction de moins de 80°, et la rotation interne de 45 à 50°, même pour les cas en apparence les plus favorables. J'ai réparé la faute ici et, grâce à cette rectification faite avant le deuxième plâtre, il ne s'est agi heureusement que d'un retard dans le creusement du cotyle, car actuellement, deux ans après la réduction, la guérison est « idéale ».

7. — Augusta P..., vingt-deux mois, *luxation congénitale gauche*, m'a été adressée par mon ami le Dr Thomas, de Paris.

Observation rédigée d'après les notes de mon assistant de Paris, le Dr Balencie.

16 juin 1904. — Réduction assez pénible pour un enfant aussi jeune, obtenue seulement après douze minutes, avec la deuxième manœuvre; premier appareil fait, non pas dans la position de choix, 70-70-0, mais dans une position de nécessité 90-90-0, car la réduction ne tenait pas dans la position de choix.

Je n'ai pas pu revoir l'enfant quand je l'ai demandé, et cette position de nécessité a été ainsi conservée trop longtemps, — deux mois et demi au lieu de trois semaines, délai que j'ai indiqué comme règle, — si bien que, après deux mois et demi, existait une reluxation antérieure déjà bien nette. Je me suis occupé d'effacer complètement cette reluxation antérieure avant d'appliquer le deuxième appareil.

Pour cela, j'ai diminué l'abduction jusqu'à 50° et fait une rotation interne de 80° sur un plan de flexion de 45° environ (la flexion était primitivement de plus de 90°).

Donc, nouvelle position, 45 flexion, 50 abduction et 80° de rotation interne.

J'ai fait un pareil degré de rotation interne pour mieux effacer la reluxation antérieure. A l'enlèvement de ce deuxième plâtre, deux mois après, cette rotation interne avait fait saillir la tête un peu en arrière, et cela a failli causer une reluxation en arrière, parce que j'avais voulu trop bien effacer la reluxation antérieure.

Je me suis hâté d'effacer cette rotation interne en plaçant le membre en extension et j'ai appliqué un troisième plâtre pour encore un mois; tout a pu être ainsi réparé. Cette fois la réduction était parfaite.

Particularités à retenir. Donc, défiez-vous de la rotation interne d'une manière générale, même comme deuxième position. S'il y a lieu, après le premier plâtre, de corriger un commencement de reluxation antérieure, demandez cette correction surtout à la diminution de l'abduction. Vous pouvez diminuer ainsi de près de moitié l'abduction sans inconvénients. Mais ne faites pas trop de rotation interne, ne faites guère qu'une rotation interne de 25 à 40°: Ici, il aurait été plus sage de donner comme deuxième position 70-45-30, c'est-à-dire une flexion de 70°, une abduction de 45° avec 30° seulement de rotation interne.

Il serait plus sage en somme de faire ce que je vous conseille à la page 173 et suivantes.

Ainsi donc, j'ai conservé trop longtemps le premier plâtre et la « position de nécessité » — et j'ai fait une rotation interne un peu trop accusée dans mon deuxième appareil. C'est pour cela que j'ai eu un peu plus de mal ensuite à remettre les choses en bon état. Cependant la guérison obtenue finalement a été parfaite.

II. — *Luxations bilatérales.*

1. — JULIE M..., de Rue, *luxation double*, deux ans et demi (voir les radiographies dans les fig. 191 et 192).

Réduction le 15 avril 1903, des deux côtés, le même jour, avec la deuxième manœuvre, puis application d'un appareil plâtré symétrique 80, 80 et 0 (80 de flexion et d'abduction et 0 de rotation.

Le 27 mai 1903, on diminue de moitié l'abduction et de plus des deux tiers la flexion des fémurs et l'on fait une rotation interne de 15 à 20°.

Deuxième appareil pour fixer cette nouvelle attitude. Après une durée de huit semaines, on enlève ce deuxième appareil plâtré.

30 juillet. L'enfant est laissée libre; la réduction paraît satisfaisante; cependant, les têtes fémorales pointent légèrement en avant. On parfait la réduction anatomique par des petits moyens, sans nouvel appareil, en se bornant à glisser des coussins sous les genoux pour diminuer encore de 15 à 20° l'abduction des fémurs en même temps qu'on augmente un peu la flexion. Massages légers.

Du 30 juillet au 25 août, les massages sont continués, on y joint, à partir du 15 juillet, quelques mouvements actifs et passifs de rotation interne.

Le 25 août, dans le cotyle, la mobilité est revenue déjà presque entièrement parfaite; les têtes fémorales bien enfoncées, L'enfant commence à marcher.

La radiographie de la fig. 192, planche II, prise à cette date, montre que la réduction anatomique est absolument parfaite des deux côtés.

Quant à la marche, elle est normale. L'enfant court, marche, saute comme si elle n'avait jamais été malade. Revue deux ans plus tard, le résultat s'est maintenu intégralement. Guérison idéale.

2. — MARIE M..., Cirez-sur-Vesouze, deux ans et demi. — Arrivée le 19 août 1902. LUXATION CONGÉNITALE DOUBLE.

Réduction le 19 août 1902. Les deux côtés sont réduits sans difficulté le même jour.

Immobilisation dans un double appareil en flexion et abduction de 80° (rotation à 0).

Le 7 novembre 1902. L'appareil est enlevé : la réduction s'est bien maintenue; on met un nouveau plâtre en diminuant l'abduction et la flexion de près de moitié. On fait en outre une rotation interne de 10° environ.

Le 13 janvier 1903, l'on ramène la flexion et l'abduction à 15 ou 20° et l'on conserve la rotation interne de 10°.

Le 12 avril 1903. Enlèvement définitif du plâtre. Au bout de huit jours on commence des massages. Les mouvements articulaires reviennent presque complets au bout d'un mois, mais du côté droit seulement.

Au départ de l'enfant (fin août), marche très correcte. A noter, cependant, un peu de raideur persistante dans la hanche gauche. Les mouvements sont de ce côté gauche réduits à la moitié de leur amplitude normale. L'on vient de nous écrire (un an et demi après son départ de Berck) que cette raideur avait complètement disparu et que la marche de l'enfant était absolument normale.

3. — ALBERT. L..., de Barcelone, dix ans et demi. LUXATION DOUBLE, m'a été adressé par mon confrère et ami le Dr Jaymes; arrivé le 5 août 1904.

Une luxation de forme antérieure à droite et de forme postérieure à gauche. Petit raccourcissement à droite, grand raccourcissement de 10 centimètres à gauche, l'un des plus grands raccourcissements que j'aie jamais observés.

Traité pendant deux ans sans résultat par un grand *spécialiste*.

A *droite*, la réduction paraît devoir être facile. Elle se fait, en effet, aisément après huit jours d'une extension continue de 10 kilogrammes avec en plus une extension extemporanée de 80 kilogrammes.

A *gauche*, tout essai de réduction immédiat nous paraît inutile et nous allons longuement préparer le malade par une extension continue très surveillée; la traction atteint 18 à 20 kilogrammes et est continuée pendant près de trois mois.

L'abaissement s'est fait dans la mesure de moitié seulement, 5 centimètres; il reste près de 5 centimètres à gagner.

Extension forcée extemporanée de 100 kilogrammes pendant 12 minutes, puis manœuvres ordinaires.

La réduction se fait après vingt minutes avec la 3e manœuvre, en adduction. Puis on porte la jambe en abduction dans la position de choix : 70-70-0°. 70° de flexion, 70° d'abduction et 0° de rotation.

Pour faire cette réduction, on a laissé en place l'appareil de la première jambe. On raccorde l'appareil de la deuxième jambe au premier.

Un mois après la deuxième réduction, on enlève l'appareil de la première jambe, c'est-à-dire près de quatre mois après la réduction de ce côté. On laisse la jambe en liberté, au repos cependant, sans hâter son retour à la position normale (fig. 123). Un mois après, on laisse tomber le pied en dehors du cadre.

Petit à petit, par son poids, le pied abaisse le genou vers le plan de la table et porte celui-ci en rotation interne. Mais ce retour vers la position normale se fait très lentement, l'enfant trichant un peu, reportant de temps en temps le pied sur le cadre et replaçant la jambe dans la position primitive, dans la position où elle était dans l'appareil plâtré.

Du deuxième côté, l'appareil est supprimé après une durée de deux mois et demi seulement. Réduction bonne. Et, quelques jours après, on essaie de ramener à la fois les deux jambes avec le bandage figuré page 170 à la partie médiane duquel est suspendu un poids de 1 à 2 kilogr.

Mais la jambe droite (plus solidement fixée dans sa position d'abduction par sa plus longue immobilisation) tire un peu trop sur la jambe gauche, plus mobile, qui me paraît revenir trop facilement et trop vite vers la position médiane; la jambe gauche a déjà fait en trois jours la moitié du chemin.

Je crains que ce retour trop prompt vers la normale ne compromette la stabilité de la réduction du côté gauche.

Je romps cette solidarité des deux jambes, je laisse le pied droit pendant en dehors du cadre, mais je replace le pied gauche sur le cadre dans l'ancienne position où il était dans l'appareil.

La réduction ne peut pas ainsi se défaire; elle ne peut que se consolider à nouveau.

Je conserve cette jambe gauche ainsi replacée huit semaines encore, après quoi je la laisse revenir en dedans.

Un mois plus tard je me suis occupé de hâter ce retour en dedans des deux jambes, qui se fait trop lentement.

Pour cela, je fais une mobilisation de 10 à 15° (sans anesthésie, car il n'y a pas de vraies douleurs si l'on va doucement et lentement), par des manœuvres qui ont pour but et pour résultat de diminuer l'abduction, d'abaisser le genou sur le plan de la table et de le tourner en rotation interne. On a obtenu ainsi près de 10° de correction.

On recommence le lendemain et les jours suivants, on demande à l'enfant, très intelligent, de faire entre temps des mouvements actifs de la jambe dans ce même sens (vers l'adduction, vers l'extension et vers la rotation interne).

Réflexion : cette observation est intéressante parce que :

1° Elle nous montre à droite une luxation de forme antérieure et à gauche une luxation de forme postérieure.

2° La luxation gauche paraissait irréductible, ayant été traitée déjà inutilement pendant plus de deux ans. Et cependant, après trois mois d'extension continue et grâce à celle-ci, elle s'est faite assez facilement.

3° Dans le traitement consécutif, il a fallu favoriser le retour de la jambe droite vers la ligne médiane et ralentir au contraire le retour de la jambe gauche.

1er juin 1905. — L'enfant est sur pieds depuis quinze jours, il marche avec deux bâtons, mais encore avec d'assez grandes difficultés, à cause de la raideur des hanches qui n'ont même pas encore recouvré moitié de leur mobilité normale. Le retour des mouvements va demander, certainement, un an et demi ou deux ans.

Nous pouvons le dire d'après ce que nous avons observé pour d'autres enfants ayant des luxations doubles comparables à celle-ci.

III. — *Cas exceptionnels.*

1° La plus jeune enfant que nous ayons traitée.

F. L., de Saint-Mandé, treize mois, m'a été adressée par mon collègue et ami le Dr Conzette, avec qui j'ai fait le traitement de cette enfant.

Son observation a été rapportée au chapitre du diagnostic, page 32. Je n'ajouterai qu'un mot.

L'immobilisation dans le plâtre a été parfaitement bien tolérée par cette enfant, malgré son jeune âge ; et grâce aux soins attentifs de sa mère, elle n'a pas souillé ses appareils.

Ceux-ci, au nombre de deux, sont restés en place, le premier six semaines, et le second huit semaines, tous les deux dans la même position : 70-70 et 0 (position de choix).

Donc, trois mois et demi en tout.

Actuellement, l'enfant est libre de tout appareil. — La réduction est parfaite et bien solide. Trois semaines après l'enlèvement du deuxième plâtre, la fillette est mise sur pieds, elle apprend à marcher avec l'appui de deux mains.

Huit mois après la réduction, l'enfant marche très bien.

2° La plus âgée de nos opérées [1].

Marie F., de Paris, rue Jouffroy, seize ans.

Nous en avons déjà parlé à propos de l'extension continue.

Premier essai de réduction immédiate fait sans extension préalable,

---

1. Depuis l'impression de ce livre, j'en ai réduit une, de 26 ans (6 juillet 1905).

mon assistant, le Dr Cresson, actuellement sous-directeur de l'hôpital français de Saint-Pétersbourg, me l'ayant demandé.

Essai de près de trois quarts d'heure, absolument inutile. Devant cet insuccès, nous sommes tous bien d'accord pour soumettre l'enfant à une extension continue de 18 à 20 kilogrammes. Elle dure depuis deux mois, lorsque nous nous décidons à faire un nouvel essai de réduction ; nous commençons par faire une extension forcée extemporanée de 120 kilogrammes, mesurés au dynamomètre.

Les deux premières manœuvres, continuées pendant dix minutes, ne donnent aucun résultat, nous faisons la troisième manœuvre ; flexion, *adduction* forcée et traction sur le genou, avec pression directe sur la tête fémorale. Après deux à trois minutes, la tête rentre (dans cette troisième manœuvre), grâce à une rotation interne accentuée de près de 60°.

Si l'on diminue cette rotation interne, la tête se reluxe. Nous sommes obligés de maintenir en rotation interne avec 60° d'abduction environ, dans un plan de flexion de 15 à 20° à peine.

La position de la cuisse est donc très différente de celle que nous donnons ordinairement, surtout pour la flexion, puisque la cuisse se trouve ici presque en extension, presque sur le plan de la table.

L'abduction faite est donc l'abduction de nos livres d'anatomie ; la rotule portée en forte rotation interne de 60° regarde la jambe saine, au lieu de regarder la tête de l'enfant, comme dans la position ordinaire (dans la position de choix).

L'appareil est enlevé après deux mois.

La réduction se maintient bien.

Le membre est laissé en liberté, mais l'enfant encore au repos absolu, le pied pendant en dehors du cadre.

La position nouvelle est une abduction de 45 à 50° avec une flexion presque nulle ; rotation presque indifférente (rotule regarde le plafond), à peine 10 à 15° de rotation interne.

On laisse la réduction se consolider ainsi.

Cinq mois après la réduction, l'enfant fait ses premiers pas.

Au septième mois, marche déjà très correcte.

IV. — *Traitement de la reluxation antérieure.*

JULIE P..., sept ans, de Perpignan, *reluxation antérieure droite* (voir les radiographies dans les fig. 195, 196 et 197).

Traitée au début par un autre médecin pendant dix mois. — Deux plâtres dont le premier dans la position d'abduction forcée (ou d'hyperextension), d'après ce qui m'a été expliqué par les parents.

1° Radiographie avant le premier traitement ; luxation primitive en avant et en haut ;

2° Radiographie après le premier traitement. C'est une reluxation

antérieure grave du 3ᵉ degré, tête en avant et en dehors, trochanter
appuyé en arrière et en dedans sur le cotyle.

Boiterie horrible; bien plus disgracieuse que celle d'une luxation postérieure franche.

15 janvier 1903. — Après une traction forcée extemporanée de dix
minutes d'une valeur de 70 kilogrammes, on porte le fémur en abduction
de 50°, puis on lui imprime des mouvements de rotation interne lents,
doux et progressifs, un aide agissant sur la jambe et la partie inférieure de la cuisse, pendant que moi-même j'agis sur la tête et sur le
trochanter, cherchant à ramener la tête dans la cavité par un mouvement de rotation de dehors en dedans et d'avant en arrière. Pendant
près d'un quart d'heure, « rien ne vient », mais, à partir de ce moment,
nous amorçons nettement la mobilisation et, au bout de trente minutes,
la rotation interne obtenue est telle que la pointe du pied regarde directement en dedans et même un peu en arrière. A ce moment, en imprimant au fémur un mouvement de flexion de 60° environ et en pressant
sur la tête d'avant en arrière nous sentons un léger claquement indiquant nettement la rentrée de la tête dans le cotyle.

Immobilisation dans cette position : abduction de 60°, rotation
interne de plus de 90° et flexion de 50°. Cette immobilisation est maintenue jusqu'au 4 juin 1903.

4 juillet 1903. — L'appareil est enlevé; à l'examen, on constate que
la tête fémorale est très enfoncée dans la cavité : il est presque impossible de la sentir en avant, la rotation interne du genou est telle que la
rotule regarde nettement en dedans.

L'enfant est alors laissée libre.

La cuisse revient, après un mois et demi, au parallélisme avec
l'autre. Mais, à cause de la rotation interne persistante du genou, la
jambe se porte en dehors, en genu valgum; et, de ce fait, la démarche
est défectueuse.

Les parents ont repris l'enfant. Je leur ai donné des indications pour
corriger progressivement cette déviation du genou. Massages quotidiens et manipulations de redressement, après lesquelles on appliquera
une attelle en bois, matelassée, maintenue avec une bande, et rotateur
du genou en dehors, comme celui de la fig. 177.

Ils n'ont pas su arriver à un résultat. J'ai obtenu qu'on me rendît
l'enfant pour deux mois. Étant ainsi très limité par les parents au point
de vue du temps, j'ai pris tout de suite les moyens les plus rapides
pour avoir raison de ce genu valgum. J'ai fait une petite ostéoclasie
manuelle au-dessus de la région des condyles : tandis que le fragment
supérieur de la cuisse était maintenu solidement dans sa rotation
interne : j'ai porté le fragment inférieur, c'est-à-dire le genou en rotation « indifférente » et même un peu au delà en très légère rotation
externe, voilà pour la correction de la rotation; puis, j'ai eu soin de
reporter le genou, en totalité, en dehors de l'axe du membre inférieur,

et le pied en dedans de manière à transformer ce genu valgum en genu varum. Fixation dans cette position par un grand appareil plâtré embrassant, en même temps que le membre inférieur tout entier, la région du bassin. L'appareil est enlevé au trente-huitième jour, le genou est parfaitement corrigé et même un peu hypercorrigé suivant mon désir. L'enfant est laissée encore au repos trois à quatre semaines, puis elle est autorisée à marcher. J'ai obtenu un sursis de un mois pour son départ, elle a donc marché sous mes yeux pendant un mois avec une grande correction. La jambe se maintient dans l'attitude parfaite que je lui avais donnée.

V. — *Traitement de la reluxation postérieure.*

Yvonne L., de Saint-Mandé, *luxation congénitale droite.* M'a été adressée par mon ami, le Dr Conzette.

Traitée par l'extension et l'abduction dans une gouttière analogue à la gouttière Kirmisson, avant son arrivée à Berck, mais sans résultat appréciable.

Réduction faite sous chloroforme le 20 juillet 1903. Réduction assez difficile. Maintenue en rotation externe et abduction (70°).

1er septembre. — On met le fémur en rotation interne et abduction moyenne, dépression dans le plâtre au niveau du trochanter pour enfoncer la tête dans la cavité.

9 octobre. — L'appareil plâtré est enlevé et l'enfant laissée libre. La tête est en place mais peu enfoncée et peu fixée, vacillante. Je recommande de faire des mouvements de rotation interne du fémur; dans l'intervalle, on maintiendra le fémur en rotation externe et abduction de 80° au moyen d'un coussin d'ouate; mais ces prescriptions ne sont pas suivies.

1er novembre. — La réduction ne me paraît pas solide. Cependant une radiographie montre que la tête est en regard du fond de la cavité.

7 décembre. — L'enfant marchait depuis deux mois d'une manière presque correcte, mais depuis quelques jours la marche est mal assurée et vacillante. La tête ne paraît pas enfoncée dans le cotyle, on la sent trop bien en arrière et un peu en haut. La radiographie montre que le sommet de la tête fémorale est remonté en effet à 2 ou 3 millimètres au-dessus du plafond du cotyle.

J'estime que la cavité n'est pas assez creusée, que la position de la tête n'est pas suffisamment assurée, en un mot, je crains pour l'avenir la production d'une reluxation postérieure complète, et, pour échapper à ce danger, je me décide, après avoir dit mes craintes aux parents, heureusement intelligents et raisonnables, à remettre l'enfant en abduction forcée de 90° après flexion à 90°.

Lorsque j'ai donné cette position d'abduction extrême à la jambe, j'ai senti la tête s'enfoncer profondément dans.le cotyle sans véritable claquement cependant; j'ai eu plutôt une sensation de froissement.

Appareil plâtré pour maintenir cette abduction de près de 90° et nouvelle période de repos..Après deux mois et demi, le plâtre a été enlevé. Cette fois, la tête paraît très profondément placée et solidement maintenue.

Elle revient petit à petit (dans l'espace de sept à huit semaines), à la position normale.

Les muscles ont été un peu fatigués et atrophiés par cette longue immobilisation et l'enfant flageolle un peu sur la jambe malade. Cette faiblesse musculaire dure trois à quatre mois pendant lesquels on a eu le tort de ne pas masser l'enfant (qui était loin de moi) et de la laisser marcher comme elle voulait, c'est-à-dire mal. Lorsque je revois l'enfant, quatre mois après, à l'Institut orthopédique de Berck, je m'en occupe de très près; je la vois tous les jours; on la masse deux fois par jour, et moi-même fais quotidiennement pendant dix minutes, l'éducation de sa marche.

Après quelques semaines de cette éducation, de ce « dressage » méthodique, la marche de l'enfant s'était transformée d'une façon inouïe. Elle donnait à l'arrivée l'impression d'une enfant encore boiteuse, malgré la perfection de la réduction anatomique, et, un mois après, sous l'influence de ce traitement intensif, massages, exercices méthodiques, éducation de la volonté, la marche de l'enfant était devenue absolument impeccable et elle l'est restée depuis ce moment (revue un an et demi plus tard).

On voit par cet exemple : 1° que la réduction anatomique ne suffit pas, qu'il faut que les muscles soient redevenus vigoureux et sachent et veuillent travailler normalement.

2° Que lorsqu'on trouve la tête trop superficielle, malgré qu'elle soit en bonne position, et par conséquent le cotyle insuffisamment creusé, il est possible et facile, en faisant un supplément de traitement, en remettant le fémur dans la position la plus favorable à ce creusement (80-80 et 0, flexion, abduction et rotation), de modifier la profondeur du cotyle et l'encastrement de la tête fémorale.

La dernière radiographie de cette enfant est très démonstrative à cet égard, on voit les progrès réalisés dans le creusement du cotyle par le deuxième traitement.

3° Enfin, si l'on rapproche cette observation de la précédente, on voit que le traitement d'une reluxation postérieure est bien plus facile, somme toute, que celui d'une reluxation antérieure du 3e degré.

CHAPITRE XVII

APPENDICE

LE TRAITEMENT DES LUXATIONS QUI SONT RESTÉES IRRÉDUCTIBLES PAR LA MÉTHODE NON SANGLANTE

Réduction par la simple dilatation sous-cutanée de la capsule fémorale.

Sommaire. — La réduction vraie peut se faire par une méthode sanglante ; 3 procédés.

    1° *Opération d'Hoffa.* — Ouvrir largement la région de la hanche et la capsule fémorale, et creuser l'os iliaque sur l'ancien cotyle, à la curette tranchante. — Intervention assez grave et laissant des résultats fonctionnels trop souvent médiocres.

    2° *Opération de Senger.* — Ouvrir largement les tissus mous et la capsule, mais ne pas toucher aux os : intervention moins grave que la précédente, mais réduction assez instable et résultats fonctionnels encore peu satisfaisants.

    3° *Notre opération.* — Simple ponction des tissus mous préarticulaires et de la capsule. Réduction, après dilatation sous-cutanée du rétrécissement capsulaire. Par une boutonnière de 1 à 2 centimètres faite au niveau de la partie antérieure, sensible et palpable, de la tête, à l'extrémité externe de la capsule antérieure, introduire une pince dilatatrice spéciale jusqu'au fond du cotyle. Dilater le rétrécissement capsulaire, progressivement et méthodiquement pour permettre le passage de la tête, puis réduire et traiter comme dans la méthode non sanglante ordinaire.

Cette intervention est d'une bénignité assurée au même titre qu'une ténotomie sous-cutanée et même moins traumatisante que bon nombre de réductions non sanglantes.

De plus, elle laisse des résultats fonctionnels parfaits au même degré que le traitement non sanglant.

Les luxations irréductibles.

Lorsque, malgré deux essais faits dans les meilleures conditions (extension préalable continuée pendant plusieurs mois ; extension.

extemporanée, manœuvres bien conduites et vigoureuses répétées pendant une demi-heure à trois quarts d'heures), lorsque, malgré tout, vous constatez l'irréductibilité de la luxation, qu'allez-vous faire?

Et d'abord, ferez-vous quelque chose?

A l'heure actuelle, lorsqu'une luxation congénitale ne peut être réduite par la méthode de Paci-Lorenz, on abandonne généralement la partie. Or, il faut bien avouer que le nombre est encore, et sera même toujours assez grand, des enfants venus trop tard pour bénéficier du traitement non sanglant. D'autant qu'il est des luxations, en particulier des luxations de forme postérieure, qui deviennent assez promptement irréductibles. Au-dessus de dix à douze ans, l'irréductibilité en pareil cas est presque la règle. L'on a cité des cas de sept ans, six ans et même cinq ans de ces luxations à forme postérieure, qui ont résisté à toutes les tentatives de réduction purement orthopédiques.

Que faire en présence de ces cas rebelles?

A l'heure actuelle, la tendance générale c'est de ne rien faire ou presque rien; je veux dire, de se borner à faire une simple amélioration de la position. Les uns s'adressent pour cela à une opération sanglante, comme M. Kirmisson qui fait une ostéotomie sous-trochantérienne; comme M. Hoffa qui fait ce qu'il appelle l'opération de la pseudarthrose[1] (avivement des deux extrémités articulaires); et les autres, à de simples manœuvres orthopédiques. J'appelle cela ne rien faire ou presque rien, car le résultat de ces divers traitements est, chacun le sait, bien peu encourageant et, en tout cas, ces traitements palliatifs ne peuvent être considérés que comme des pis-aller.

Pourquoi donc ne pas demander, en ces cas, la réduction aux opérations sanglantes?

Mais c'est ce qu'on a fait, et ces opérations n'ont pas donné malheureusement ce qu'on en attendait. Si bien que les voilà bien discréditées, à l'heure actuelle.

L'on voit des chirurgiens, comme Lorenz, qui ont fait autrefois un très grand nombre de ces opérations et qui n'en font plus une

---

1. Il ne s'agit pas là de la réduction sanglante d'Hoffa avec creusement à la curette d'une cavité cotyloïde nouvelle, dont nous parlerons plus loin, mais d'une opération simplement palliative qui consiste dans l'avivement de la tête fémorale et de la partie correspondante de la fosse iliaque, avec excision de la capsule, sans aucune prétention à la réduction.

seule, même dans ces cas dont nous voulons parler ici, à savoir les cas de luxations irréductibles par la méthode non sanglante. A l'heure actuelle, les chirurgiens abandonnant la poursuite de la réduction, ne font guère plus qu'une simple amélioration de la position ou pas même cela, rien! abandonnant ces malades à leur malheureux sort.

Nous devons indiquer rapidement les raisons de cette faillite relative des opérations sanglantes qui avaient été proposées jusqu'à ce jour.

Voici en deux mots le bilan de ces opérations.

1° *Opération de Hoffa.*

L'opération de Hoffa : ou creusement à la curette (fig. 161) d'une cavité nouvelle à la place de l'ancien cotyle.

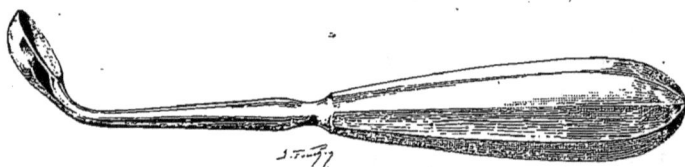

Fig. 161. — Curette que nous avons fait construire par Collin pour faire l'opération de Hoffa.

Cette opération est un peu discréditée pour les trois raisons suivantes :

a) *Sa gravité.* Elle a donné une mortalité d'au moins 3 à 5 p. 100, si l'on réunit les diverses statistiques publiées[1].

b) En enlevant le cartilage diarthrodial de l'ancien cotyle, cette opération rend *impossible la reconstitution d'une articulation normale.*

Le résultat fonctionnel, c'est, d'une manière générale, l'ankylose de la nouvelle articulation, ou bien, ce qui est pis que l'ankylose, une déviation rebelle, en adduction et flexion, avec raccourcissement notable rappelant les déviations fâcheuses des vieilles coxalgies et avec, parfois, des douleurs à répétition par suite de l'érosion des nouvelles surfaces articulaires.

c) En détruisant ou tout au moins en lésant profondément le

---

1. J'ai fait personnellement trente-huit fois cette opération, je n'ai perdu qu'une de mes malades, vingt jours après l'intervention.

cartilage en Y (cartilage de conjugaison de l'os iliaque), l'opération compromet le développement du bassin.

En deux mots : gravité trop réelle et résultats trop souvent médiocres, voilà le bilan assez décourageant de l'opération de Hoffa. Cette opération brillante et hardie fait cependant le plus grand honneur au talent de son inventeur, on ne saurait le nier sans être injuste.

2° *Opération de Senger.*

Alors est venue l'*opération de Senger : réduction sans creusement du cotyle.*

Senger a dit : tous les inconvénients de l'opération de Hoffa viennent de ce que l'on touche aux os. Ne creusons plus le cotyle, la gravité de l'opération sera de ce fait supprimée.

Le cartilage diarthrodial étant conservé, nous pourrons reconstituer une articulation normale (ou presque) au point de vue fonctionnel.

Le cartilage en Y n'étant pas touché, nous n'aurons plus à craindre de trouble de croissance du bassin.

Notre intervention se bornera à agir sur les tissus mous, à inciser largement la capsule et à exciser toutes les parties de cette capsule qui sont gênantes pour la réduction.

Cela est parfait théoriquement.

Mais voici ce qui arrive avec cette opération que nous avons faite maintes fois, voir observation A, page 270, de même que l'opération de Hoffa, et que nous pouvons par conséquent apprécier et juger l'une et l'autre en connaissance de cause.

Il arrive que l'on est entraîné à faire une opération encore assez considérable dans la réalité, et comme dans l'opération de Hoffa, des incisions larges et profondes de la région et des excisions partielles de la capsule.

Voilà une large surface cruentée qui est susceptible de s'infecter pendant les tentatives de réduction de la tête fémorale. Or, il faut savoir que la réduction, dans ces cas où la tête est généralement très haut (puisqu'il s'agit de luxations rebelles et irréductibles par les moyens non sanglants ordinaires), la réduction, en ces cas, est extrêmement pénible et traumatisante.

On est obligé de faire cette réduction dans l'extension du fémur, par suite de l'éventration de la capsule antérieure, et non plus dans la flexion de la cuisse, comme dans la méthode non sanglante, et l'on a un mal énorme à abaisser, dans cette position d'extension, la tête fémorale jusqu'au-dessous du bord supérieur du heurtoir de l'ancien cotyle, d'autant que celui-ci ne peut pas être agrandi par le haut, comme cela se fait dans l'opération de Hoffa, lorsqu'il n'y a plus que quelques millimètres ou un centimètre à gagner pour pouvoir réduire.

Voilà pour la gravité de l'acte opératoire, qui n'est donc pas entièrement supprimée par ce fait qu'on ne creuse pas le cotyle à la curette.

Voici maintenant pour les résultats fonctionnels de l'opération de Senger.

1° La réduction s'est montrée souvent instable et le creusement du cotyle se fait très difficilement, très mal, ce qui ne saurait surprendre ceux qui réfléchissent que, du fait de l'éventration de la capsule antérieure, l'on n'a plus de couvercle fibreux solide pour plaquer la tête fémorale contre le cotyle et que l'on a été obligé, non seulement de réduire dans une position d'extension et de rotation interne, mais encore de maintenir dans cette position très défavorable au taraudage de la cavité cotyloïde.

2° Au point de vue de la mobilité de la jointure on a eu également des mécomptes. Ce qui se comprend également par ce fait que la large éventration de la capsule antérieure et de tous les tissus mous de la région a donné et devait donner des plaques et des tractus de tissus scléreux cicatriciels d'où, à la suite de ces interventions faites généralement sur des sujets un peu âgés, des raideurs très gênantes de la hanche ou des deux hanches, raideurs qui ont persisté dans une mesure fâcheuse.

Ainsi donc, opération pas absolument bénigne et résultats fonctionnels peu satisfaisants et risque notable de reluxation, voilà, à son tour, le bilan de l'opération de Senger.

Notre opération.

L'on s'explique que les chirurgiens qui, après avoir abandonné l'opération de Hoffa, avaient prôné l'opération de Senger ne fassent plus guère ni l'une ni l'autre : c'est le cas, si je ne me trompe, de Lorenz.

Et c'est pour cela que je ne veux pas les décrire ici plus longuement.

Je n'oublie pas que les praticiens à qui je m'adresse réclament
de moi des indications pratiques et utiles.

Je me garderai donc de consacrer « 20 pages » à des traitements
que je juge médiocres, inutiles ou insuffisants, pour ne consacrer
que « 10 lignes » au traitement que je vous conseille de faire.

Ce traitement, le voici :

Nous avons cherché personnellement depuis longtemps le
moyen de combler les désidérata que présentent les méthodes précédentes. Nous apportons aujourd'hui une nouvelle intervention
qui nous paraît échapper aux reproches et aux inconvénients des
opérations de Hoffa et de Senger.

Cette opération c'est, d'un mot, la dilatation de la capsule rétrécie
à l'aide d'un dilatateur solide, construit à cet usage, sans autre
incision des tissus mous et de la capsule que la ponction nécessaire,
que la petite boutonnière suffisante, pour introduire l'instrument
(comme dans la ténotomie ou l'ostéotomie sous-cutanées); or il
suffit d'une incision de 1 cent. 1/2 pour faire pénétrer le dilatateur
dans le canal capsulaire. Il n'est pas besoin d'y mettre le doigt,
donc pas le moindre risque d'infection. L'instrument dilate la
capsule progressivement et méthodiquement jusqu'à ce que la
cavité du canal capsulaire réponde au volume de la tête et que
celle-ci puisse passer. Le dilatateur retiré, il n'est même pas nécessaire de faire un point à la peau, pas plus qu'après une ténotomie
sous-cutanée. Il suffit de placer un tampon sur la petite boutonnière de la peau, pendant qu'on fait les manœuvres de réduction.

On réduit, comme dans l'opération non sanglante, en flexion et
abduction de 70 à 80°; on immobilise de même et le traitement
ultérieur est identique à celui de la méthode non sanglante.

Personne ne va contester, je pense, d'après ces indications, que
la nouvelle opération ne soit absolument bénigne, d'une bénignité
assurée, entre les mains de tous. Aussi bénigne que les réductions
non sanglantes, elle cause même un traumatisme bien moindre
que beaucoup de ces dernières, trop souvent longues et violentes
chez les enfants un peu âgés, nous l'avons vu au cours de ce
livre.

En second lieu, notre opération laisse les tissus mous et la
capsule dans les mêmes conditions anatomiques, sensiblement, que
la réduction non sanglante : la partie externe du canal capsulaire,

qui répond à la petite boutonnière, étant destinée à se plisser et devenant inutile après la réduction de la tête qui n'occupera plus que la partie interne de ce canal.

Nous aurons ainsi des résultats fonctionnels égaux à ceux que donne la méthode non sanglante, puisque nous n'avons pas touché aux os, comme le fait Hoffa, ni éventré largement les parties molles et la capsule, comme le fait Senger, et que tout se réduit ici à une ponction de ces parties molles, presque aussi insignifiante que celle de la ténotomie ordinaire.

Par conséquent il n'y aura plus de tissu scléreux ou tout au moins de cicatrice suffisante sur les tissus mous ou la capsule pour compromettre la souplesse de l'articulation nouvelle.

Mais ce n'est pas tout encore : car du fait que l'on peut réduire en flexion et abduction de 70 à 80° et non plus seulement en extension et rotation interne, comme dans les opérations de Hoffa et de Senger, la stabilité de la réduction et le creusement du cotyle seront tout à fait assurés ici, comme dans la méthode non sanglante, ce qui est un avantage très considérable.

Reste à légitimer notre opération en démontrant :

1° Que l'obstacle à la réduction est toujours et uniquement le rétrécissement de la capsule ou l'étroitesse d'entrée du cotyle.

2° Que le dilatateur va avoir raison de ce collet fibreux.

De ces deux questions, la première est d'ordre anatomo-pathologique ; la deuxième est de technique pure et, si je puis dire, d'instrumentation.

Parlons d'abord de la première. Eh bien, les chirurgiens familiers avec l'anatomie pathologique de la luxation congénitale ne me démentiront pas, si je dis que de tous les facteurs de l'irréductibilité, le rétrécissement de la capsule est le seul qui résistait jusqu'à ce jour aux moyens orthopédiques ordinaires (voir fig. 31 et 32).

En d'autres termes, l'abaissement de la tête fémorale est toujours possible après un peu plus ou un peu moins longtemps, par une extension continue puissante et continuée pendant plusieurs mois, à la manière de Pravaz, surtout si l'on y ajoute, de temps à autre, quelques séances d'extension forcée extemporanée, sans parler de la ressource que nous aurions de faire des ténotomies, toujours possibles, mais inutiles en fait.

Et, d'autre part, le cotyle a toujours une capacité et un développement suffisants pour donner un certain appui à la tête fémorale dans l'abduction de la cuisse, lorsque la tête a pu être abaissée au niveau de ce cotyle rudimentaire.

Il ne restait donc, en réalité, hors de notre atteinte, du moins hors d'atteinte dans une mesure notable, que les obstacles créés

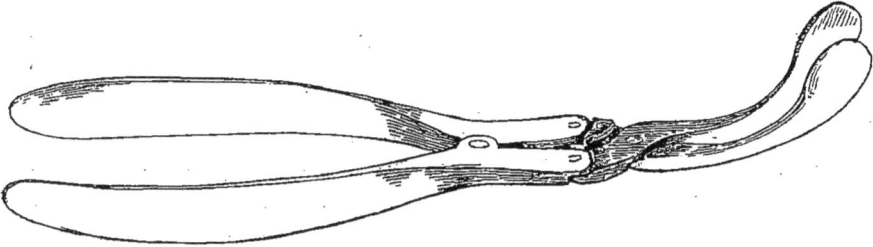

Fig. 162. — Le dilatateur dont nous nous sommes servi pour notre opération.

par les modifications de la capsule, soit à la partie moyenne du canal, soit à l'entrée du cotyle.

Si donc le dilatateur peut modifier ces deux points (le détroit et la lèvre antérieure fibreuse de l'entrée du cotyle), la route deviendra libre.

2ᵉ question : Le dilatateur va-t-il pratiquement, en fait, nous

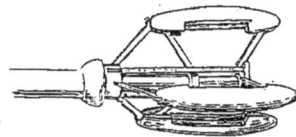

Fig. 164. — Le même ouvert.

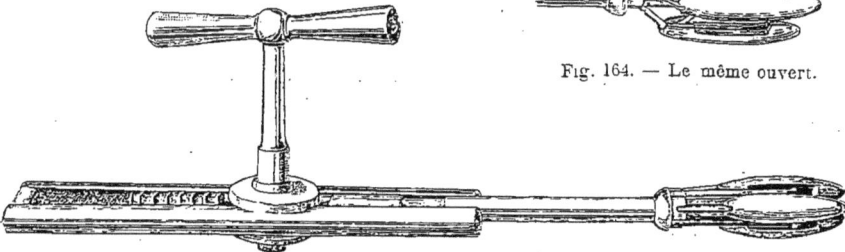

Fig. 163. — Autre modèle de dilatateur fermé.

donner cette distension du canal, distension suffisante pour laisser passer la tête. Car la capsule est bien épaisse et bien résistante dans ces cas.

Mais songez donc que, puisque nous arrivons à forcer le rétrécissement de la capsule dans certains cas à peine moins graves que ceux-ci, où réussit la méthode orthopédique non sanglante, puisque nous y arrivons avec l'action d'un corps aussi plat, aussi mal formé, aussi défavorable pour ce rôle que l'est la tête fémo-

rale luxée, il nous est bien permis de compter y arriver en agissant directement sur le rétrécissement — de dedans en dehors —
avec un dilatateur construit expressément dans ce but, aussi solide
qu'on peut le souhaiter. Je ne me suis encore servi que d'un dilatateur un peu primitif (fig. 162), et cependant il m'a suffi pour
ouvrir suffisamment le canal. L'on peut ajouter que je n'ai pas eu
affaire, chez le malade dont je rapporte l'observation page 271, à un
sujet adulte, ou à un cas d'une difficulté extrême; mais le premier
pas est fait et nous faisons construire d'autres dilatateurs qui
pourront nous donner, nous en sommes convaincu, toute satisfac-

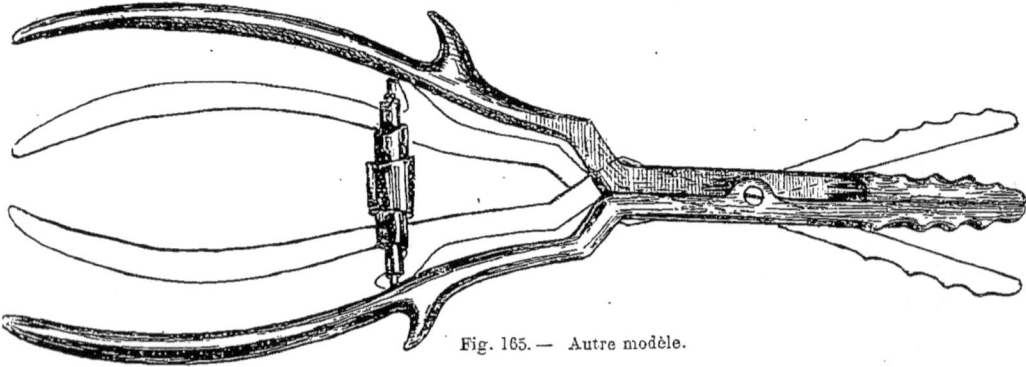

Fig. 165. — Autre modèle.

tion sur ce point et permettront d'avoir raison des plus fortes
résistances. Le dilatateur des fig. 163 et 164 triomphe d'une
résistance de 20 kilogr. Ceci est affaire de perfectionnement de
notre outillage actuel (fig. 165).

Cette question est encore à l'étude et il ne nous est pas possible de donner des conclusions définitives. Mais nous croyons
pouvoir dire, dès aujourd'hui, qu'il est possible, par une intervention d'une bénignité absolue, de réduire des cas de luxations
demeurées irréductibles jusqu'à ce jour, et de conserver à ces
malades, pour arriver à la restitution fonctionnelle de la jointure,
les mêmes bonnes conditions que si l'on avait fait un traitement
non sanglant.

Technique de l'opération nouvelle.

Nous allons dire brièvement la technique qui nous paraît la
meilleure, en nous réservant de revenir prochainement sur ce sujet
(fig. 166, 167, 168, 169).

Et d'abord, nous aimons mieux pénétrer dans le canal capsulaire par sa face antérieure que par sa face postérieure, malgré
que ceci soit possible; par son extrémité externe que par son
extrémité interne, pour éviter les vaisseaux et ne pas avoir une
cicatrice, même toute petite, juste en avant de la tête, lorsque
celle-ci sera réduite.

Dès que l'abaissement de la tête fémorale a été obtenu (lentement

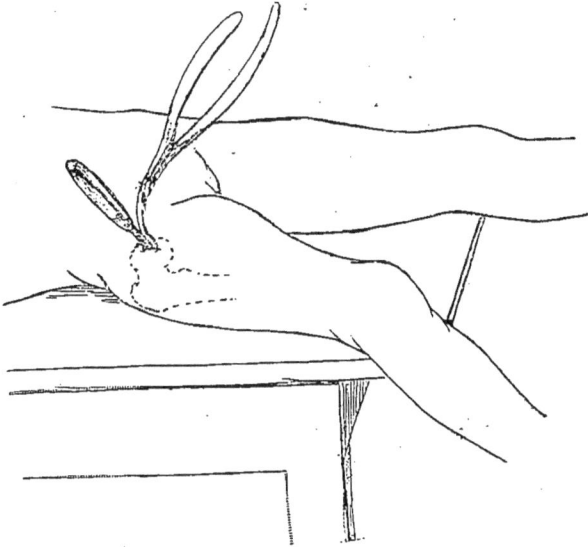

Fig. 166. — Premier temps. — L'incision est faite : les mors du dilatateur sont introduits dans la
capsule : on les fait glisser sur le plat de la lame du bistouri qui est resté en place pour
servir de guide.

ou rapidement), un aide fait saillir cette tête, en avant, le plus
possible, en portant très fortement la cuisse en hyperextension et
rotation externe.

L'on arrive ainsi, même chez les sujets bien musclés, à sentir
la tête fémorale très nettement à travers la peau, dont elle n'est
séparée que par la capsule, l'aponévrose fémorale et, entre les
deux, une mince lame musculaire, le tout ayant une épaisseur de
6 à 12 millimètres, d'une manière générale, et de quelques millimètres à peine dans les cas favorables.

L'on peut donc toujours sentir aisément et même, le plus souvent, voir la saillie de la tête en avant, dans cette position
d'hyperextension et de rotation externe forcée de la cuisse. La
tête se présente alors par sa face antérieure.

En se guidant sur cette face antérieure, que le doigt et l'œil ne

quittent plus, on fait avec le bistouri une incision ou, plus exactement, une ponction de 1 centimètre 1/2 à 2 centimètres sur la
peau et les tissus mous intermédiaires, en se portant directement,
du même coup, jusque sur la tête fémorale contre laquelle on
sent buter la pointe de l'instrument. Dès qu'on a cette sensation,
on promène le bistouri de haut en bas sur une étendue de 1 centimètre à 1 cent. 1/2 : c'est-à-dire qu'on fend la capsule en même
temps que la peau, parallèlement à la peau ; on pourrait évidem-

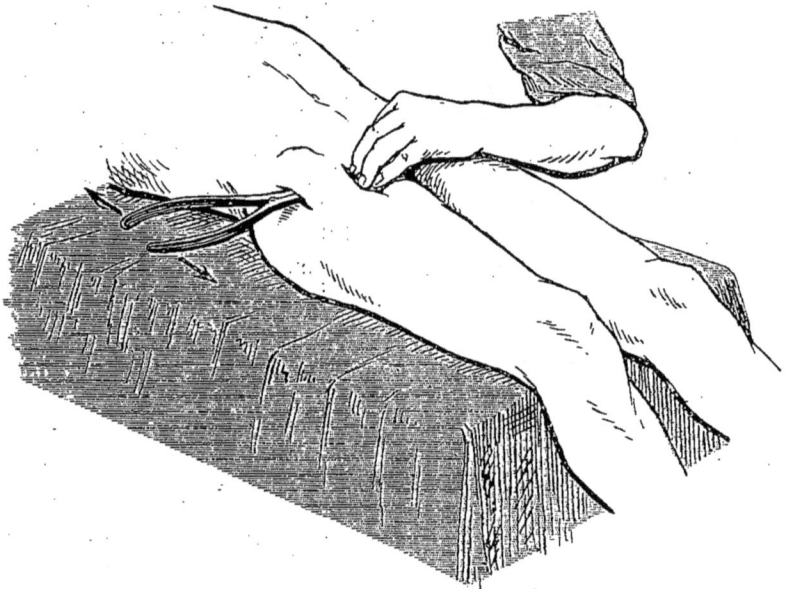

Fig. 167. — Les doigts de l'aide fixent les mors du dilatateur (à travers les tissus mous)
pendant la dilatation du canal capsulaire.

ment arriver aussi sur la capsule en 2 temps (parties molles
d'abord, puis capsule) ou bien encore en suivant un trajet oblique,
mais ceci pourrait gêner ensuite pour l'introduction du dilatateur.

On retire alors le bistouri ou bien on le laisse en place pour
introduire, en se guidant sur lui comme sur un conducteur, notre
dilatateur jusque sur l'orifice de la capsule. Si le bistouri est
retiré, ayez soin de ne pas détruire le parallélisme de l'incision de
la peau et des parties molles sous-cutanées. On sent nettement si
le dilatateur arrive bien sur la fente capsulaire, car on a alors la
sensation du contact immédiat de l'instrument avec la tête lisse
du fémur. Pour faire pénétrer le dilatateur, on commande à l'aide
de fléchir doucement la cuisse et de la porter en rotation interne

(elle était jusqu'alors maintenue en hyperextension et rotation externe). Cela fait, le dilatateur pénètre de lui-même dans la cavité laissée libre par le retrait de la tête.

Si vous ne pénétrez pas facilement, poussez un peu pour effondrer les quelques fibres qui restent encore sur les bords de la boutonnière et, si cela ne suffit pas, faites la boutonnière un peu plus nette par quelques coups de pointe supplémentaires de votre bistouri.

Nous avons pénétré ; nous sommes sûrs que le dilatateur est bien dans le canal capsulaire, car il touche la tête lisse et se meut librement dans ce canal. Alors nous changeons sa direction ; il avait pénétré d'avant en arrière, nous le dirigeons maintenant de dehors en dedans, à travers le canal capsulaire, jusque sur la partie interne du cotyle, ce qui se fait sans difficulté, car le diamètre du dilatateur sera facilement plus petit que le canal capsulaire demeuré perméable.

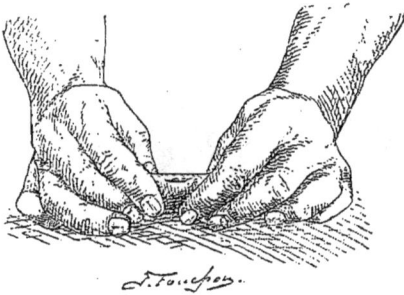

Fig. 168. — On exprime les quelques gouttelettes de sang des tissus périarticulaires. — L'aide, accroupi, tient sous la main gauche un tampon avec lequel il comprime et qui assure l'hémostase pendant les manœuvres et l'application du plâtre.

L'extrémité interne du cotyle se trouve à 1 centimètre en dedans de l'artère fémorale et à 1 centimètre 1/2 au-dessous de la branche horizontale du pubis.

On sent là facilement avec le doigt, à travers la peau et la mince lame de tissus mous, l'extrémité mousse du dilatateur. On retire un peu l'instrument et on le fait caler par un aide qui place ses doigts à 1 centimètre en dehors de l'artère, tandis que, avec vos deux mains, vous allez maintenant le faire travailler à dilater le rétrécissement capsulaire et l'entrée du cotyle.

On dilate, on dilate *progressivement, doucement* et *puissamment*, dans tous les sens, et on pourrait mesurer, sur le manche gradué dans ce but, le degré de dilatation obtenu dans la profondeur.

On mesure de manière que nous arrivions à une capacité proportionnée à la circonférence de la tête dont nous avons eu soin de déterminer le diamètre avec un compas d'épaisseur avant l'opération.

Lorsqu'on juge ce résultat obtenu, on retire doucement le dilatateur et on place un tampon sur la petite boutonnière de la peau que vous faites maintenir par un aide, comme on fait pour la plaie minuscule d'une ténotomie, tandis que vous-même passez aux manœuvres classiques de réduction, c'est-à-dire flexion à 90, puis abduction de plus en plus considérable de la cuisse, avec ou sans rotation.

Si la dilatation a été suffisante, la réduction pourra être obtenue presque immédiatement (c'est ce qui nous est arrivé).

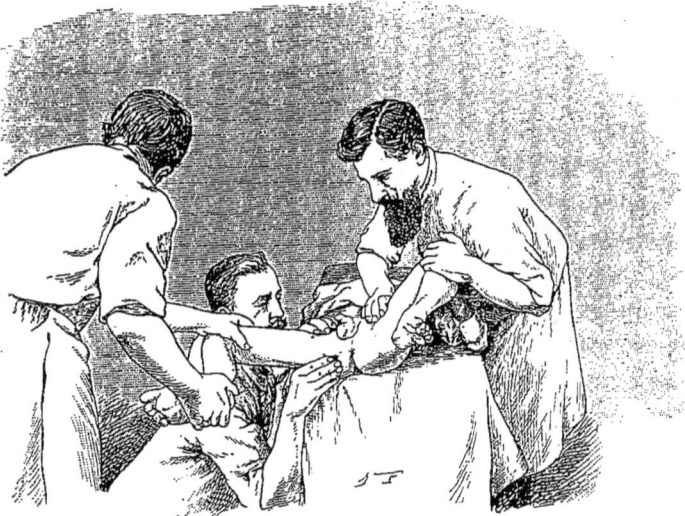

Fig. 169. — Pendant les manœuvres de réduction, le chirurgien, ou un aide, maintient un tampon au niveau de la plaie.

Si la réduction ne s'obtient pas après quelques minutes d'efforts, par insuffisance manifeste ou supposée de la dilatation, on remettra le dilatateur en place et l'on recommencera la manœuvre.

Il est évident que dans certains cas très particuliers l'on sera obligé de modifier un peu cette technique générale.

L'on pourrait, par exemple, en cas de néocotyle — avec repli falciforme séparant celui-ci du cotyle ancien, — aborder la tête par sa partie postérieure et la soulever avec une fine branche métallique courbe et plate, comme on ferait avec un forceps, pour la reporter dans le canal, à la façon d'une roue de voiture engagée dans une ornière et que l'on dégagerait pour la reporter ensuite sur la route ferme ; et l'on combinerait en pareil cas la dilatation du canal cap-

sulaire avec le soulèvement par bascule de la face postérieure de
la tête enfoncée dans le néocotyle.

Il va de soi, et je reviens à dessein sur ce point, qu'avant de
songer à dilater la capsule fémorale, il faut avoir suffisamment
abaissé la tête; ce qui est une affaire à bien régler au préalable
par les moyens déjà indiqués, — car, si cela n'était pas, nous aurions
beau avoir un canal capsulaire libre, il nous serait impossible, à
cause du raccourcissement non corrigé des tendons et des muscles,
d'arriver à reporter la tête dans le cotyle.

Et cependant, même à ce point de vue, nous avons un gain
notable, avec la nouvelle manière de faire, sur l'opération de Hoffa
ou l'opération de Senger, car nous pourrons réduire ici comme
dans la méthode non sanglante en flexion (et non pas en extension
Hoffa-Senger) et nous savons que par cette flexion de la jambe
sur la cuisse et de la cuisse sur le bassin, se trouvent notablement
relâchés les muscles longs antérieurs et postérieurs de la cuisse.

De ce fait très important, que nous pouvons réduire en flexion,
découlent encore d'autres conséquences : non seulement la réduction a été ainsi beaucoup plus facile, mais encore grâce à l'attitude que nous avons pu ensuite donner à la cuisse (flexion, abduction et légère rotation externe), le maintien de la réduction sera
beaucoup plus stable et le creusement du cotyle beaucoup mieux
assuré.

Rien à dire du pansement et de l'appareil de contention.

Un carré de gaze ou une compresse stérilisée sous l'appareil
plâtré, et c'est tout comme pansement.

La durée de la contention et, d'ailleurs, le traitement consécutif
tout entier, sont absolument les mêmes que dans la méthode non
sanglante [1].

---

1. Il est facile, dès maintenant avec une sonde ou une pince longue et fine, de faire
une exploration précise du canal capsulaire; ce qui permettra d'établir dans tous les
cas difficiles, avant de procéder à la réduction, la nature des obstacles anatomiques
à vaincre.

Il est de même possible de faire l'examen après éclairage (capsuloscopie) du canal
capsulaire, soit avec le tube uréthroscopique du Professeur Valentine, de New-York,
ou l'uréthroscope ou cystoscope de Luys (car nous aurons facilement un tube creux
correspondant au 26 de la filière Charrière), ou le cystoscope direct de Cathelin.

CHAPITRE XVIII

TRAITEMENT SIMPLEMENT PALLIATIF
DES LUXATIONS IRRÉDUCTIBLES

Sommaire. — On demande une amélioration fonctionnelle tantôt à l'appui
donné aux trochanters par les ceintures ou corsets orthopédiques;
tantôt à la correction de la déviation du membre inférieur.
Cette correction se fait soit lentement et progressivement par des manipulations, suivies de l'application d'un appareil orthopédique, soit rapidement, en une ou plusieurs séances, par des manœuvres chirurgicales
suivies de l'application d'un appareil plâtré — en procédant dans les
deux cas comme s'il s'agissait de la correction orthopédique d'un
pied-bot.

Si les parents ne veulent entendre parler, à aucun prix, de
manœuvres de réduction véritable, il faudra bien vous résigner à
ne faire qu'un traitement palliatif, pouvant amener une amélioration de la fonction.

En somme, la fonction peut être troublée 1° par la liberté trop
grande et la mobilité folle de la tête fémorale (la tête décrivant
une oscillation, un mouvement de va-et-vient très étendu à chaque
pas); 2° par la déviation du genou : a) déviation en dedans;
les genoux s'entrechoquent à chaque pas s'il s'agit d'une luxation double; b) flexion du genou, d'où raccourcissement, ensellure, etc., appui moins bon de la tête portée, d'autant, en arrière
dans la fesse.

Pour obtenir une amélioration fonctionnelle, on se sert de
moyens doux et lents ou de moyens brusques et rapides comme
lorsqu'il s'agit de réduire un pied bot ou une coxalgie.

Le choix à faire entre les différents moyens dépend un peu de
vous, suivant que vous pouvez ou non vous occuper quotidiennement de l'enfant.

Il dépend aussi de la famille, qui tantôt vous laisse et tantôt vous refuse une initiative entière et le libre choix des moyens à employer.

Beaucoup de familles ne veulent que des petits moyens doux : donc pas d'anesthésie, pas de douleurs, pas d'à-coups, dût le résultat être beaucoup plus lointain et même moins complet.

Eh bien! sachez que vous pouvez arriver encore par des petits moyens à un résultat satisfaisant.

Il est certain que vous pouvez redresser cette déviation sans anesthésie et sans faire souffrir l'enfant — par un procédé analogue à celui qu'on emploie dans le redressement lent et doux d'une coxalgie.

Première manière.

Traitement par des appareils orthopédiques (fig. 170 à 178).

a) *Pour atténuer l'oscillation de la tête.*

Pour arrêter l'oscillation verticale, le va-et-vient de la tête, on donne un arrêt, un plafond artificiel, au trochanter.

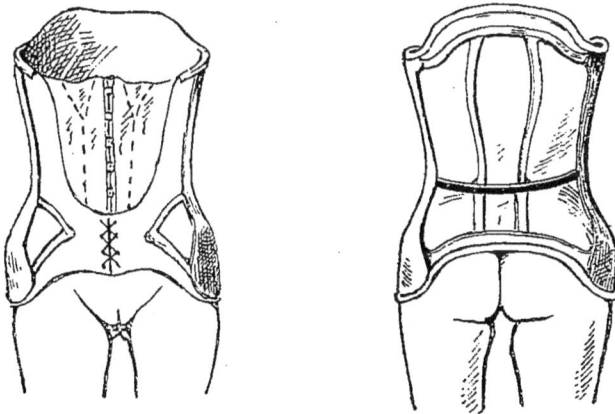

Fig. 170 et 171. — Traitement palliatif. Corset modèle Bréant. — Corset orthopédique empêchant le balancement des hanches et assurant la contention des têtes par pression sur les trochanters.

C'est le rôle des corsets ou des ceintures avec gousset à concavité inférieure moulant la saillie trochantérienne, l'appuyant et l'arrêtant un peu pendant la marche.

Ces ceintures orthopédiques, en celluloïd ou en cuir, dont les modèles sont si nombreux (chaque fabricant a la sienne [1]) diminuent

---

1. Tous les fabricants vous en fourniront des modèles. Voici, par exemple (fig. 170 à 178), les appareils que construit M. Bréant, orthopédiste à Berck.

effectivement quelque peu la boiterie et la fatigue des enfants : corset et ceintures sont faits sur un moulage prenant bien la forme du bassin et de la saillie trochantérienne [1].

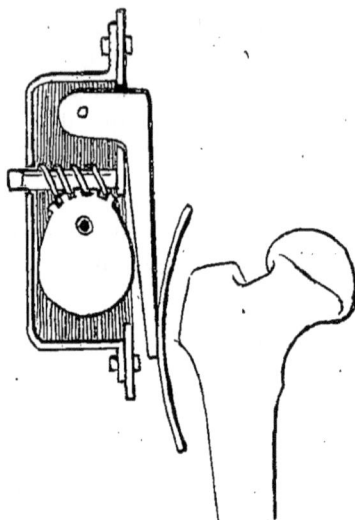

Fig. 172. — A ces appareils est ajouté un dispositif à engrenage et à excentrique destiné à presser en face sur les trochanters.

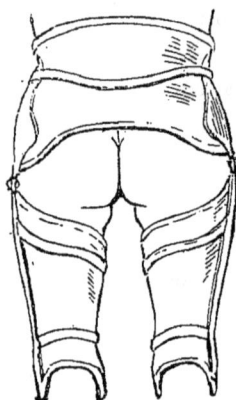

Fig. 173. — Appareil double ayant ce dispositif.

b) *Pour corriger la déviation des genoux.*

Vous avez fait construire à l'avance par un orthopédiste un appareil en celluloïd ou en cuir, ou même vous pouvez le construire vous-même [1], appareil qui porte à la hanche une articulation

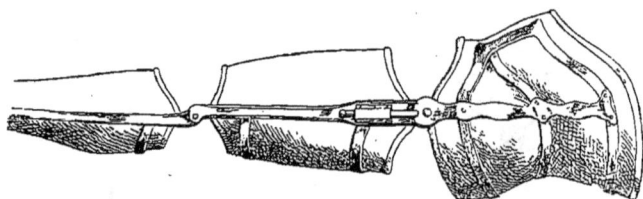

Fig. 174. — Grand appareil à immobilisation facultative dans la flexion de la cuisse.

permettant de faire à volonté l'abduction et l'extension de la cuisse, et de fixer cette extension et cette abduction à n'importe quel degré.
— L'appareil construit, vous ferez un long massage, d'une demi-heure, des adducteurs et des fléchisseurs, à raison d'une séance

1. Voir notre *Traité de la coxalgie* : Manière de faire un moulage, p. 154 et suivantes.
2. Voir *Traité de la coxalgie* : Technique de la fabrication des appareils en celluloïd, page 157.

par jour — ou même de 2 à 3 séances si vous pouvez, — en cher-

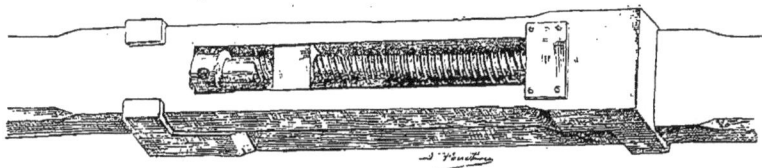

Fig. 175. — Grâce à cette vis à pas allongé, adaptée à la partie fémorale de l'appareil on peut produire l'extension de la jambe.

chant par ce massage à allonger ces adducteurs et ces fléchisseurs

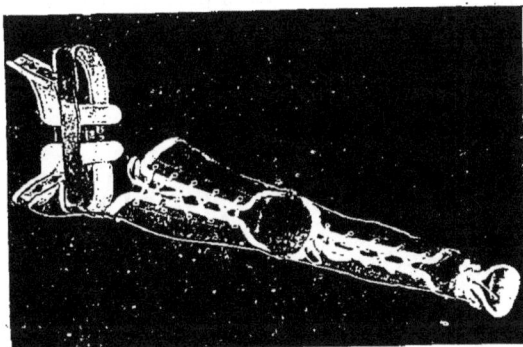

'Fig. 176. — Grand appareil permettant la contention, l'abduction, la rotation et l'extension et par conséquent la marche.

Et vous verrez, dès la première séance, si elle est suffisamment

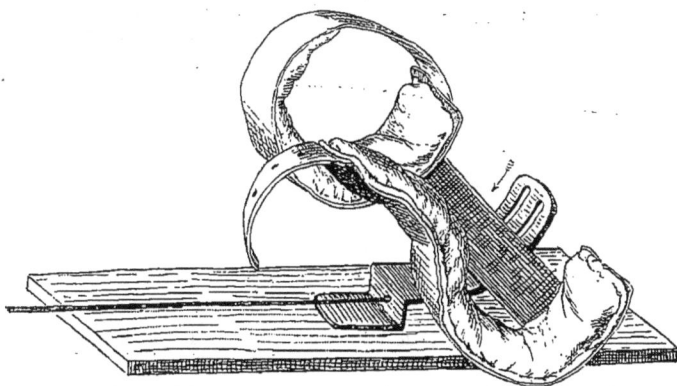

Fig. 177. — Une partie métallique ayant deux branches, emboîte la jambe au-dessus et au-dessous du genou; elle tourne facilement sur une autre pièce métallique fixée à une planchette et assure la rotation.

prolongée, que vous aurez gagné un ou plusieurs degrés de cor-rection dans le sens de l'abduction et de l'extension.

Dès que ce résultat est obtenu, vous remettez l'appareil articulé et fixez, avec la vis de l'appareil, la jambe au cran voulu, au petit

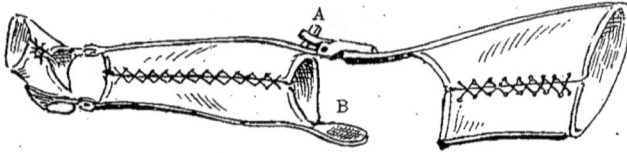

Fig. 178. — Appareil pour corriger le genu valgum. — L'appareil se place en épousant la mauvaise position. — En actionnant la vis A, on redresse la jambe, la partie B venant presser sur le condyle interne.

degré de correction obtenu. Après quelques séances, la mère ou une garde pourront vous remplacer.

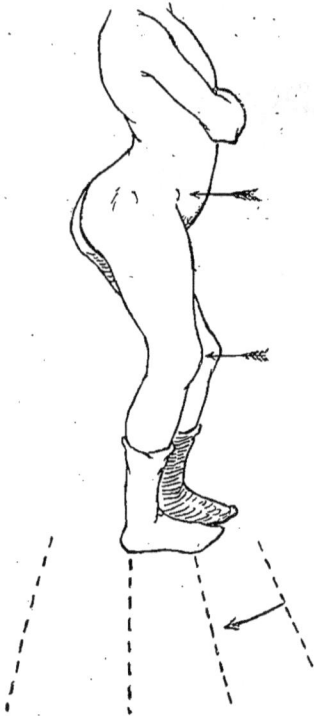

Fig. 179. — Vue de côté. — On remarque l'onsellure lombaire, la flexion des hanches et la flexion des genoux. Les flèches indiquent le sens de la correction à faire.

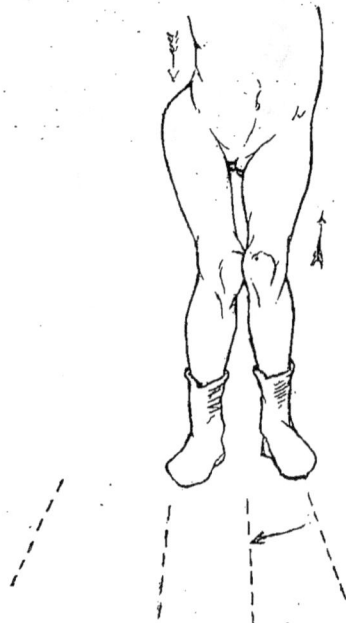

Fig. 180. — Vue de face pour montrer l'adduction du fémur. — Les flèches indiquent le sens à donner à la poussée et à la traction pour obtenir une correction relative.

Par vos manipulations quotidiennes, ou bi-, ou triquotidiennes, la correction peut se faire assez vite.

Généralement, en deux à trois mois, vous pouvez arriver à une petite hypercorrection, par conséquent à une abduction et à une hyperextension de quelques degrés.

Il ne s'agit plus que de conserver le résultat, ainsi obtenu, en laissant l'appareil un assez long temps et en faisant continuer pendant plusieurs mois ces manipulations.

Tout cela s'est fait suivant le programme imposé, sans anesthésie, sans douleurs, sans que l'enfant ait été arrêté un seul jour, et aussi sans appareil plâtré, détail important pour certaines familles.

Mais au prix de quelle patience de votre part, et de quelle dépense de temps! vous le devinez.

Deuxième manière.

Sans intervention véritable ni anesthésie. Plâtres successifs.

Manière plus rapide, mais cependant toujours sans anesthésie et sans que l'enfant cesse de marcher. C'est en quelque sorte une méthode mixte (fig. 179 à 185).

Voici en quoi elle consiste. Vous faites une correction d'une

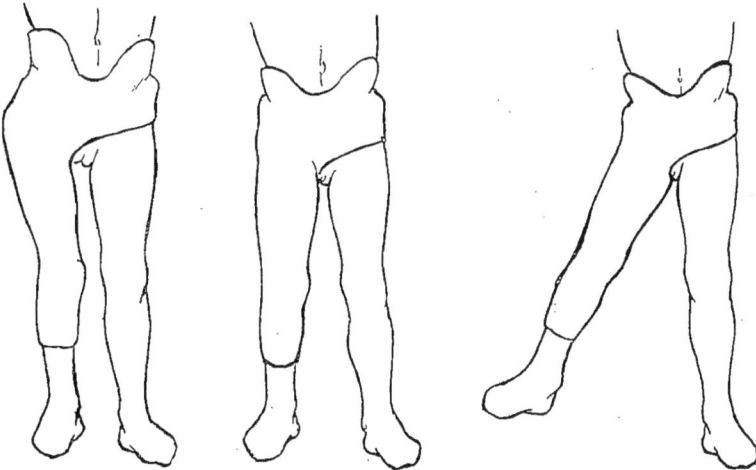

Fig. 181. — Première étape   Fig. 182. — Deuxième   Fig. 183. — Troisième étape.
       de la correction.   étape.

demi-heure, toutes les deux ou trois semaines, en allant doucement et progressivement, en massant, pétrissant, allongeant les tendons et les muscles jusqu'à la limite tolérée par l'enfant.

Vous portez successivement le fémur en dehors, puis en arrière et après un quart d'heure à 20 minutes de manipulations, lorsque vous avez gagné 10° à 15° par exemple, vous fixez le résultat avec un appareil plâtré allant de l'ombilic au-dessous du genou.

Pendant que le plâtre sèche (avant la prise définitive), cherchez

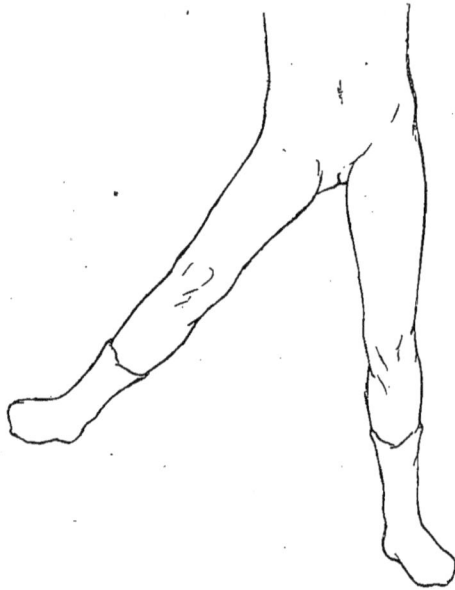

Fig. 184. — A l'enlèvement du plâtre on a de l'abduction et de l'hyperextension. Laisser revenir peu à peu.

encore à gagner 2, 3, 4, 10°. Puis, en voilà pour deux à trois semaines.

La fois suivante, le plâtre enlevé, vous recommencez, à l'aide des mêmes manipulations, l'assouplissement et l'allongement des adducteurs et des fléchisseurs, d'où un nouveau gain ; puis nouveau plâtre et ainsi de suite.

Voilà une manière de faire qui est généralement très bien acceptée par les parents et par les enfants et qui sera pratique pour vous.

Troisième manière.

Correction immédiate en une séance sous chloroforme.
Grand appareil plâtré.

Enfin vous devinez bien que lorsque vous avez carte blanche, vous pouvez arriver d'un coup, non seulement à la correction mais à l'hypercorrection, avec le secours de l'anesthésie, par des manœu-

vres vigoureuses sur les muscles raccourcis ; en somme vous ferez
alors le pétrissage des adducteurs et des fléchisseurs décrit page 86,
pétrissage qui suffit généralement, sans que vous ayez besoin de
recourir à la rupture sous-cutanée ou à la ténotomie, si ce n'est
d'une manière exceptionnelle.

Vous pousserez alors l'abduction jusqu'à 50 ou 60°, l'hyperextension jusqu'à 25 ou 30° et vous ferez une rotation inverse de
celle qui existe, tantôt interne, tantôt externe.

Cette hypercorrection est maintenue par un appareil allant de
l'ombilic au-dessous du genou (plâtre moyen, fig. 133), — avec
lequel l'enfant pourra à volonté garder le repos ou marcher en
mettant une chaussure surélevée sous le pied malade.

Après trois mois, on met un deuxième appareil et on diminue
de moitié l'abduction et l'hyperextension ; puis on applique un troisième appareil, celui-ci amovible, en celluloïd ou en cuir, dans une
position de légère correction : abduction et hyperextension de 15
à 20°.

Dès ce moment on masse l'enfant en enlevant l'appareil deux
ou trois fois par jour, on fait l'éducation de la marche, on lui fait
faire des mouvements d'abduction et d'hyperextension pour laisser
toujours dans un état d'infériorité les muscles adducteurs et fléchisseurs, autrefois rétractés, et prévenir ainsi le retour de la déviation.

En faisant porter l'appareil plus ou moins longtemps, en recou-
rant, lorsqu'on le supprime, à l'extension nocturne, avec un coussin
pour soulever le bassin (voir fig. 185 et 186), on conserve l'abduction et l'hyperextension.

En résumé, vous voyez que vous pourrez arriver au résultat par
cette méthode non sanglante, soit par des moyens doux et lents,
soit par des moyens brusques et rapides.

Mais vous n'aurez jamais besoin de faire l'ostéotomie sus- ou
sous-trochantérienne de Kirmisson, qui est, malgré tout, moins
simple que le traitement que nous venons d'indiquer et moins efficace aussi ; car l'ostéotomie laisse forcément un raccourcissement
du fémur qui s'ajoute au raccourcissement déjà existant, elle ne
garantit pas sûrement contre les progrès de la déviation, à moins
qu'on ne se préoccupe d'agir aussi sur les tendons et les muscles
de la manière dite plus haut. Or cette action directe sur les tissus
mous suffit sans qu'on ait besoin de toucher au squelette.

Vous n'aurez jamais besoin non plus de faire l'opération dite de

la pseudarthrose de Hoffa[1] (avivement des deux extrémités articulaires, sans réduction); nous vous la déconseillons pour des raisons
analogues : traitement d'une difficulté plus grande et d'une efficaci-
cité moindre, au point de vue de l'allongement du membre et de la

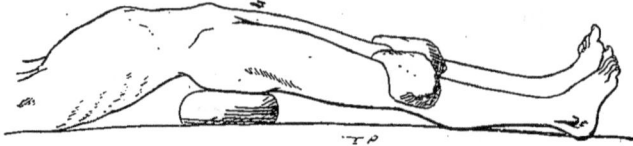

Fig. 185. — Manière de corriger la tendance à la flexion. Le malade est couché sur le dos;
on place un coussin sous son siège et un sac de sable sur chaque genou (deux séances par jour).

correction de la déviation, que le traitement que nous avons pré-
conisé plus haut.

En résumé, ayez pour règle de conduite pratique dans le cas de
luxation irréductible où les parents ne vous demandent ou plutôt
ne vous permettent que d'améliorer quelque peu la fonction et
d'augmenter la résistance de l'enfant à la marche, sans vouloir
entendre parler d'une véritable réduction; ayez pour règle de con-

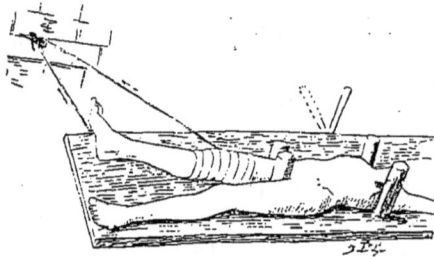

Fig. 186. — Manière de corriger la tendance à l'adduction (deux ou trois séances par jour).

duite pratique de corriger la déviation existante en agissant simplement sur les adducteurs et les fléchisseurs, et de porter la tête
fémorale à la partie antérieure de la fosse iliaque, derrière l'épine
iliaque, pour améliorer son appui autant que cela est possible.

C'est là un traitement dont vous pouvez accepter la responsabi-
lité, et qui vous donnera une réelle amélioration, si vous vous
occupez, en même temps que de la correction de l'attitude, de faire
l'éducation de la marche et de fortifier le système musculaire par
tous les moyens possibles : massages fréquents, exercices actifs,
bains et électrisation, etc.

1. Dont l'idée première est de Pravaz.

*Deux observations de luxations irréductibles traitées et gué-
ries, l'une par l'opération de Senger et l'autre par notre
opération.*

A. Un cas de réduction sans « creusement » du cotyle (opération de Senger).

Juliette T., dix ans et demi. *Luxation congénitale double de la hanche*
(radiographies planches V, fig. 203 et 204).

Entrée à l'hôpital de l'Oise le 23 août 1903. Le 15 septembre, après
une extension d'environ trois semaines, réduction non sanglante de la
luxation droite suivant le procédé classique.

Six semaines après, tentative de réduction de la luxation gauche par
le même procédé, mais la réduction ne s'obtient pas nettement. Cependant, immobilisation de la cuisse en abduction et flexion ; mais, à l'enlèvement de l'appareil de ce côté, deux mois après, on constate que la
tête est au-dessous du cotyle.

Un autre essai de réduction, fait un peu plus tard, n'a pas mieux
réussi. Le côté gauche étant réduit, il y a une disproportion énorme
entre les deux jambes, et nous sommes obligés de chercher le moyen
d'effacer cette inégalité choquante. Nous nous décidons à faire la réduction sanglante.

8 novembre 1904. — Incision partant de l'E. iliaque A.-S. et aboutis-
sant au sommet du grand trochanter. Incision de l'aponévrose fémorale
entre le tenseur du fascia lata et le moyen fessier. Dissection des fibres
du grand fessier et mise à nu de la capsule articulaire considérablement
épaissie.

Alors on tire fortement sur le membre inférieur, que l'on met en
extension, en abduction et rotation interne forcée.

Après écartement des deux lèvres de la plaie, incision de la capsule
suivant une ligne oblique en bas et en dehors (parallèle à l'incision
cutanée, et mise à nu : 1° de la tête fémorale, cachée en arrière du rebord
cotyloïdien, reposant dans la fosse iliaque externe et paraissant moyen-
nement développée ; 2° de la cavité cotyloïde atrophiée, mais nettement
reconnaissable à ce qu'elle est recouverte de cartilage d'encroûtement,
qu'on voit et qui est très brillant, cavité dont l'entrée est relativement
libre. La réduction s'opère très facilement, et paraît être le mieux maintenue par une rotation interne de 40 à 50° et une abduction de près de 90°,
mais sur le plan de la table (la cuisse en extension). Trois points de
suture sur la partie médiane de la plaie, drains dans les angles, pansement, grand appareil plâtré classique.

Suites opératoires. — Pansement au bout de huit jours, — ablation
des drains, réunion par première intention.

25 janvier 1905. — Ablation de l'appareil. — Radiographie. — La tête est réduite, elle se maintient.

8 février. — L'enfant est mise sur pied à la date du 1er mars, la marche est bonne. La mobilité est de moitié environ de la mobilité normale, du côté de l'opération sanglante, mais fort heureusement, du côté droit, les mouvements ont une amplitude presque complète.

1er juin 1905. — La réduction se maintient parfaite.

B. — **Un cas de réduction par notre opération (par la dilatation sous-cutanée de la capsule fémorale) d'une luxation qui était irréductible par la méthode non sanglante** (voir radiographies planche V, fig. 205 et 206).

Luxation congénitale double, Marie D..., dix ans et demi, Paris : mise en traitement le 21 janvier 1905.

J'arrive à réduire la luxation gauche assez facilement après douze minutes d'efforts. Immobilisation dans la position ordinaire 70-70 et 0 (70 de flexion puis 70 d'abduction et 0 de rotation).

J'essaie la réduction du côté droit, mais sans succès, contrairement à ce que j'espérais, car le raccourcissement n'était pas très accentué et la forme de la luxation paraissait, *a priori*, assez favorable. L'obstacle à la réduction ne peut provenir que de la disposition de la capsule. A la suite de cet essai infructueux, petites ecchymoses à la région de la hanche, en particulier en avant.

Le 14 février, l'enfant étant bien reposée et les ecchymoses disparues, je me garde de recommencer les tentatives de réduction non sanglante pour ne pas meurtrir les tissus.

J'aseptise bien soigneusement la partie antérieure de l'articulation. Savonnage, lavage au sublimé, alcool, etc., puis compresses.

L'enfant étant endormi, un aide porte fortement la cuisse en hyperextension et rotation externe.

La tête fait une saillie facilement appréciable au doigt, et même un peu à la vue, au-dessous de l'épine iliaque antérieure. Cependant la tête me parait encore à une distance de 5 à 6 millimètres de la peau, à peu près à l'union du tenseur du fascia lata et du droit antérieur de la cuisse.

A travers les tissus mous intermédiaires je sens la surface ronde de la tête qui roule sous mon doigt dans les divers mouvements.

J'incise d'un coup la peau et les tissus mous et j'enfonce la pointe du bistouri jusqu'au contact de la tête, qui présente sa face antérieure, par suite de la rotation externe forcée qui a été faite. Puis, cette ponction faite, je trace à partir de ce point une incision de 1 centimètre 1/2 à 2 centimètres environ sur les tissus mous et la capsule, en gardant le contact léger avec la surface lisse de la tête; il s'écoule à peine quelques gouttes de sang.

J'essaie alors d'introduire mon dilatateur sur le bistouri en tenant celui-ci de la main gauche et le dilatateur de la main droite.

J'éprouve un peu de difficulté à passer; alors je retire le bistouri et j'introduis le dilatateur tout seul dans la plaie. Lorsque j'arrive sur la tête lisse avec l'extrémité de l'instrument, l'aide, sur ma demande, porte doucement la cuisse en flexion et en rotation interne. Immédiatement mon dilatateur pénètre de lui-même et je sens très nettement que je suis dans la cavité. Je retourne l'instrument en dedans, transversalement ou plutôt un peu obliquement de haut en bas. Je sens (sans être arrêté sérieusement cependant) la fente étroite du cotyle. L'extrémité de l'instrument vient jusqu'à 1 centimètre en dedans de l'artère, à 2 centimètres au-dessous de l'arcade crurale.

Mon index gauche sent là nettement l'extrémité du dilatateur et on la voit même soulevant légèrement la peau. Je retire de 2 centimètres le dilatateur et je le fais caler là avec le doigt d'un aide pour avoir mes deux mains libres. Je fais marcher ses deux branches que j'ouvre et referme doucement et progressivement en promenant l'instrument de haut en bas le long de la fente serrée qui signale l'entrée du cotyle. La résistance est celle d'un ligament, mais, après six ou sept minutes, je sens que cette résistance cède, que la dilatation de la fente est obtenue.

Alors je retire le dilatateur, qui ramène quelques gouttes de synovie claire (donc cela n'a pas saigné dans l'intérieur du canal), et je mets sur la petite boutonnière de la peau un tampon que je fais maintenir tandis que je passe aux manœuvres de réduction. Flexion de 80°, abduction progressive (les adducteurs cèdent, ils avaient été distendus déjà par l'essai de réduction non sanglante) et je vois la réduction se faire lorsque l'abduction a atteint 75° environ; elle se fait presque instantanément, après une à deux minutes à peine d'efforts.

Je la défais et la refais plusieurs fois.

Il n'y a pas de doute sur l'existence de la réduction ni pour moi ni pour aucun de mes assistants.

Lavage de la petite plaie cutanée, pansement avec quelques carrés de gaze et compresse pour faire l'hémostase. Puis appareil plâtré ordinaire en flexion de 80°, abduction de 70° et 0 de rotation.

L'enfant est revue huit jours après, elle n'a pas eu de fièvre,... n'a pas souffert, a eu beaucoup moins de réaction générale qu'après la tentative de réduction non sanglante.

Revue le 1er mai; on enlève l'appareil; il n'y a pas eu une goutte de pus, c'est à peine si l'on aperçoit une cicatrice, cette cicatrice a 1 centimètre 1/2 à peine de longueur et 1 millimètre de largeur. C'est comme aspect, la cicatrice d'une ténotomie sous-cutanée ordinaire.

La réduction s'est très bien maintenue. On met les deux cuisses dans une abduction et flexion moindres, 50° environ, et on les fixe dans un deuxième appareil plâtré.

On devine que le traitement consécutif va être exactement le même que celui qui suit la réduction de la méthode non sanglante.

15 juin 1905. — Réduction parfaite, la tête est encore plus enfoncée dans le cotyle à droite qu'à gauche : à droite, c'est-à-dire du côté traité par mon opération. Les jambes sont ramenées à la position droite, et l'enfant est mise sur pieds avec deux petits appareils qu'on enlèvera dans un mois.

Dès maintenant on peut sûrement compter sur une souplesse au moins aussi grande et sur une réduction aussi solide du côté droit que du côté gauche.

15 juillet. — Les appareils sont enlevés.

1er août. — Réduction parfaite. L'enfant marche avec l'appui de deux bâtons.

PLANCHES PHOTOCOLLOGRAPHIQUES

Si nous avions voulu publier ici toutes les radiographies des luxations de notre collection personnelle avant et après le traitement, il nous aurait fallu non pas cinq planches en photocollographie, mais deux cents et plus.

Des raisons d'ordre matériel s'opposaient à la publication d'un nombre indéfini de radiographies. Mais nous avons pris soin de vous donner ici des radiographies de toutes les variétés possibles de luxation (avant et après le traitement).

A savoir : 1° des luxations unilatérales ;
  2° des luxations doubles ;
  3° des luxations de forme antérieure et à petit raccourcissement ;
  4° des luxations de forme postérieure et à grand raccourcissement ;
  5° des luxations avec néocotyle ;
  6° des récidives de luxation traitées ; reluxations antérieures ;
  7° reluxation postérieure.

Des luxations irréductibles par la méthode ordinaire et traitées et guéries soit 8° par l'opération de Senger, soit 9° par notre opération (dilatation sous-cutanée du canal capsulaire).

PLANCHE I

Quatre radiographies d'une luxation d'un côté avant et après la réduction.
187. — Luxation congénitale droite, dix ans.

  1° avant la réduction ;
  2° après la réduction le premier jour ;
  3° quatre mois et demi après ;
  4° sept mois après.

188. — La radiographie prise dans la position où nous avons mis l'appareil le jour même de la réduction, voir page 147, fig. 106.
  70°, 70°, 0° (70 flexion, 70 abduction, 0 et rotation).

189. — La radiographie prise quinze jours après qu'on a enlevé l'appareil précédent et rendu la liberté à l'enfant. Par le poids du pied avec les exercices actifs et les exercices passifs décrits page 165, fig. 119. Le fémur est passé de la première position, flexion, abduction et rotation, à une abduction sur le plan de la table et la rotule regarde maintenant le plafond.

190. — Six mois après la réduction. La jambe est revenue à la position normale. La tête est profondément enfoncée dans le cotyle (voir fig. 118).

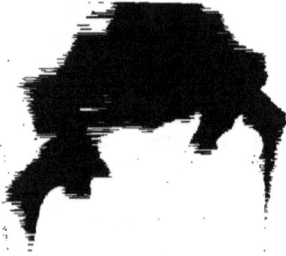

187

188

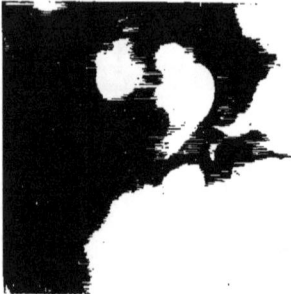

189

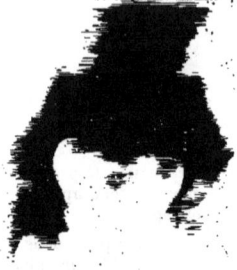

190

Masson & Cⁱᵉ, Editeurs

PLANCHE II

191. — Luxation congénitale double (obs. p. 239).

Les deux luxations sont de forme antérieure avant le traitement.

192. — La même huit mois après la réduction. Guérison idéale. Revue deux ans plus tard.

193. — Luxation droite de forme postérieure.

194. — La même un an après le traitement.

Pl. 11

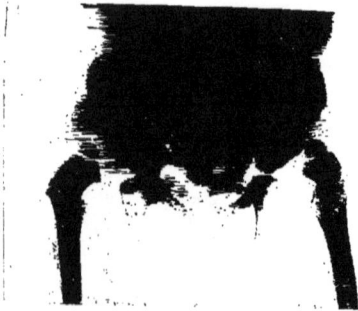

191

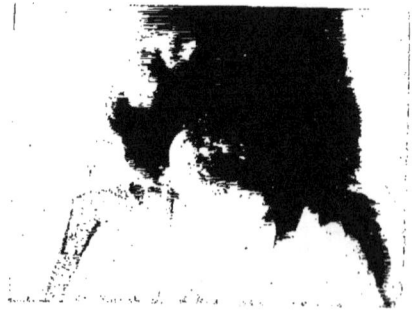

192

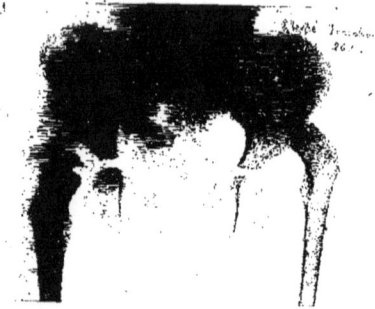

193

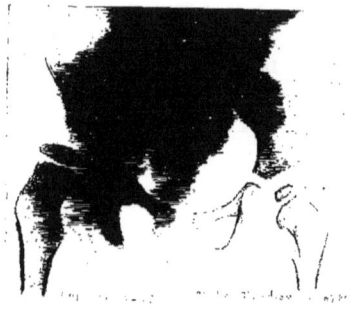

194

Masson & Cⁱᵉ, Editeurs

PLANCHE III

Les radiographies d'un cas de reluxation antérieure traitée et guérie.

195. – L'enfant de l observation iv avant le traitement.

196. – Elle a été traitée par un autre médecin pendant huit mois; on peut voir qu'il y a une reluxation antérieure du troisième degré. L'angle postéro-inférieur du grand trochanter et le petit trochanter regardent le cotyle. La tête est en avant et en dehors. Boiterie grave.

197. – Nous faisons une réduction nouvelle après rotation interne de plus de 90° imprimée à la cuisse. flexion de 50° et abduction de 40° environ. Pas de claquement véritable, mais la tête disparaît dans le cotyle lorsqu'on donne à la cuisse la position ci-dessus.
Radiographie prise huit mois après cette réduction nouvelle.
Revue un an et demi après. — Très bonne réduction.

198. — Nous donnons dans cette figure la radiographie d'un néocotyle de notre collection.

Pl. III

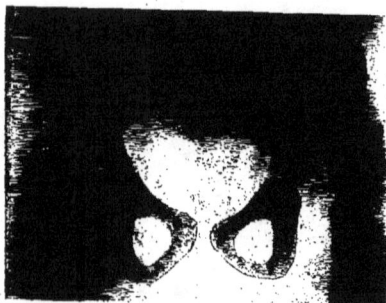

195

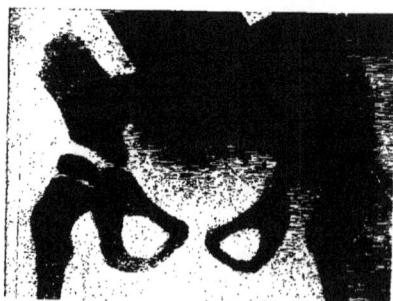

196

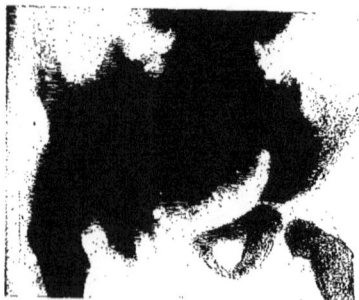

197

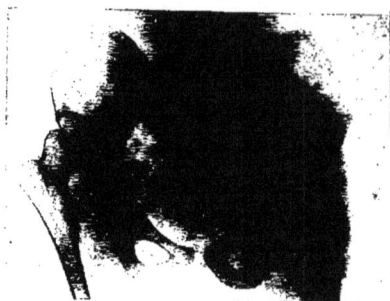

198

PLANCHE IV

Radiographie d'une reluxation postérieure traitée et guérie.
L'enfant a trois ans, elle a été soignée à la maison de santé de la villa Saint-Piat (Berck-plage). Madeleine N., d'Eu.
Il s'agit d'une luxation double. C'est l'un des côtés, le côté gauche, qui s'est reluxé et a dû être réduit de nouveau.

199. — L'enfant avant tout traitement.

200. — Les deux luxations réduites. On fait la réduction de la hanche droite le 13 novembre 1903 et celle de la hanche gauche le 26 novembre. Changement de plâtre le 13 janvier 1904. La réduction est bonne. J'ai supprimé le plâtre le 15 mars. La radiographie a été prise ce jour-là.

201. — Le 1er juin. — L'enfant marche bien au gré des parents ravis, mais nous sommes moins satisfaits, nous trouvons que l'enfant vacille un peu du côté gauche et, en examinant la hanche gauche, nous trouvons que la tête a un peu glissé de ce côté (en haut et en arrière du cotyle).

202. — La radiographie que voici confirme ce diagnostic de reluxation; cette radiographie donne un peu l'impression d'une reluxation antérieure, mais en réalité il s'agissait bien d'une reluxation postérieure. Sous chloroforme, nous mettons le fémur de ce côté en flexion de 90°, puis nous le portons progressivement et doucement en abduction. A partir de 40° d'abduction il nous faut insister un peu pour aller plus loin à cause de la résistance des adducteurs. Ceux-ci se laissent distendre après deux à trois minutes sous notre effort modéré, mais soutenu, et lorsque nous arrivons à 60° environ, la tête rentre dans la profondeur du cotyle en donnant la sensation d'un froissement plutôt que d'un véritable claquement. On pousse l'abduction à 90°.
Immobilisation dans le plâtre à 90° de flexion, 90° d'abduction et 0° de rotation.
Changé le plâtre le 22 août. — Remis appareil dans une position sensiblement la même.
Enlevé le plâtre le 8 novembre 1904.
L'enfant est revenu le 1er juin. Voici la radiographie montrant que la réduction est parfaite des deux côtés.
Marche idéale.

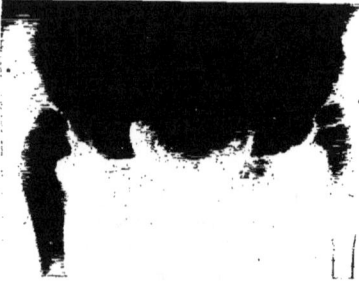

199

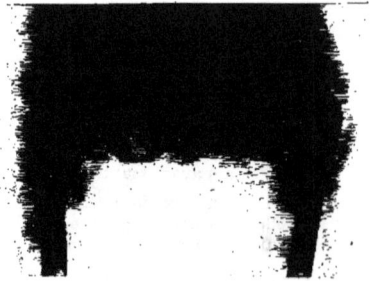

200

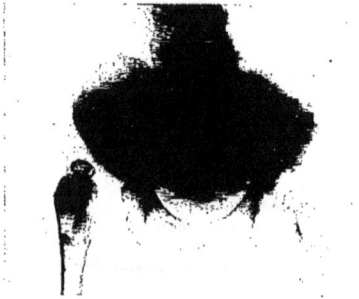

201

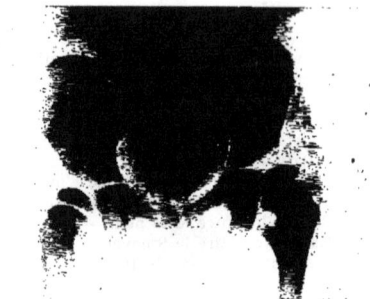

202

Masson & Cie, Éditeurs

PLANCHE V

Les luxations irréductibles.

203. — Enfant de l'observation A de la page 270 avant la réduction.

A *droite*, luxation de forme antérieure et de petit raccourcissement.

A *gauche*, luxation de forme postérieure et de très grand raccourcissement.

A droite, la réduction se fait par des manœuvres non sanglantes ; on peut voir comme un an après la réduction, le creusement du cotyle s'est bien fait par la présence et la pression de la tête.

A gauche, j'ai dû faire, pour réduire, une opération de Senger : incision large des parties molles et de la capsule sans creusement du cotyle.

204. — La même un an après la réduction faite de la manière que nous venons de dire.

La réduction est bonne mais moins parfaite que du côté droit.

205. — Luxation double : *côté droit* traité et réduit par notre opération (voir obs. B, p. 271).

Dilatation sous-cutanée de la capsule fémorale.

A *gauche*, par des manœuvres non sanglantes ordinaires.

Revue le 10 juin : les deux jambes sont lâchées.

206. — Les deux réductions sont bonnes. Celle de droite (mon opération) est meilleure, plus solide peut-être que l'autre côté.

L'enfant est mise sur pieds et commence à marcher actuellement.

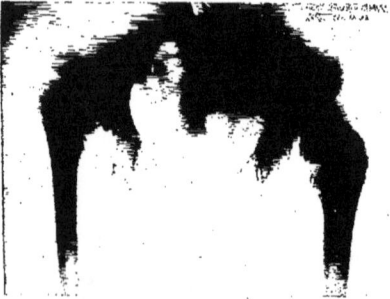

203

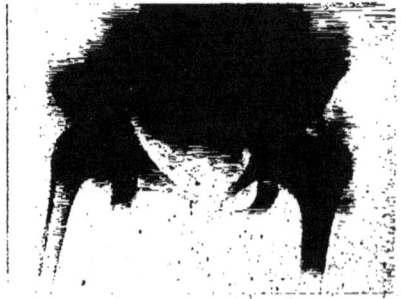

204

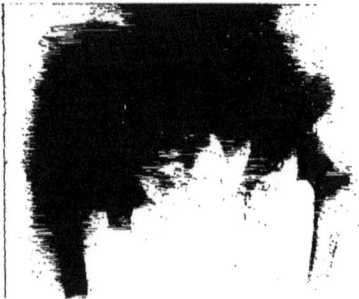

205

206

TABLE DES MATIÈRES

INTRODUCTION

Sommaire. — La luxation congénitale de la hanche peut et doit être guérie jusqu'à 12 ou 15 ans par un traitement non sanglant.

De cette curabilité nous avons des preuves qui nous sont données par la clinique, par la radiographie, et par l'anatomie pathologique.

La guérison s'obtient par un traitement qui était très complexe et difficilement applicable il y a quelques années encore, mais qui a été depuis tellement simplifié et tellement bien réglé qu'il est aujourd'hui à la portée de tous les médecins de bonne volonté pourvu qu'ils soient aidés d'un bon guide.

Le présent ouvrage voudrait être ce guide sûr et facile à suivre pour le praticien.

DEUX CHAPITRES PRÉLIMINAIRES SUR LE DIAGNOSTIC ET LE PRONOSTIC

CHAPITRE I

Diagnostic.

Sommaire. — 1° *Signe de présomption* donné par la démarche de l'enfant. — Vous voyez entrer dans votre cabinet — ou bien vous êtes appelé à voir — un enfant — presque toujours une petite fille — qui marche en se balançant un peu sur ses hanches — *en canardant* — d'un côté ou des deux, mais qui, malgré sa boiterie, marche hardiment, ce qui témoigne qu'elle ne doit pas souffrir.

Avant même que les parents n'aient rien dit, vous pensez immédiatement à une luxation congénitale de la hanche. Si ce balancement, si ce moument de roulis existe des deux côtés, la chose est à peu près certaine.

Si le balancement n'existe que d'un côté, c'est une simple présomption.

2° *Signe de probabilité* donné par les commémoratifs. — Les parents vous disent : l'enfant a toujours marché ainsi, — en se balançant un peu dès ses premiers pas qui ont été tardifs; nous avons mis cela sur le compte d'un peu de faiblesse, — mais cela ne se passe pas, cela paraît s'accentuer au contraire ; — elle ne souffre pas, elle n'a jamais souffert et est d'ailleurs bien portante.

Avec ces commémoratifs, joints aux caractères de la marche, le diagnostic de luxation congénitale de la hanche devient non seulement probable, mais plus que probable, même lorsque l'enfant ne se balance que d'un côté.... vous ne pouvez cependant pas être absolument affirmatif avant d'avoir fait la palpation de la hanche.

3° *Signe de certitude* donné par la palpation de la hanche.

Cherchez d'abord la tête fémorale à la place normale, à 1 centimètre en dedans et au-dessous du milieu de l'arcade crurale, sous l'artère fémorale qu'on sent battre entre le muscle couturier et le second adducteur.

Votre pouce, placé en ce point, a une impression de vide plus ou moins nette (ou de parties molles dépressibles) au lieu de la résistance dure non dépressible d'un plancher solide, que donne la palpation d'une hanche normale ; comparez avec le côté opposé si l'enfant ne boite que d'un côté. Il est vrai que la tête ne déborde presque pas la cavité cotyloïde *à l'état normal*, dans la position d'extension de la cuisse, mais vous sentez tout au moins, dans cette même position, la face antérieure dure du col fémoral ; et si vous portez le genou fortement en arrière et en rotation externe, la tête elle-même va venir déborder nettement le cotyle en avant ; au contraire, s'il y a luxation, la sensation de vide persistera, même dans cette position de rotation et d'hyperextension du genou.

De plus et surtout, dans le cas de luxation, si vous portez votre regard et votre doigt en dehors et au-dessus de cette place normale de la tête, pendant que de l'autre main vous imprimez au genou de grands mouvements en tous sens, vous verrez *souvent* et vous sentirez *toujours*, plus ou moins loin, sous le couturier ou sous l'épine iliaque, ou même plus loin dans la fesse, une saillie très mobile qui suit tous les mouvements du genou, — qui, dans certains de ces mouvements, soulève la peau, — qui est dure, arrondie, — que vous reconnaissez facilement pour la tête fémorale déboîtée, — dont le contour est aussi facilement saisissable dans les tissus mous, en ce cas, qu'il l'est peu à l'état normal.

C'est le signe de certitude de la luxation. Lorsque avec ce signe vous avez les commémoratifs indiqués, vous pouvez dire que la luxation est congénitale (simple ou double suivant que ce signe existe d'un côté ou des

CHAPITRE II

Pronostic.

SOMMAIRE. — *Abandonnée à elle-même* la luxation congénitale s'aggrave d'année en année jusqu'à l'âge mûr, — à peu près toujours.

La boiterie devient de plus en plus disgracieuse — et la résistance à la marche de plus en plus faible. L'on peut observer à une certaine période des crises douloureuses et même en certains cas une impotence au moins relative et momentanée.

L'abstention du médecin en présence de cette maladie n'est donc pas permise.

Soumise à un bon traitement la maladie guérit et l'état de la hanche rede-

PREMIÈRE PARTIE

ÉTUDE TECHNIQUE DES MOYENS THÉRAPEUTIQUES

(CE QU'IL FAUT SAVOIR FAIRE POUR TRAITER TOUTES LES LUXATIONS DE LA HANCHE)

CHAPITRE III

Age de choix pour faire le traitement et exposé du problème thérapeutique à résoudre.

SOMMAIRE. — Lorsqu'on a le choix de l'âge, traiter les enfants à 2 ou 3 ans pour les luxations simples et doubles : en un mot, dès que les enfants sont propres. Nous avons personnellement traité quelques enfants de 24 à 18 mois et obtenu chez eux des guérisons parfaites, dans l'espace de 4 mois.

Nous avons à faire : — 1° la réduction ; 2° la contention ou maintien de la réduction.

La réduction rencontre trois obstacles.

a) *L'élévation de la tête fémorale*, reportée quelquefois très haut dans la fesse et maintenu là par la rétraction des tendons et des muscles longs de la cuisse.

L'abaissement de la tête sera possible si l'on supprime cette rétraction, ce raccourcissement progressif des tendons et des muscles en suivant une marche inverse, c'est-à-dire en faisant une traction continue puissante (18 à 20 kilogr). pendant quelques semaines ou même quelques mois, 2, 4, 6 mois, sur ces tissus rétractés. Parfois même une extension forcée extemporanée de 60 à 100 kilogr. nous donnera l'allongement immédiat voulu de ces tendons et muscles. De plus, en fléchissant la jambe sur la cuisse et le fémur sur le bassin, on relâche séance tenante les muscles antérieurs et postérieurs de la cuisse, et ainsi s'obtient l'abaissement de la tête jusqu'au niveau de la cavité. Le chloroforme est également un puissant auxiliaire pour cela.

b) *Le rétrécissement de la capsule.* Jamais le canal n'est comblé entièrement. L'on a vu, chez l'adulte même, ce canal garder encore en certains cas une capacité suffisante pour permettre le libre retour de la tête dans le cotyle.

Cependant il se rétrécit assez notablement d'une manière générale. Mais il reste dilatable par les manœuvres de réduction, et les faits ont démontré que, jusqu'à 7 ans toujours, — et jusqu'à 10, 12, 16 ans presque toujours et quelquefois même au dessus de 15 ans, — on pouvait amener la dilatation du léger rétrécissement capsulaire existant, en faisant travailler longuement la tête à l'entrée de ce détroit.

c) *L'étroitesse de la fente qui représente l'entrée du cotyle.*

En réalité cette étroitesse est le principal obstacle à la réduction, d'autant qu'on a moins de prise sur cet obstacle que sur les deux précédents. Cependant cette fente, dont la lèvre postérieure est osseuse et la lèvre antérieure ligamenteuse, se laisse agrandir généralement, de même que le détroit capsulaire, par le travail prolongé et habile de la tête qu'on présente successivement dans tous les sens pour la faire mordre sous la lèvre ligamenteuse pendant les manœuvres de réduction.

Et, en fait, jusqu'à 10 ou 15 ans, on arrive presque toujours, avec un peu de persévérance et d'efforts, à reporter la tête dans le cotyle, — cotyle rudimentaire sans doute, mais suffisant pour donner un point d'appui momentané à la tête, si, par ailleurs, nous mettons la cuisse en abduction forcée.

1° **Le maintien de la réduction**, c'était le gros problème autrefois.

Le maintien de la réduction est devenu un jeu aujourd'hui, grâce à la position d'abduction forcée donnée à la cuisse, et grâce à nos appareils plâtrés.

Par ce maintien prolongé artificiellement pendant 5 à 6 mois, les deux organes mal formés, tête et cotyle, vont se façonner mutuellement, harmoniquement; le cotyle va se creuser profondément, tandis que la capsule revient sur elle-même et se rétrécit tout autour des extrémités articulaires remises au contact.

C'est la fonction qui refait l'organe; 5 à 6 mois après cette contention artificielle, on pourra lâcher les deux extrémités articulaires, elles ne s'abandonneront plus, si, vraiment, pendant les 5 à 6 mois de contention, le sommet de la tête a été bien réellement maintenu contre le cotyle osseux et non pas en un autre point, par exemple contre la

CHAPITRE IV

Schéma et indication rapide des divers temps du traitement.

SOMMAIRE. — 1° **On prépare la réduction.**

    a) Par l'extension continue plus ou moins prolongée.

    b) Par l'extension forcée extemporanée.

    c) Par le pétrissage des adducteurs.

CHAPITRE V

CHAPITRE VI

Extension forcée extemporanée.

CHAPITRE VII

Pétrissage des adducteurs.

CHAPITRE X

L'appareil plâtré.

CHAPITRE XI

Traitement consécutif.

CHAPITRE XII

Traitement de reluxations.

DEUXIÈME PARTIE

PARTIE CLINIQUE.

LES DIVERSES VARIÉTÉS CLINIQUES DE LUXATION SIMPLE OU DOUBLE.

CHAPITRE XIII

Luxation unilatérale.

1er CAS

SOMMAIRE. — 1º *Jusqu'à 7 ans* on peut promettre le succès.

Les spécialistes font la réduction sans extension préalable, — mais, dans les cas difficiles, c'est-à-dire ceux où la forme de la luxation est postérieure et où le raccourcissement dépasse 3 centimètres, il vaut mieux, lorsqu'on le peut, faire une extension continue de quelques semaines, d'une valeur de 10 à 15 kilogrammes. Cela facilite beaucoup la besogne. L'extension forcée extemporanée, sans être toujours indispensable, rend de même les plus grands services.

2e CAS

2º *De 7 à 11 ou 12 ans.*

On est presque sûr de réussir.

Faire une petite réserve s'il s'agit de raccourcissement de plus de 4 centimètres, et surtout de luxation à forme postérieure.

Dans ces cas meuvais, il est sage de faire préalablement, surtout si l'on n'est pas très exercé, une extension continue de 16 à 20 kilogr. pendant 2 à 3 mois et, même davantage ; et, en plus, séance tenante, une extension forcée extemporanée de 80 à 100 kilogr. pendant 10 minutes.

3e CAS

3º *De 11 à 15 ans.*

On a encore peut-être 3 chances sur 4 de réussir : pourvu qu'on ait fait une extension préalable de 3 à 4 mois, de 18 à 20 kilogr. bien surveillée ; et, en outre, séance tenante, une extension extemporanée de 80 à 100 kilogr.

S'il s'agit de luxation à forme antérieure et de raccourcissement de 4 à 5 centimètres seulement, on peut presque affirmer d'avance la réussite.

L'on doit faire au contraire de grandes réserves lorsqu'il s'agit de conditions inverses : forme postérieure ou raccourcissement de plus de 5 centimètres.

Mais, même dans ces derniers cas, l'on réussit quelquefois, et l'on peut et doit faire un essai prudent de réduction.

4e CAS

4º *Au-dessus de 15 ans.*

Le succès est très rare, si ce n'est lorsqu'il s'agit d'une forme antérieure et de raccourcissement relativement peu considérable, 5 à 5 centimètres, et de sujets préparés pendant 4, 5 et 8 mois, — à la manière de Pravaz.

On peut toujours tenter la réduction après avoir mis dans son jeu tous les atouts.

CHAPITRE XIV

Luxation double.

CHAPITRE XV

Résultats.

CHAPITRE XVI

CHAPITRE XVII

APPENDICE

**Le traitement des luxations qui sont restées irréductibles
par la méthode non sanglante.**

Réduction par la simple dilatation sous-cutanée de la capsule fémorale.

CHAPITRE XVIII

Traitement simplement palliatif des luxations irréductibles.

DU MÊME AUTEUR

A

Traité pratique de technique orthopédique.

Ont déjà paru : I. *Technique du traitement de la coxalgie.*
II. *Technique du traitement de la luxation congénitale de la hanche.*
Sous presse : III. *Technique du traitement des tumeurs blanches.*
En préparation : *Technique du traitement du mal de Pott, de la scoliose, de la paralysie infantile, du pied bot, torticolis, tarsalgie, maladie de Little, difformités rachitiques, etc.*

B

Autres publications du même auteur sur les maladies des enfants.

Les maladies qu'on soigne à Berck (443 pages, Masson, 1900). Traitement des adénites, abcès froids, ostéites, tumeurs blanches, coxalgie, mal de Pott, ostéomyélite, scoliose, luxation congénitale de la hanche, paralysie infantile, pied bot, maladie de Little, etc.
Des déviations et difformités chez l'enfant (instructions pratiques pour les éviter, les reconnaître et les guérir), chez l'auteur, 1903.

I. — Sur le traitement marin.

De la valeur du traitement marin contre les tuberculoses externes (*Congrès de Thalassothérapie de Boulogne, 1894*).
Des indications et des contre-indications du traitement marin (*même Congrès*).
Le traitement marin dans les tuberculoses (*Revue des maladies de l'enfance, 1895*).
Le pronostic et le traitement des tuberculoses externes et en particulier de la coxalgie et du mal de Pott, à Berck (*Congrès d'Ostende, 1895*).
De la contribution respective du médecin et du traitement marin dans la guérison de la tuberculose (*Congrès de Biarritz, avril 1903*).

II. — Abcès froids.

Le naphtol camphré en injections peut être toxique [contrairement à l'opinion unanimement soutenue jusqu'alors] (*Bulletins de la Société de Chirurgie, 1891-1892*).
Le traitement des abcès froids (*Congrès de Chirurgie, 1893*).
Le traitement des adénites cervicales sans opération sanglante (*Congrès de Chirurgie, 1901*).

III. — Adénites cervicales.

Le traitement des cicatrices d'origine lymphatique dans la région du cou (*Congrès de Chirurgie, 1892*).
La guérison des adénites cervicales sans cicatrice (*Congrès de Chirurgie, 1898*).

IV. — Maladies des os.

Les tumeurs osseuses chez lss enfants (*Congrès de Chirurgie, 1899*).

V. — Tumeurs blanches.

Le traitement de la tumeur blanche du genou (*Revue d'Orthopédie, 1895*).
Le traitement des tumeurs blanches par les injections modificatrices intra-articulaires (*Congrès de Chirurgie, 1896*).
Sur le traitement non sanglant des ostéo-arthrites tuberculeuses (*Congrès de la tuberculose, 1898*).
Peut-on guérir les tumeurs blanches en conservant la mobilité des articulations ? (*Presse médicale, 27 septembre 1899*).
Sur le traitement des tumeurs blanches sans opération sanglante (*Congsès international de Madrid, avril 1903*).
La technique du traitement des tumeurs blanches par des injections intra-articulaires (*Congrès de chirurgie, 1903*).

VI. — Ankyloses.

Sur la mobilisation et le traitement des ankyloses (*Congrès de Chirurgie, 1899*).

VII. — Coxalgie.

Sur la résection de la hanche dans la coxalgie (*Bulletin de la Société de Chirurgie, 1891*).
Le traitement des luxations spontanées du fémur survenues dans le cours de la coxalgie (*Congrès de Chirurgie, 1892*).

Ce que vaut la méthode de l'extension continue dans le traitement de la coxalgie (*Congrès de Chirurgie*, 1893).

Sur un cas de régénération presque intégrale de la moitié supérieure du fémur à la suite d'une résection de la hanche (*Bulletins de la Société de Chirurgie et Revue d'Orthopédie*, 1894).

Sur la correction des raccourcissements consécutifs de la coxalgie (*Revue d'Orthopédie*, 1895).

Le traitement de la coxalgie (volume de 310 p., avec 41 *fig. Masson*, 1895).

La guérison de la coxalgie sans boiterie (*Congrès de Chirurgie*, 1896).

Le traitement des luxations pathologiques de la hanche (*Congrès de Chirurgie*, 1896).

La valeur de la résection de la hanche dans la coxalgie (*Presse médicale*, 24 janvier 1900).

Les grands raccourcissements et la boiterie dans la coxalgie : moyen de les prévenir et de les corriger (*Congrès de Chirurgie*, 1902).

VIII. — Mal de Pott.

Ce que vaut l'opération sanglante dans le traitement des paralysies du mal de Pott (*Revue d'Orthopédie*, 1895).

Sur les moyens de prévenir et de corriger les gibbosités, avec présentation de quatre enfants guéris et de deux enfants encore en traitement (*Académie de Médecine*, 22 décembre 1896).

Sur le redressement des maux de Pott (*Archives provinciales de Chirurgie*).

Notes sur les modifications apportées à la technique du redressement du mal de Pott (Masson, 1897).

Le traitement du mal de Pott suivi d'une étude sur les moyens de consolidation du rachis après le redressement (*Comptes rendus du Congrès de Moscou*, 1897).

Comment il faut faire l'appareil du mal de Pott (*Semaine médicale*, 4 janvier 1905).

Conférence sur le traitement du mal de Pott, à Londres, sur l'invitation de la Société des Chirurgiens anglais (*Bulletins de la Société clinique de Londres*, 1897).

Conférence faite sur le même sujet à Gand, sur l'invitation de la Société de Chirurgie de Belgique (*Bulletins de la Société*, 1898).

Conférence sur le même sujet à Berlin, devant la Société des Chirurgiens allemands, sur l'invitation du président de la Société, le Professeur Bergmann (1898).

Le traitement du mal de Pott, avec présentation de vingt-cinq enfants guéris (*Académie de Médecine*, 1er juin 1898).

Traitement du mal de Pott (*Congrès de* 1900).

Les appareils plâtrés ou orthopédiques dans le traitement du mal de Pott. — Réduction douce des gibbosités par le corset en celluloïd avec volet dorsal (*Congrès de Chirurgie*, 1904).

IX. — Rachitisme.

Le traitement marin du rachitisme (1er *Congrès de Thalassothérapie*, 1894).

X. — Scoliose.

Sur la correction opératoire des scolioses graves (Masson, 1897).

Le traitement de la scoliose (*Congrès de Chirurgie*, 1897).

XI. — Luxation congénitale de la hanche.

Le traitement de la luxation congénitale de la hanche (*Congrès de Bordeaux*, 1895).

Traitement de la luxation congénitale de la hanche (*Congrès de Chirurgie*, 1895).

Présentation à l'Académie de deux enfants guéris après opération de luxation congénitale de la hanche (*Bulletins de l'Académie de Médecine*, 3 mars 1896).

Sur la possibilité d'arriver à la guérison de la luxation congénitale de la hanche (*Archives provinciales de Chirurgie*, 1896).

Le traitement de la luxation congénitale (*Congrès de* 1900). Idem (*Congrès de Madrid*, 1903).

La technique du traitement non sanglant de la luxation congénitale de la hanche (*Congrès de Chirurgie*, 1903).

XII. — Pied bot.

Le traitement des pieds bots (*Congrès de Madrid*, 1903).

Guérison du pied bot par les méthodes non sanglantes (*Congrès de Bordeaux*, 1895).

Le redressement non sanglant du pied bot (*Congrès de Chirurgie*, 1896).

XIII. — Paralysie infantile.

Le traitement de la paralysie infantile (*Congrès de Chirurgie*, 1901).

XIV.

Le traitement chirurgical de l'hydrocéphalie (*Congrès de Chirurgie*, 1893).

XV.

Les traitements employés dans les diverses maladies infantiles qu'on soigne à l'hôpital Rothschild de Berck (Masson, 1900).

XVI.

Les maladies d'enfants au dispensaire [avec H. de Rothschild] (Masson, 1895).

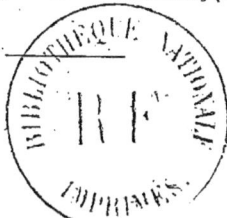

MASSON & CIE, ÉDITEURS

Libraires de l'Académie de Médecine, 120, boulevard Saint-Germain, Paris (VIe)

Pr. n° 448

EXTRAIT DU CATALOGUE MÉDICAL [1]

RÉCENTES PUBLICATIONS   Octobre 1905

COLLECTION DE PRÉCIS MÉDICAUX

Cette nouvelle collection s'adresse aux étudiants, pour la préparation aux examens, et à tous les praticiens qui, à côté des grands Traités, ont besoin d'ouvrages concis, mais vraiment scientifiques, qui les tiennent au courant. D'un format maniable, ces livres seront abondamment illustrés, ainsi qu'il convient à des titres d'enseignement.

Viennent de paraître :

Précis de
Physique Biologique

PAR

G. WEISS

Professeur agrégé à la Faculté de médecine de Paris.
Ingénieur des Ponts et Chaussées.

1 vol. petit in-8 de 528 pages avec 543 figures, cart. toile anglaise souple.   **7 fr.**

Ce petit livre contient celles des principales applications de la physique à la biologie qui doivent rentrer dans le cadre des connaissances d'un étudiant à la fin de ses études et de tout médecin instruit.

Éléments de Physiologie

PAR

Maurice ARTHUS

Professeur à l'École de médecine et de pharmacie de Marseille,
Ancien professeur de physiologie à l'Université de Fribourg (Suisse).

Deuxième édition revue et corrigée

Avec 122 figures dans le texte

1 vol. petit in-8° de XVI-764 pages, cart. toile anglaise souple. . . . .   **9 fr.**

(1) *La librairie Masson et Cie envoie gratuitement et franco de port les catalogues suivants à toutes les personnes qui lui en font la demande.* — Catalogue général contenant, classés par subdivisions, tous les ouvrages ou périodiques publiés à la librairie. — Catalogues de l'Encyclopédie scientifique des Aide-Mémoire. I. Section de l'ingénieur. — II. Section du biologiste. — Catalogue des ouvrages d'enseignement.
Les livres de plus de 5 francs sont expédiés franco au prix du Catalogue.
Les volumes de 5 francs et au-dessous sont augmentés de 10 %, pour le port.
Toute commande doit être accompagnée de son montant.

I

Introduction
à l'Étude de la Médecine

PAR

Le Dr H. ROGER

Professeur à la Faculté de médecine de Paris.
Médecin de l'hôpital d'Aubervilliers.

Deuxième édition

1 volume in-8° de 761 pages, cartonné, suivi d'un lexique donnant l'étymologie
et la signification des termes techniques.

Broché. . . . .   **9** fr. — Cartonné . . . .   **10** fr.

Glossaire   Médical   illustré

PAR LES DOCTEURS

L. LANDOUZY
Professeur à la Faculté de Paris,
Membre de l'Académie de médecine.

F. JAYLE
Chef de Clinique de la Faculté
à l'hôpital Broca.

1 vol. in-8° carré de 664 pages, avec 426 figures et 5 cartes en couleurs.

Cartonné . . . .   **18** fr.
Broché . . . .   **16** fr.

L'Æsculape

Guide pratique à l'usage des Étudiants et des Docteurs en Médecine
PAR LES DOCTEURS

E. DE LAVARENNE
Médecin des Eaux de Luchon.

F. JAYLE
Chef de Clinique à la Faculté.

1 fort volume petit in-8°, richement relié toile. . . . .   **6** fr.

Pathologie générale
expérimentale
Processus généraux

PAR LES

Dr CHANTEMESSE
Professeur
à la Faculté de médecine
de Paris.

Dr PODWYSSOTZKY
Professeur de Pathologie à l'Université
d'Odessa,
Doyen de la même faculté.

TOME I

Histoire naturelle de la maladie. Hérédité. Atrophies. Dégénérescence.
Concrétions. Gangrènes.

1 volume in-8° jésus de 428 pages, avec 162 figures en noir et en couleurs,
broché. . . . .   **22** fr.

TOME II

Hypertrophies. — Régénérations. — Tumeurs. — Pathologie de la circulation
sanguine. — Pathologie du sang. — Pathologie de la lymphe et de la circulation
lymphatique. — Inflammation. — Hypothermie. — Hyperthermie. — Fièvre.

1 volume grand in-8°, avec 57 figures en couleurs et 37 figures en noir.   **22** fr.

Traité de Pathologie générale

OUVRAGE COMPLET

PUBLIÉ PAR

CH. BOUCHARD

MEMBRE DE L'INSTITUT
PROFESSEUR DE PATHOLOGIE GÉNÉRALE A LA FACULTÉ DE MÉDECINE DE PARIS.

SECRÉTAIRE DE LA RÉDACTION

G.-H. ROGER

Professeur agrégé à la Faculté de médecine de Paris, Médecin des hôpitaux.

COLLABORATEURS :

MM. ARNOZAN — D'ARSONVAL — BENNI — F. BEZANÇON — R. BLANCHARD — BOINET — BOULAY — BOURCY — BRUN — CADIOT — CHABRIÉ — CHANTEMESSE — CHARRIN — CHAUFFARD — J. COURMONT — DEJERINE — PIERRE DELBET — DEVIC — DUCAMP — MATHIAS DUVAL — FÉRÉ — GAUCHER — GILBERT — GLEY — GOUGET — GUIGNARD — LOUIS GUINON — J.-F. GUYON — HALLÉ — HÉNOCQUE — HUGOUNENQ — M. LABBÉ — LAMBLING — LANDOUZY — LAVERAN — LEBRETON — LE GENDRE — LEJARS — LE NOIR — LERMOYEZ — LESNÉ — LETULLE — LUBET-BARBON — MARFAN — MAYOR — MENETRIER — MORAX — NETTER — PIERRET — RAVAUT — G.-H. ROGER — GABRIEL ROUX — RÜFFER — SICARD — RAYMOND TRIPIER — VUILLEMIN — FERNAND WIDAL.

6 vol. grand in-8°, avec figures
*dans le texte : **126** fr.*
Chaque volume est vendu séparément.

TOME I. — 1 vol. grand in-8° de 1018 pages, avec figures dans le texte : **18** fr.
TOME II. — 1 vol. grand in-8° de 940 pages, avec figures dans le texte : **18** fr.
TOME III. — 1 vol. in-8° de 1400 pages, avec figures dans le texte, publié en deux fascicules. **28** fr.
TOME IV. — 1 vol. in-8° de 719 pages, avec figures dans le texte : **16** fr.
TOME V. — 1 vol. in-8° de 1180 pages, avec nombreuses figures dans le texte : **28** fr.
TOME VI. — 1 vol. in-8° de 935 pages : **18** fr.

L'HÉRÉDITÉ

des

Stigmates de Dégénérescence

et

LES FAMILLES SOUVERAINES

PAR

le Dr V. GALIPPE

Membre de l'Académie de médecine.

Préface de M. Henri BOUCHOT

Conservateur à la Bibliothèque nationale, Membre de l'Institut.

1 volume gr. in-8° carré, avec 278 figures et portraits dans le texte.
Broché . . . . **15** fr.

CHARCOT — BOUCHARD — BRISSAUD

BABINSKI — BALLET — P. BLOCQ — BOIX — BRAULT — CHANTEMESSE — CHARRIN
CHAUFFARD — COURTOIS-SUFFIT — O. CROUZON — DUTIL — GILBERT — GUIGNARD
G. GUILLAIN — L. GUINON — GEORGES GUINON — HALLION — LAMY
LE GENDRE — A. LÉRI — P. LONDE — MARFAN — MARIE — MATHIEU
NETTER — ŒTTINGER — ANDRÉ PETIT — RICHARDIÈRE
ROGER — RUAULT — SOUQUES — THOINOT
THIBIERGE — TOLLEMER — FERNAND WIDAL

TRAITÉ DE MÉDECINE

DEUXIÈME ÉDITION

(Entièrement refondue)

PUBLIÉE SOUS LA DIRECTION DE MM.

BOUCHARD	**BRISSAUD**
Professeur à la Faculté de médecine de Paris, Membre de l'Institut.	Professeur à la Faculté de médecine de Paris, Médecin de l'hôpital St-Antoine.

10 volumes grand in-8°, avec figures dans le texte

En Souscription. . . . . **150 francs.**

Chaque volume est vendu séparément.   OCTOBRE 1905.

Tome VI. 1 vol. grand in-8° de 612 pages, avec figures dans le texte : 14 fr.

Maladies du nez et du larynx, par A. Ruault. — *Asthme*, par E. Brissaud. — *Coqueluche*, par P. Le Gendre. — *Maladies des bronches*, par A.-B. Marfan. — *Troubles de la circulation pulmonaire*, par A.-B. Marfan. — *Maladies aiguës du poumon*, par Netter.

Tome VII. 1 vol. grand in-8° de 550 pages, avec figures dans le texte : 14 fr.

Maladies chroniques du poumon, par A.-B. Marfan. — *Phtisie pulmonaire*, par A.-B. Marfan. — *Maladies de la plèvre*, par Netter. — *Maladies du médiastin*, par A.-B. Marfan.

Tome VIII. 1 vol. grand in-8° de 580 pages, avec figures dans le texte : 14 fr.

Maladies du cœur, par M. André Petit. — *Maladies des vaisseaux sanguins*, par W. Œttinger.

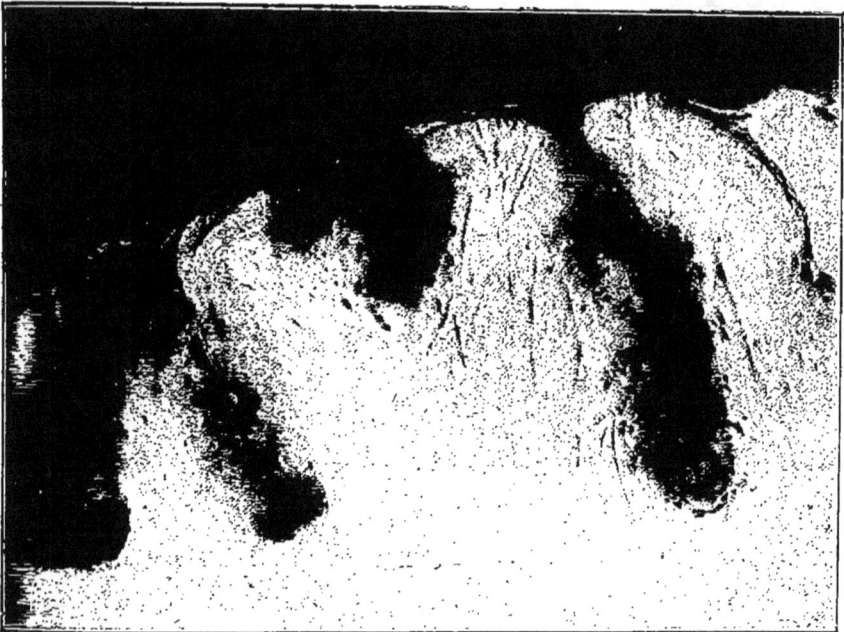

Figure extraite du Tome IX.

Tome IX. 1 vol. grand in-8° de 1092 pages, avec figures dans le texte : 18 fr.

Maladies de l'encéphale, par E. Brissaud, Souques, P. Londe et Tollemer. — *Maladies de la protubérance et du bulbe*, par G. Guillain. — *Maladies intrinsèques de la moelle épinière*, par P. Marie, O. Crouzon, A. Léri et G. Guinon. — *Maladies extrinsèques de la moelle épinière*, par G. Guinon. — *Maladies des méninges*, par G. Guinon. — *Syphilis des centres nerveux*, par H. Lamy.

Pour paraître le 15 Novembre 1905

Tome X. 1 vol. grand in-8°, avec figures dans le texte.

Les névrites. — Maladies des nerfs et des muscles en particulier. — Tics, Crampes professionnelles. — Chorées, Myoclonies. — Maladie de Thomsen. — Paralysie agitante. — Myopathie primitive, progressive. — Amyotrophie Charcot-Marie et Werding-Hoffmann. — Acromégalie, Achondroplasie, Gigantisme, Myxœdème. — Goitre exophtalmique. — Pathologie du grand Sympathique. — Neurasthénie. — Epilepsie, Hystérie. — Paralysie générale. — Les Psychoses.

Table analytique des 10 volumes.

Traité des ⊠ ⊠ ⊠ ⊠ ⊠ ⊠ ⊠ ⊠ ⊠ ⊠
⊠ ⊠ *Maladies de l'Enfance*

Deuxième Édition, revue et augmentée

PUBLIÉE SOUS LA DIRECTION DE MM.

J. GRANCHER   ET   J. COMBY

PROFESSEUR A LA FACULTÉ DE PARIS,   MÉDECIN
MEMBRE DE L'ACADÉMIE DE MÉDECINE.   DE L'HÔPITAL DES ENFANTS-MALADES.

5 volumes grand in-8° avec figures dans le texte. . . . . 112 francs.

Tome I. 1 volume grand in-8° de 1060 pages, avec figures : 22 fr.
Physiologie et Hygiène de l'Enfance. — Maladies infectieuses. — Maladies générales de nutrition. — Intoxications.

Tome II. 1 volume grand in-8° de 964 pages, avec figures : 22 fr.
Maladies du tube digestif. — Maladies du pancréas. — Maladies du péritoine. — Maladies du foie. — Rate et ses maladies. — Maladies des capsules surrénales. — Maladies génito-urinaires.

Tome III. 1 volume grand in-8° de 994 pages, avec figures : 22 fr.
Maladies de l'appareil respiratoire. — Maladies de l'appareil circulatoire.

Tome IV. 1 volume grand in-8° de 1076 pages, avec figures : 22 fr.
Système nerveux. — Maladies de la peau.

Tome V. 1 vol. gr. in-8° de 1224 p., avec figures 24 fr.
Maladies du fœtus et du nouveau-né. — Organes des sens. — Maladies chirurgicales. — Thérapeutique. — Formulaire.

Leçons cliniques ⚜ ⚜ ⚜ ⚜ ⚜ ⚜ ⚜ ⚜ ⚜

SUR

⚜ ⚜ ⚜ ⚜ ⚜ ⚜ la Diphtérie

et quelques maladies des premières voies

PAR

A.-B. MARFAN

Professeur agrégé à la Faculté de médecine de Paris,
Médecin de l'hôpital des Enfants-Malades.

1 volume gr. in-8°, avec 68 figures. . . . . 10 fr.

Traité d'Anatomie Pathologique
GÉNÉRALE

PAR

R. TRIPIER

Professeur d'anatomie pathologique à la Faculté de médecine de l'Université de Lyon.

1 vol. grand in-8, avec 239 figures en noir et en couleurs . . . . 25 fr.

Traité élémentaire ▧ ▧ ▧ ▧ ▧
▧ ▧ ▧ ▧ de Clinique Médicale

PAR

G.-M. DEBOVE

Doyen de la Faculté de médecine de Paris, Professeur de Clinique médicale, Médecin des hôpitaux
Membre de l'Académie de médecine

ET

A. SALLARD

Ancien interne des hôpitaux

1 volume grand in-8 de XVI-1296 pages, avec 275 figures. Relié toile. . . . . . **25 fr.**

SIXIÈME ÉDITION REVUE ET AUGMENTÉE

DU

Traité élémentaire
de Clinique Thérapeutique

PAR

Le Dr Gaston LYON

Ancien chef de clinique médicale à la Faculté de médecine de Paris

1 vol. grand in-8° de 1700 pages. Relié toile. . . . . **25 fr.**

Formulaire Thérapeutique ▧ ▧ ▧ ▧ ▧

PAR MM.

G. LYON	**P. LOISEAU**
Ancien chef de clinique	Ancien préparateur
à la Faculté de Médecine	à l'École supérieure de Pharmacie

AVEC LA COLLABORATION DE MM.

E. LACAILLE, M. MARCHAIS, Paul-Émile LÉVY

Quatrième édition revue

1 vol. in-18 tiré sur papier indien très mince, relié maroquin souple. . . . . **6 fr.**

Les Sérothérapies ▧ ▧ ▧ ▧ ▧ ▧ ▧ ▧ ▧ ▧

Leçons de Thérapeutique et Matière médicale, professées à la Faculté de Paris

PAR

Le Professeur LANDOUZY

Médecin de l'hôpital Laënnec, Membre de l'Académie de médecine.

1 volume in-8°, avec 27 figures et une planche en couleurs, cartonné à l'anglaise. . . . **20 fr.**

OUVRAGE COMPLET :

La Pratique ✦ ✦ ✦ ✦ ✦ ✦ ✦ ✦ ✦
✦ ✦ ✦ ✦ ✦ Dermatologique

Traité de Dermatologie appliquée

PUBLIÉ SOUS LA DIRECTION DE MM.

ERNEST BESNIER, L. BROCQ, L. JACQUET

PAR MM.

AUDRY, BALZER, BARBE, BAROZZI, BARTHÉLEMY, BÉNARD, ERNEST BESNIER,
BODIN, BRAULT, BROCQ, DE BRUN, DU CASTEL, COURTOIS-SUFFIT, A. CASTEX,
J. DARIER, DÉHU, DOMINICI, W. DUBREUILH, HUDELO, L. JACQUET, JEANSELME,
J.-B. LAFFITTE, LENGLET, LEREDDE, MERKLEN, PERRIN, RAYNAUD, RIST,
SABOURAUD, MARCEL SÉE, GEORGES THIBIERGE, F. TRÉMOLIÈRES, VEYRIÈRES.

4 volumes reliés toile, illustrés de figures en noir et de planches en couleurs.
156 fr.

Chaque volume est vendu séparément.

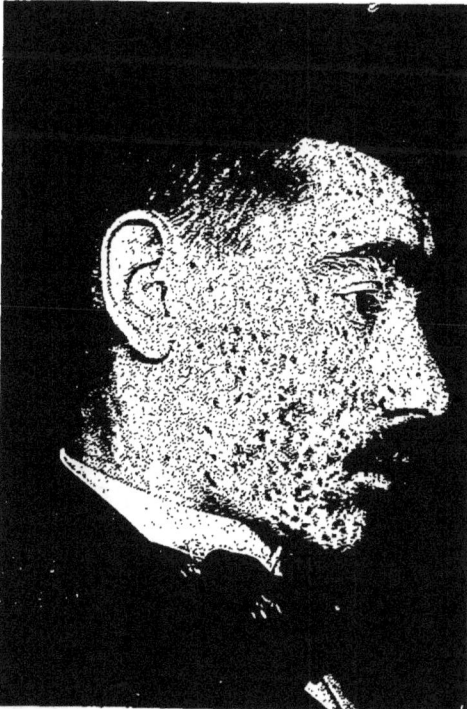

TOME I. Avec 23o figures
et 24 planches. **36 fr.**

Anatomie et Physiologie
de la Peau.

Pathologie générale de la
Peau.

Symptomatologie générale
des Dermatoses.

Acanthosis nigricans
à Ecthyma.

TOME II. Avec 168 figures
et 21 planches. **40 fr.**

Eczéma à Langue.

TOME III. Avec 2o1 figures
et 19 planches. **40 fr.**

Lèpre à Pityriasis.

TOME IV. Avec 213 figures
et 25 planches. **40 fr.**

Poils à Zona.

Vient de paraître :

MANUEL ÉLÉMENTAIRE

de

Dermatologie Topographique

— Régionale —

PAR

R. SABOURAUD

Chef du laboratoire de la Ville de Paris, à l'hôpital Saint-Louis.

1 volume in-8° de 740 pages, avec 231 figures dans le texte.

Broché . . . . **15** fr.
Relié toile. . . . . **16** fr.

Thérapeutique des Maladies de la Peau

Par le Dr LEREDDE

DIRECTEUR DE L'ÉTABLISSEMENT DERMATOLOGIQUE DE PARIS.

1 volume in-8°, de 700 pages. . . . . **10** fr.

Les Maladies du Cuir chevelu

PAR LE

Dr R. SABOURAUD

Chef du laboratoire de la Ville de Paris, à l'hôpital Saint-Louis.

I. — Maladies séborrhéiques : Séborrhée, Acnés, Calvitie

1 vol. in-8°, avec 91 figures, dont 40 aquarelles en couleurs . . . . . . **10** fr.

II. — Maladies Desquamatives : Pityriasis et Alopécies pelliculaires

1 vol. in-8°, avec 122 fig. dans le texte, en noir et en couleurs . . . . . **22** fr.

BIBLIOTHÈQUE
d'Hygiène thérapeutique
Fondée par le Professeur PROUST

Chaque volume in-16, cartonné toile, tranches rouges, **4 fr.**

L'Hygiène du Goutteux (2ᵉ *édition*), par le Pʳ PROUST et A. MATHIEU.
L'Hygiène de l'Obèse, par le Professeur PROUST et A. MATHIEU.
L'Hygiène des Asthmatiques, par le Pʳ E. BRISSAUD.
L'Hygiène du Syphilitique, par H. BOURGES.
Hygiène et thérapeutique thermales, par G. DELFAU.
Les Cures thermales, par G. DELFAU.
L'Hygiène du Neurasthénique (2ᵉ *édition*), par le Pʳ PROUST et G. BALLET.
L'Hygiène des Albuminuriques, par le Dʳ SPRINGER.
L'Hygiène des Tuberculeux (2ᵉ *édition*), par le Dʳ CHUQUET, préface du Dʳ DAREMBERG.
Hygiène et thérapeutique des maladies de la bouche, par le Dʳ CRUET, dentiste des hôpitaux de Paris, avec une préface du Professeur LANNELONGUE.
L'Hygiène des Diabétiques, par le Professeur PROUST et A. MATHIEU.
L'Hygiène des maladies du cœur, par le Dʳ VAQUEZ.
L'Hygiène du Dyspeptique, par le Dʳ LINOSSIER.
Hygiène thérapeutique des Maladies des fosses nasales, par MM. les Dʳˢ LUBET-BARBON et R. SARREMONE.

Traité d'Hygiène
par le Professeur A. PROUST
Membre de l'Académie de médecine, Inspecteur général des services sanitaires.

Troisième Édition, revue et considérablement augmentée
Avec la collaboration de

A. NETTER	ET	H. BOURGES
Professeur agrégé à la Faculté.		Chef du laboratoire d'hygiène à la Faculté.
Médecin de l'hôpital Trousseau.		Auditeur au Comité consultatif d'hygiène publique.

OUVRAGE COURONNÉ PAR L'INSTITUT ET LA FACULTÉ DE MÉDECINE

1 fort volume in-8°, avec figures et cartes . . . . **25 fr.**

L'Alimentation et les Régimes
CHEZ L'HOMME SAIN ET CHEZ LES MALADES
PAR
Armand GAUTIER
Membre de l'Institut et de l'Académie de médecine, Professeur à la Faculté de médecine de Paris.

Deuxième édition, revue. 1 volume in-8, avec figures, broché. . . . . **10 fr.**

Manuel Technique de Massage
PAR
J. BROUSSES
Ex-répétiteur de Pathologie chirurgicale à l'École du service de santé militaire, lauréat de l'Académie de médecine, membre correspondant de la Société de Chirurgie.

Troisième édition revue et augmentée

1 vol. in-16, de 407 pages, avec 66 figures dans le texte, cartonné toile souple. **4 fr. 50**

Les différentes Formes cliniques et sociales

DE LA

Tuberculose Pulmonaire

PRONOSTIC, DIAGNOSTIC

TRAITEMENT

par G. DAREMBERG

Membre correspondant de l'Académie de médecine.

1 volume in-8° de 400 pages . . . . **6 fr.**

GUIDE PRATIQUE DU MÉDECIN

dans les Accidents du Travail

LEURS SUITES MÉDICALES ET JUDICIAIRES

PAR

Em. FORGUE	E. JEANBRAU
Professeur à la Faculté de Montpellier	Professeur agrégé à la Faculté de Montpellier
Correspondant de l'Académie de médecine.	Lauréat de la Société de chirurgie

1 volume in-8°, de 370 pages. . . . . **4 fr. 50**

Traité de l'Alcoolisme

PAR LES DOCTEURS

H. TRIBOULET	Félix MATHIEU
Médecin des hôpitaux.	Médecin de l'Assistance à domicile.

Roger MIGNOT

Ancien chef de clinique à la Faculté, Médecin des Asiles publics d'aliénés.

PRÉFACE DE M. LE PROFESSEUR JOFFROY

Un volume grand in-8°, de 480 pages . . . . **6 fr.**

COMMENTAIRE ADMINISTRATIF ET TECHNIQUE

De la Loi du 15 Février 1902 relative à la

Protection de la Santé publique

PAR MM.

Le Dr A.-J. MARTIN	et	Albert BLUZET
Inspecteur général de l'Assainissement		Docteur en Droit
Chef des services techniques de la Ville de Paris.		Rédacteur principal au Ministère de l'Intérieur.

Un vol. in-8° de 480 pages avec une *table alphabétique*. Broché, **7 fr. 50**; cartonné toile. **8 fr. 50**

Vient de paraître :

L'Ankylostomiase

Maladie sociale (Anémie des Mineurs)

Biologie, Clinique, Traitement, Prophylaxie

PAR

A. CALMETTE	M. BRETON
Directeur de l'Institut Pasteur de Lille.	Assistant à l'Institut Pasteur de Lille.

AVEC UN APPENDICE PAR E. FUSTER

Avec figures dans le texte

1 volume in-8° cartonné toile anglaise . . . . **5 fr.**

DIAGNOSTIC ET SÉMÉIOLOGIE

DES

MALADIES TROPICALES

PAR

R. WURTZ | **A. THIROUX**
Professeur agrégé, chargé de cours | Médecin-major de première classe
à l'Institut de médecine coloniale | des troupes coloniales.
de la Faculté de médecine de Paris. |

1 volume grand in-8°, avec 97 figures en noir et en couleurs. . . . . . . **12** fr.

Le Paludisme et les Moustiques
Prophylaxie

PAR

André PRESSAT
Médecin de la Compagnie du Canal de Suez.

1 vol. gr. in-8 de VIII-180 p. avec 8 fig. dans le texte et 11 planches hors texte. **6** fr.

Cours de Dermatologie exotique

Par E. JEANSELME

Professeur agrégé à la Faculté de médecine de Paris, Médecin des hôpitaux.

1 vol. in-8°, avec 5 cartes et 108 figures en noir et en couleurs. **10** fr.

Maladies des Pays chauds
par le Dr Patrick MANSON

Traduit de l'anglais, par MM. GUIBAUD et BRENGUES

1 vol. in-8° cavalier de 776 pages, avec 3 pl. hors texte et 113 fig., broché. . . **12** fr.

Trypanosomes et Trypanomiases

PAR

A. LAVERAN | **F. MESNIL**
de l'Institut et de l'Académie de médecine. | Chef de Laboratoire à l'Institut Pasteur.

1 vol. in-8° de XII-418 p., avec 61 figures et 1 planche en couleurs . . . **10** fr.

L'Année Psychologique

PUBLIÉE PAR

Alfred BINET

AVEC LA COLLABORATION DE

MM. BEAUNIS, BOHN, BOURDON, DENIKER, DIDE, FÉRÉ, FOUCAULT, FREDERICQ, VAN GEHUCHTEN, GRASSET, HÆMELINK, LACASSAGNE, LEUBA, MALAPERT, MARTIN, MEILLET, Mᵐᵉ MEUSY, MM. NUEL, SIMON, VANEY.

Secrétaire de la Rédaction : LARGUIER DES BANCELS

(**10ᵉ année 1904**). 1 volume in-8° avec figures dans le texte. . . . . **15 fr.**
(**11ᵉ année 1905**). 1 volume in-8° avec figures dans le texte. . . . . **15 fr.**

Le Système Nerveux Central

Structure et fonctions
Histoire critique des Théories et des Doctrines

par J. SOURY

Docteur ès lettres, directeur d'études à l'École pratique des Hautes Études, à la Sorbonne.

In-8° jésus de x–1868 pages, avec 25 figures, cart. à l'anglaise en 2 vol. **50 fr.**

Les Psychonévroses

ET

leur Traitement moral

LEÇONS FAITES A L'UNIVERSITÉ DE BERNE

par le Dʳ DUBOIS
Professeur de Neuropathologie

Avec une préface du Professeur DEJERINE, de Paris.

DEUXIÈME ÉDITION

1 volume in-8. . . . . **8 fr.**

✣ ✣ ✣ ✣ ✣ ✣ Le Vertige ✣ ✣ ✣ ✣ ✣ ✣

PAR LE
Dʳ Pierre BONNIER

1 vol. in-8° de 342 pages, broché. . . . . **5 fr.**

Les Écrits et les Dessins

dans les

Maladies nerveuses et mentales

(Essai Clinique)

Par J. ROGUES DE FURSAC
Ancien chef de clinique à la Faculté de médecine de Paris.

1 vol. in-8°, de x–306 pages, avec 232 figures dans le texte. . . . . **12 fr.**

Traité

de

Physique Biologique

PUBLIÉ SOUS LA DIRECTION DE MM.

D'ARSONVAL
Professeur au Collège de France,
Membre de l'Institut et de l'Académie de médecine.

CHAUVEAU
Professeur au Muséum d'histoire naturelle,
Membre de l'Institut et de l'Académie de médecine.

GARIEL
Ingénieur en chef des Ponts et Chaussées,
Professeur à la Faculté de médecine de Paris,
Membre de l'Académie de médecine.

MAREY
Professeur au Collège de France,
Membre de l'Institut et de l'Académie de médecine.

SECRÉTAIRE DE LA RÉDACTION

M. WEISS
Ingénieur des Ponts et Chaussées,
Professeur agrégé à la Faculté de médecine de Paris.

Tome I. — **Mécanique, Actions moléculaires, Chaleur.**
1 volume in-8° de 1150 pages avec 591 figures dans le texte . . . . **25 fr.**
Tome II. — **Radiations, Optique.**
1 volume in-8° de 1160 pages avec figures dans le texte. . . . . **25 fr.**
Tome III. — **Électricité, Acoustique** (*Sous presse*).

Les tomes I et II sont vendus **25 fr.** chacun. On souscrit dès maintenant à l'ouvrage complet au prix de **70 fr.** — Ce prix restera tel jusqu'à la publication du tome III.

Traité

de Physiologie

PAR

J.-P. MORAT
PROFESSEUR A L'UNIVERSITÉ DE LYON.

Maurice DOYON
PROFESSEUR AGRÉGÉ A LA FACULTÉ DE MÉDECINE DE LYON.

5 vol. grand in-8°. En souscription (Juillet 1905). **60 fr.**

Chaque volume sera vendu séparément. — Toutefois, les éditeurs acceptent jusqu'à nouvel ordre, **au prix à forfait de 60 francs**, des souscriptions à l'ouvrage **complet.** — Les souscripteurs payeront, en retirant chaque volume, le prix marqué; mais le tome V et dernier leur sera fourni gratuitement ou à un prix tel qu'ils n'aient, en aucun cas, payé plus de 60 francs pour le total de l'ouvrage.

Volumes publiés :

Tome I. — **Fonctions élémentaires.** — 1 vol. grand in-8°, avec 194 figures. **15 fr.**
Tome II. — **Fonctions d'innervation.** — 1 vol. grand in-8°, avec 263 figures. **15 fr.**
Tome III. — **Fonctions de nutrition.** — 1 vol. grand in-8°, avec 173 figures. **12 fr.**
Tome IV. — **Fonctions de nutrition** (*suite et fin*). — 1 vol. grand in-8°, avec 167 figures. . . . . **12 fr.**

Sous presse : Tome V et dernier. — **Fonctions de relation et de reproduction.**

COLLECTION DE PLANCHES MURALES

DESTINÉES A

L'Enseignement

de la Bactériologie

Publiées par l'INSTITUT PASTEUR DE PARIS

65 planches du format 80 ✕ 62 cm., tirées en couleurs sur papier toile.
Avec texte explicatif rédigé en français, allemand et anglais.
Prix : 250 fr. (port en sus).

CLINIQUE MÉDICALE LAËNNEC

PLANCHES MURALES DESTINÉES A L'ENSEIGNEMENT

de l'Hématologie

et de la Cytologie

PUBLIÉES SOUS LA DIRECTION DE

L. LANDOUZY   et   M. LABBÉ
Professeur de Clinique.   Chef de Laboratoire.

SANG NORMAL, SANG PATHOLOGIQUE, SÉRUM, CYTODIAGNOSTIC

15 planches du format 80✕62 cm., tirées en couleurs sur papier toile.
Avec texte explicatif en français, allemand et anglais. **Prix: 60 francs**
(port en sus).

Éléments de Physiologie Humaine

PAR

Léon FRÉDÉRICQ   ET   J.-P. NUEL
Professeurs à l'Université de Liége.

CINQUIÈME ÉDITION REVUE ET AUGMENTÉE

1 vol. grand in-8° de XXVI-716 pages, avec 284 fig. dans le texte. . . **12 fr. 50**

OUVRAGE COMPLET

Traité d'Anatomie Humaine

PUBLIÉ SOUS LA DIRECTION DE

P. POIRIER   et   A. CHARPY

Professeur d'anatomie à la Faculté
de médecine de Paris,
Chirurgien des hôpitaux.

Professeur d'anatomie
à la Faculté de médecine
de Toulouse.

AVEC LA COLLABORATION DE

O. AMOEDO — A. BRANCA — A. CANNIEU — B. CUNÉO — G. DELAMARE
PAUL DELBET — A. DRUAULT — P. FREDET — GLANTENAY — A. GOSSET — M. GUIBÉ
P. JACQUES — TH. JONNESCO — E. LAGUESSE — L. MANOUVRIER
M. MOTAIS — A. NICOLAS — P. NOBÉCOURT — O. PASTEAU — M. PICOU
A. PRENANT — H. RIEFFEL — CH. SIMON — A. SOULIÉ

5 volumes grand in-8°, avec figures noires et en couleurs . . . . **160** fr.

Traité
de Chirurgie

Publié sous la direction

DES PROFESSEURS

Simon DUPLAY   Paul RECLUS

PAR MM.

BERGER — BROCA — Pierre DELBET — DELENS — DEMOULIN
J.-L. FAURE — FORGUE — GÉRARD-MARCHANT
HARTMANN — HEYDENREICH — JALAGUIER — KIRMISSON — LAGRANGE
LEJARS — MICHAUX — NÉLATON
PEYROT — PONCET — QUÉNU — RICARD — RIEFFEL — SEGOND
TUFFIER — WALTHER

DEUXIÈME ÉDITION, ENTIÈREMENT REFONDUE

8 volumes grand in-8°, avec nombreuses figures dans le texte . . **150** fr.

Chaque volume est vendu séparément.

Les Fractures des Os longs

Leur Traitement pratique

PAR LES DOCTEURS

J. HENNEQUIN   ET   Robert LŒWY

Membre
de la Société de Chirurgie.

Ancien interne des hôpitaux
Lauréat de l'Institut.

1 vol. grand in-8°, avec 215 fig. dont 25 planches représentant 222 radiographies
originales.. . . . . **16** fr.

Vient de Paraître :

Leçons de ❧ ❧ ❧ ❧ ❧ ❧ ❧ ❧ ❧ ❧ ❧ ❧
❧ ❧ ❧ ❧ ❧ Clinique Chirurgicale

PAR

O. LANNELONGUE

Professeur à la Faculté de médecine de Paris
Membre de l'Institut et de l'Académie de Médecine

1 vol. grand in-8° de 594 pages avec 40 figures dans le texte et 2 planches
hors texte en couleurs. . . . . **12** fr.

Vient de Paraître :

Leçons de Clinique ❧ ❧ ❧ ❧ ❧ ❧ ❧ ❧ ❧
❧ ❧ ❧ et de Technique Chirurgicales

(CHARITÉ, HOTEL-DIEU, 1899-1904)
PAR

J.-L. FAURE

Professeur agrégé à la Faculté de médecine de Paris
Chirurgien des hôpitaux

1 vol. grand in 8° de 284 pages avec figures dans le texte. . . . . . . **6** fr.

Ouvrage complet :

Précis de ▨ ▨ ▨ ▨ ▨ ▨ ▨ ▨ ▨ ▨
▨ ▨ ▨ ▨ Technique opératoire

PAR LES PROSECTEURS DE LA FACULTÉ DE MÉDECINE DE PARIS

AVEC INTRODUCTION
Par le Professeur Paul BERGER

Le *Précis de Technique opératoire* est divisé en 7 volumes.

Tête et cou, par Cʜ. LENORMANT.
Thorax et membre supérieur, par A. Scʜwᴀʀᴛᴢ.
Abdomen, par M. Gᴜɪʙᴇ́.
Appareil urinaire et appareil génital de l'homme, par Pɪᴇʀʀᴇ Dᴜᴠᴀʟ.
Pratique courante et Chirurgie d'urgence, par Vɪᴄᴛᴏʀ Vᴇᴀᴜ.
Membre inférieur, par Gᴇᴏʀɢᴇs Lᴀʙᴇʏ.
Appareil génital de la femme, par Rᴏʙᴇʀᴛ Pʀᴏᴜsᴛ.

Chaque volume cartonné toile et illustré d'environ 200 figures. . . . . 4 fr. 50

Technique du Traitement de la Coxalgie

PAR

Le Dr F. CALOT

Chirurgien en chef de l'hôpital Rothschild, de l'hôpital Cazin-Perrochaud, etc.

1 *volume grand in-8, avec 178 figures dans le texte*. . . . . **7 fr.**

Vient de paraître :

Technique du Traitement de la Luxation Congénitale DE LA HANCHE

PAR

Le Dr F. CALOT

1 *vol. grand in-8, avec 205 figures et 5 planches en photocollographie*. . . . **7 fr.**

Exploration des ▨ ▨ ▨ ▨ ▨ ▨ ▨ ▨ ▨ ▨ ▨ ▨ ▨ Fonctions rénales

(Etude Médico-chirurgicale)

PAR

J. ALBARRAN

Professeur agrégé à la Faculté de médecine de Paris, Chirurgien des hôpitaux

1 *vol. grand in-8, de x-604 pages avec 143 figures et graphiques en couleurs.* **12 fr.**

Précis d'Urologie Clinique

PAR

Auguste LÉTIENNE et Jules MASSELIN

1 *vol. in-8, de 470 pages, avec 58 figures et une planche*. . . . . **12 fr.**

Précis d'Obstétrique

PAR

A. RIBEMONT-DESSAIGNES

Professeur agrégé à la Faculté de médecine de Paris. Accoucheur de l'hôpital Beaujon.
Membre de l'Académie de médecine.

ET

G. LEPAGE

Professeur agrégé à la Faculté de médecine de Paris.
Accoucheur de l'hôpital de la Pitié.

SIXIÈME ÉDITION ENTIÈREMENT REFONDUE

1 volume grand in-8° de 1420 pages avec 568 figures dans le texte dont 400 dessinées par
RIBEMONT-DESSAIGNES. Relié toile : **30 fr.**

Cette nouvelle édition du **Précis d'obstétrique** n'est pas une simple réédition de l'édition précédente plus ou moins modifiée, mais est le résultat d'un remaniement complet.

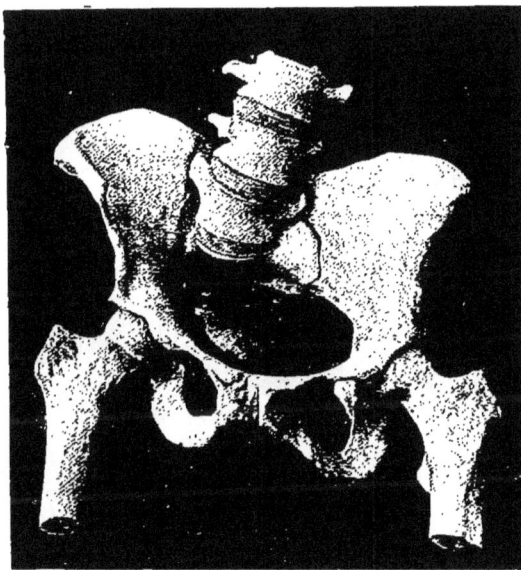

Fig. 376. — Bassin oblique ovalaire avec synostose de l'articulation sacro-iliaque du côté droit.

Pour rester dans le cadre d'une œuvre didactique, il était nécessaire que le volume ne fût pas augmenté. C'est à quoi sont arrivés les auteurs en supprimant la presque totalité des notions anatomo-physiologiques concernant l'appareil génital de la femme et en procédant à une revision soigneuse des figures et du texte.

Ils ont pu ainsi 1° ajouter un certain nombre de figures nouvelles ; 2° développer certaines questions de pratique, telles que celles des complications et hémorragies de la délivrance, des infections puerpérales, des ruptures de l'utérus, de l'ophtalmie purulente des nouveau-nés, etc. ; mettre au point la plupart des questions importantes ; 3° traiter des sujets nouveaux, tels que l'application de la radiographie à l'obstétrique. A la pathologie médicale du nouveau-né ont été ajoutées des notions sommaires sur la pathologie chirurgicale de l'enfant qui vient de naître.

Précis Élémentaire d'Anatomie, ❧ ❧ ❧ ❧ ❧ ❧

❧ ❧ ❧◘❧ ❧ ❧ ❧ de Physiologie et de Pathologie

PAR

P. RUDAUX

Ancien chef de clinique à la Faculté de médecine de Paris

avec Préface par M. RIBEMONT-DESSAIGNES

1 volume avec 462 figures. Cartonné toile . . . . **8 fr.**

Ce volume, destiné aux élèves sages-femmes, contient les notions qui leur sont nécessaires et sert en quelque sorte de complément à la nouvelle édition du **Précis d'Obstétrique**, où les auteurs, en raison de la publication de ce petit volume, ont cru pouvoir supprimer la presque totalité des notions anatomo-physiologiques.

Traité de Gynécologie

Clinique et Opératoire

par Samuel POZZI

Professeur de Clinique gynécologique à la Faculté de médecine de Paris
Membre de l'Académie de médecine, Chirurgien de l'hôpital Broca.

QUATRIÈME ÉDITION ENTIÈREMENT REFONDUE

AVEC LA COLLABORATION DE

F. JAYLE

Chef de Clinique à la Faculté de Paris.

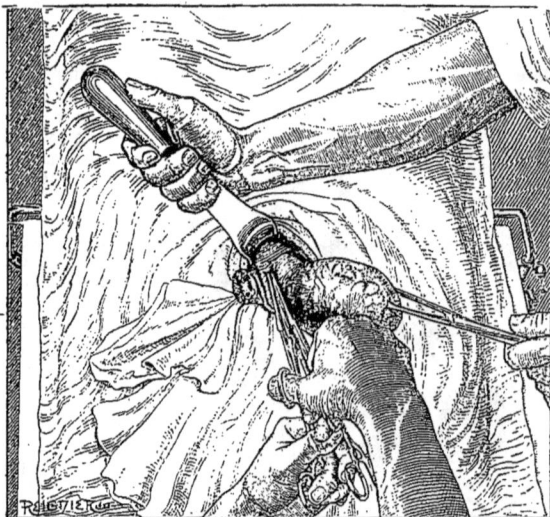

Vient de paraître :

Tome I. — Asepsie et Antisepsie. — Anesthésie. — Moyens de réunion et d'hémostase. — Exploration gynécologique. — Métrites. — Adénomes et Adéno-myomes de l'utérus. — Cancer de l'utérus. — Sarcome et endothéliome de l'utérus. — Tumeurs utérines d'origine placentaire. — Déviations de l'utérus. — Prolapsus des organes génitaux. — Inversion de l'utérus. — Difformités du col de l'utérus. — Atrésie. — Sténose. — Atrophie. — Hypertrophie.

1 vol. gr. in-8° de xvi-766 pages avec 526 fig. dans le texte, relié toile.   **20 fr.**

Le Tome II actuellement sous presse sera vendu 15 fr.

*A dater de l'apparition du Tome II le Tome premier ne sera plus vendu séparément et le prix de l'ouvrage complet sera porté à **40** fr.*

Petite Chirurgie Pratique

PAR LES DOCTEURS

Th. TUFFIER

Prof. agrégé, Chirurgien de l'hôpital Beaujon.

P. DESFOSSES

Ancien interne des hôpitaux de Paris.

1 volume in-8° de 528 pages, avec 307 figures, cartonné à l'anglaise. . .   **10 fr.**

ACHARD. — *Nouveaux procédés d'exploration.* Leçons professées à la Faculté de médecine de Paris, par CH. ACHARD, agrégé, médecin de l'hôpital Tenon, recueillies et rédigées par P. SAINTON et M. LŒPER. *Deuxième édition, revue et augmentée.* 1 vol. grand in-8°, avec figures en noir et en couleurs .   8 fr.

ALBARRAN ET IMBERT. — *Les Tumeurs du Rein,* par MM. J. ALBARRAN, professeur agrégé à la Faculté de médecine de Paris et L. IMBERT, professeur agrégé à la Faculté de médecine de Montpellier. 1 vol. grand in-8° avec 106 figures dans le texte, en noir et en couleurs . . . . 20 fr.

BOREL. — *Choléra et Peste dans le Pèlerinage musulman. Étude d'Hygiène internationale,* par le Dr FRÉDÉRIC BOREL, médecin sanitaire maritime, ancien médecin de l'Administration sanitaire de l'Empire ottoman. 1 vol. in-8°.   4 fr.

BRISSAUD. — *Leçons sur les maladies nerveuses* (Salpêtrière, 1893-1894), par le professeur BRISSAUD, recueillies et publiées par HENRY MEIGE. 1 vol. in-8° avec 240 figures . . . . 18 fr.

— *Leçons sur les maladies nerveuses (Deuxième série* ; hôpital Saint-Antoine), par le professeur BRISSAUD, recueillies et publiées par HENRY MEIGE. 1 vol. in-8° avec 165 figures . . . . 15 fr.

BROCA. — *Leçons cliniques de Chirurgie infantile,* par A. BROCA, chirurgien de l'hôpital Tenon (Enfants-Malades), professeur agrégé.
2° SÉRIE. 1 vol. in-8° broché, avec 99 figures . . . . 10 fr.

CALOT. — *Technique du Traitement de la Coxalgie,* par le Dr CALOT, Chirurgien en chef de l'hôpital Rothschild, de l'hôpital Cazin-Perrochaud, etc. 1 vol. grand in-8°, avec 178 figures dans le texte. . . . . 7 fr.

CHARRIN. — *Leçons de pathogénie appliquée. Clinique médicale, Hôtel-Dieu* (1895-1896), par A. CHARRIN, professeur agrégé, médecin des hôpitaux, assistant au Collège de France. 1 vol. in-8° . . . . 6 fr.

— *Les Défenses naturelles de l'organisme : Leçons professées au Collège de France,* par A. CHARRIN. 1 vol. in-8°. . . . . 6 fr.

DEGUY ET WEILL. — *Manuel pratique du traitement de la diphtérie* (*Sérothérapie, Tubage, Trachéotomie*), par DEGUY, chef du laboratoire à l'hôpital des Enfants, et BENJAMIN WEILL, moniteur à l'hôpital des Enfants-Malades. Introduction par A.-B. MARFAN. 1 vol. in-8° br., avec figures . . . . . 6 fr.

DIEULAFOY. — *Clinique médicale de l'Hôtel-Dieu de Paris,* par le Professeur G. DIEULAFOY. 4 vol. gr. in-8°, avec figures dans le texte.

     I. 1896-1897. 1 vol. in-8° . . . . 10 fr.
     II. 1897-1898. 1 vol. in-8° . . . . 10 fr.
     III. 1898-1899. 1 vol. in-8° . . . . 10 fr.
     IV. 1900-1901. 1 vol. in-8° . . . . 10 fr.

DUCLAUX. — *Pasteur. Histoire d'un esprit,* par E. DUCLAUX, membre de l'Institut, directeur de l'Institut Pasteur. 1 vol. gr. in-8°, avec 22 figures. . . 5 fr.

— *Traité de microbiologie,* par E. DUCLAUX. 7 volumes.
   Tome I. *Microbiologie générale.* — Tome II. *Diastases, toxines et venins.* — Tome III. *Fermentation alcoolique.* — Tome IV. *Fermentations variées des diverses substances ternaires.* Chaque volume gr. in-8° avec figures. 15 fr.

DUVAL. — *Précis d'histologie,* par M. MATHIAS DUVAL, professeur à la Faculté de médecine de Paris, membre de l'Académie de médecine. *Deuxième édition revue et augmentée.* 1 vol. gr. in-8°, avec 427 figures dans le texte . . . 18 fr.

GAUTIER (A.). — *Cours de Chimie minérale et organique*, par M. Arm. Gautier, membre de l'Institut, professeur à la Faculté de médecine de Paris. *Deuxième édition*, revue et mise au courant. 2 vol. grand in-8°, avec figures.
  I. *Chimie minérale.* 1 vol. grand in-8°, avec 244 figures dans le texte.   16 fr.
  II. *Chimie organique.* 1 vol. grand in-8°, avec 72 figures. . . . . .   16 fr.

— *Leçons de Chimie biologique normale et pathologique. Deuxième édition*, publiée avec la collaboration de M. Arthus, professeur de physiologie à l'Université de Fribourg. 1 vol. in-8°, avec 110 figures. . . . .   18 fr.

HAYEM. — *Leçons sur les maladies du sang* (*Clinique de l'hôpital Saint-Antoine*), par Georges Hayem, professeur, médecin des hôpitaux, membre de l'Académie de médecine, recueillies par MM. E. Parmentier et R. Bensaude, 1 vol. in-8°, avec 4 planches en couleurs. . . . .   15 fr.

JAVAL. — *Entre aveugles* : *Conseils à l'usage des personnes qui viennent de perdre la vue*, par le Dr Émile Javal, membre de l'Académie de médecine. 1 vol. in-16 avec frontispice. . . . .   2 fr. 50

KIRMISSON. — *Leçons cliniques sur les maladies de l'appareil locomoteur* (*os, articulations, muscles*), par le Dr Kirmisson, professeur à la Faculté de médecine, chirurgien des hôpitaux. 1 vol. in-8°, avec figures . . . . .   10 fr.

— *Traité des maladies chirurgicales d'origine congénitale*, par le professeur Kirmisson. 1 vol. in-8°, avec 311 fig. et 2 pl. en couleurs . . .   15 fr.

— *Les Difformités acquises de l'Appareil locomoteur pendant l'enfance et l'adolescence*, par le professeur Kirmisson. 1 vol. in-8°, avec 430 figures dans le texte. . : . . . .   15 fr.

LAVERAN. — *Traité du Paludisme*, par A. Laveran, membre de l'Académie de médecine et de l'Institut de France. 1 vol. grand in-8°, avec 27 figures dans le texte et une planche en couleurs . . . .   10 fr.

LUYS. — *La Séparation de l'urine des deux reins*, par Georges Luys, assistant du Service des voies urinaires à l'hôpital Lariboisière, préface de Henri Hartmann, professeur agrégé, chirurgien de l'hôpital Lariboisière, avec 35 figures dans le texte . . . .   6 fr.

Manuel de pathologie externe, par MM. Reclus, Kirmisson, Peyrot, Bouilly, professeurs agrégés à la Faculté de médecine de Paris, chirurgiens des hôpitaux. Septième édition entièrement refondue, illustrée de nombreuses figures. 4 vol. in-8°, avec figures dans le texte. . . . .   40 fr.

  I. *Maladies des tissus et des organes*, par le Dr P. Reclus.
  II. *Maladies des régions: Tête et rachis*, par le Dr Kirmisson.
  III. *Maladies des régions: Poitrine et abdomen*, par le Dr Peyrot.
  IV. *Maladies des régions: Organes génito-urinaires, membres*, par le Dr Bouilly.

  Chaque volume est vendu séparément . . . .   10 fr.

MEIGE (Henry) et FEINDEL (E.). — *Les Tics et leur Traitement.* Préface de M. le Professeur Brissaud. 1 vol. in-8°, de 640 pages. . . . .   6 fr.

METCHNIKOFF. — *L'immunité dans les maladies infectieuses*, par Elie Metchnikoff, professeur à l'Institut Pasteur, membre étranger de la Société royale de Londres. Un vol. gr. in-8°, avec 45 figures en couleurs, dans le texte.   12 fr.

— *Études sur la Nature humaine, essai de philosophie optimiste*, par Elie Metchnikoff, professeur à l'Institut Pasteur. 1 vol. in-8°, avec fig. dans le texte.   6 fr.

NOCARD ET LECLAINCHE. — *Les maladies microbiennes des animaux*, par Ed. NOCARD et E. LECLAINCHE, professeur à l'Ecole de Toulouse. *Troisième édition entièrement refondue et considérablement augmentée*. 2 vol. grand in-8. **22 fr.**

OLLIER. — *Traité des Résections* et des opérations conservatrices que l'on peut pratiquer sur le système osseux, par le Pr L. OLLIER. 3 vol. . . . . **50 fr.**

I. *Introduction. — Résections en général*. 1 vol. in-8°, avec 127 fig. . . . **16 fr.**
II. *Résections en particulier. Membre supérieur*. 1 vol. in-8°, avec 156 fig. **16 fr.**
III. *Résections en particulier. Résections du membre inférieur, tête et tronc*.
1 vol. in-8°, avec 224 fig. . . . . **22 fr.**

PANAS. — *Traité des maladies des yeux*, par PH. PANAS, professeur de clinique ophtalmologique à la Faculté de médecine, chirurgien de l'Hôtel-Dieu, membre de l'Académie de médecine, membre honoraire et ancien président de la Société de chirurgie. 2 vol. gr. in-8°, avec 453 fig. et 7 pl. en coul. Reliés toile. . **40 fr.**

PRUNIER. — *Les Médicaments chimiques*, par LÉON PRUNIER, membre de l'Académie de médecine, pharmacien en chef des hôpitaux de Paris, professeur à l'École supérieure de pharmacie.
I. *Composés minéraux*. 1 vol. grand in-8°, avec 137 fig. dans le texte. . **15 fr.**
II. *Composés organiques*. 1 vol. grand in-8°, avec 47 fig. dans le texte. **15 fr.**

QUINTON. — *L'eau de mer milieu organique. Constance du milieu marin originel comme milieu vital des cellules à travers la série animale*, par RENÉ QUINTON, Assistant du laboratoire de Physiologie pathologique des Hautes Études au Collège de France. 1 vol. in-8°, broché. . . . . **15 fr.**

RECLUS. — *L'anesthésie localisée par la cocaïne*, par le Dr PAUL RECLUS, professeur agrégé à la Faculté de médecine de Paris, chirurgien de l'hôpital Laënnec, membre de l'Académie de médecine. 1 vol. petit in-8°, avec 59 figures dans le texte. . . . . **4 fr.**

REDARD. — *Traité pratique des déviations de la colonne vertébrale*, par P. REDARD, ancien chef de clinique chirurgicale de la Faculté de médecine de Paris, chirurgien en chef du dispensaire Furtado-Heine, membre correspondant de l'« American Orthopedic Association ». 1 volume grand in-8°, avec 231 figures dans le texte. . . . . **12 fr.**

REGNARD. — *La Cure d'altitude*, par le Dr PAUL REGNARD, membre de l'Académie de médecine, professeur de physiologie générale à l'Institut national agronomique, directeur adjoint du laboratoire de physiologie de la Sorbonne. *Deuxième édition*. 1 fort vol. grand in-8°, avec 29 planches hors texte et 110 figures dans le texte, relié toile pleine. **15 fr.**

ROGER. — *Les maladies infectieuses*, par G.-H. ROGER, professeur agrégé à la Faculté de médecine de Paris, médecin de l'hôpital de la porte d'Aubervilliers, membre de la Société de Biologie. 1 vol. in-8°, de 1520 pages, publié en 2 fascicules avec figures dans le texte. . . . . **28 fr.**

SOULIER (H.). *Traité de Thérapeutique et de Pharmacologie*, par M. H. SOULIER, professeur à la Faculté de médecine de Lyon, membre correspondant de l'Académie de médecine. *Additionné d'un mémento formulaire des médicaments nouveaux* (1901). *Ouvrage couronné par l'Académie des sciences et par l'Académie de médecine*. 2 vol. grand in-8°. . . . . **25 fr.**

THIBIERGE. — *Syphilis et Déontologie*, par GEORGES THIBIERGE, médecin de l'hôpital Broca. 1 vol. in-8°, broché . . . . **5 fr.**

TRABUT. — *Précis de Botanique médicale*, par L. TRABUT, professeur d'histoire naturelle médicale à l'École de médecine d'Alger. *Deuxième édition*, entièrement refondue. 1 vol. in-8°, avec 954 figures . . . . **8 fr.**

Encyclopédie Scientifique ❧ ❧ ❧ ❧ ❧
❧ ❧ ❧ ❧ ❧ ❧ ❧ des Aide-Mémoire

Publiée sous la direction de **H. LÉAUTÉ**, Membre de l'Institut.

Au 1er Octobre 1905, 362 VOLUMES publiés

Chaque ouvrage forme un vol. petit in-8°, vendu : Br., **2** fr. **50**. Cart. toile **3** fr.

DERNIERS VOLUMES MÉDICAUX PUBLIÉS

dans la *SECTION DU BIOLOGISTE*

BAZY. — *Maladies des Voies urinaires, Urètre, Vessie,* par le Dr BAZY, chirurgien des hôpitaux, membre de la Société de chirurgie. 4 vol.
  I. *Moyens d'exploration et traitement.* 2e édition. II. *Séméiologie.* III. *Thérapeutique générale. Médecine opératoire.* IV. *Thérapeutique spéciale.*

BÉRARD ET PATEL. — *Les Formes chirurgicales de la Tuberculose Intestinale,* par LÉON BÉRARD et MAURICE PATEL, professeurs agrégés à la Faculté de médecine de Lyon.

BERGÉ. — *Guide de l'Étudiant à l'hôpital,* par A. BERGÉ, interne des hôpitaux. *Deuxième édition.*

BERNARD. — *Les Méthodes d'exploration de la perméabilité rénale,* par Léon BERNARD, chef de clinique médicale à la Faculté de Paris.

BODIN. — *Biologie générale des Bactéries,* par E. BODIN, professeur à Rennes.
  — — *Les Bactéries de l'Air, de l'Eau et du Sol,* par E. BODIN.

BONNIER. — *L'Oreille,* par PIERRE BONNIER. 5 vol.
  I. *Anatomie de l'oreille.* II. *Pathogénie et mécanisme.* III. *Physiologie : Les Fonctions.* IV. *Symptomatologie de l'oreille.* V. *Pathologie de l'oreille.*

BROCQ ET JACQUET. — *Précis élémentaire de Dermatologie,* par MM. BROCQ et JACQUET, médecins des hôpitaux de Paris. 2e édition entièrement revue. 5 vol.
  I. *Pathologie générale cutanée.* II. *Difformités cutanées, éruptions artificielles, dermatoses parasitaires.* III. *Dermatoses microbiennes et néoplasies.* IV. *Dermatoses inflammatoires.* V. *Dermatoses d'origine nerveuse. Formulaire thérapeutique.*

CHATIN. — *La Pelade,* par A. CHATIN et F. TRÉMOLIÈRES, ancien interne à l'hôpital Saint-Louis.

DELOBEL. — *L'Hygiène scolaire,* par le Dr J. DELOBEL.

FAISANS. — *Maladies des Organes respiratoires. — Méthodes d'Exploration; Signes physiques,* par le Dr LÉON FAISANS, médecin de l'hôpital de la Pitié. *Troisième édition.*

HÉDON. — *Physiologie normale et pathologique du Pancréas,* par E. HÉDON.

LABBÉ. — *Analyse chimique du sang,* par H. LABBÉ, chef de Laboratoire à la Faculté de médecine de Paris.

LABIT. — *L'eau potable et les maladies infectieuses,* par le Dr H. LABIT, Médecin principal de l'armée.

LAVERAN. — *Prophylaxie du Paludisme,* par A. LAVERAN, membre de l'Institut.

MATHIEU ET ROUX. — *L'inanition chez les dyspeptiques et les nerveux.* par A. MATHIEU, médecin à l'hôpital Andral et J.-Ch. ROUX.

MERKLEN. — *Examen et Séméiotique du Cœur, signes physiques,* par le Dr PIERRE MERKLEN, médecin de l'hôpital Laënnec. *Deuxième édition.*

SERGENT ET BERNARD. — *L'Insuffisance surrénale,* par E. SERGENT, ancien interne, médaille d'or des Hôpitaux, et L. BERNARD, chef de clinique adjoint à la Faculté. *Ouvrage couronné par la Faculté de médecine de Paris.*

VIRES. — *L'Hérédité de la Tuberculose,* par JOSEPH VIRES, professeur agrégé à la Faculté de médecine de Montpellier.

Bibliothèque Diamant

DES

Sciences médicales et biologiques

A l'usage des Étudiants et des Praticiens

Cette Collection est publiée dans le format in-16 raisin, avec nombreuses figures dans le texte, cartonnage à l'anglaise, tranches rouges.

QUATORZIÈME ÉDITION

entièrement refondue et considérablement augmentée du

MANUEL DE PATHOLOGIE INTERNE

par Georges DIEULAFOY
Professeur de Clinique médicale à la Faculté de médecine de Paris,
Médecin de l'Hôtel-Dieu, membre de l'Académie de médecine.

4 *vol. in-16 diamant avec figures en noir et en couleurs, cartonnés à l'anglaise, tranches rouges* . . . . . **32** *fr.*

DERNIERS VOLUMES PUBLIÉS

ARTHUS. — *Éléments de Chimie physiologique,* par MAURICE ARTHUS, professeur de physiologie et de chimie physiologique à l'Université de Fribourg (Suisse). *Quatrième édition revue et augmentée.* 1 vol., avec figures. . . **5 fr.**

BARD. — *Précis d'anatomie pathologique,* par M. L. BARD, professeur à la Faculté de médecine de Lyon, médecin de l'Hôtel-Dieu. *Deuxième édition, revue et augmentée.* 1 volume, avec 125 figures . . . . **7 fr. 50**

BERLIOZ. — *Manuel de Thérapeutique,* par le Dʳ F. BERLIOZ, professeur à l'Université de Grenoble, avec une préface du professeur BOUCHARD. *Quatrième édition revue et augmentée.* 1 vol. . . . . **6 fr.**

— *Précis de Bactériologie médicale,* par F. BERLIOZ, avec une préface du professeur LANDOUZY. 1 vol. avec figures. . . . . **6 fr.**

BROCA (A.). — *Précis de Chirurgie cérébrale,* par Aug. BROCA, chirurgien de l'hôpital Tenon, professeur agrégé à la Faculté de médecine. 1 vol. avec fig. **6 fr.**

GILIS. — *Précis d'Embryologie, adapté aux sciences médicales,* par PAUL GILIS, professeur agrégé à la Faculté de médecine de Montpellier, avec une préface de M. le professeur MATHIAS DUVAL. 1 vol., avec 175 figures. . . . . . . **6 fr.**

LAUNOIS. — *Manuel d'Anatomie microscopique et d'Histologie,* par M. P.-E. LAUNOIS, professeur agrégé à la Faculté de médecine, médecin des hôpitaux. Préface de M. le professeur MATHIAS DUVAL. *Deuxième édition entièrement refondue.* 1 vol., avec 261 figures . . . . **8 fr.**

SOLLIER. — *Guide pratique des maladies mentales (séméiologie, pronostic, indications),* par le Dʳ PAUL SOLLIER, chef de clinique adjoint des maladies mentales à la Faculté de médecine de Paris. 1 vol. . . . . **5 fr.**

SPILLMANN ET HAUSHALTER. — *Manuel de diagnostic médical et d'exploration clinique,* par P. SPILLMANN, prof. de clinique médicale à la Faculté de médecine de Nancy et P. HAUSHALTER, prof. agrégé. *Quatrième édition entièrement refondue.* 1 vol., avec 89 figures . . . . **6 fr.**

THOINOT ET MASSELIN. — *Précis de Microbie. Technique et microbes pathogènes,* par M. le Dʳ L.-H. THOINOT, professeur agrégé à la Faculté de médecine de Paris, médecin des hôpitaux, et E.-J. MASSELIN, médecin vétérinaire. Ouvrage couronné par la Faculté de médecine (Prix Jeunesse). *Quatrième édition entièrement refondue.* 1 vol., avec figures en noir et en couleurs . . . . . . **8 fr.**

WURTZ. — *Précis de Bactériologie clinique,* par le Dʳ R. WURTZ, professeur agrégé à la Faculté de médecine de Paris, médecin des hôpitaux. 2ᵉ *édition revue et augmentée,* 1 vol., avec tableaux et figures. . . . . **6 fr.**

L'ŒUVRE MÉDICO-CHIRURGICAL

Dr CRITZMAN, directeur

SUITE DE MONOGRAPHIES CLINIQUES

SUR LES QUESTIONS NOUVELLES

En Médecine, en Chirurgie et en Biologie

La science médicale réalise journellement des progrès incessants. Les traités de médecine et de chirurgie auront toujours grand'peine à se tenir au courant. C'est pour obvier à ce grave inconvénient que nous avons fondé ce recueil de Monographies, avec le concours des savants et des praticiens les plus autorisés.

Chaque monographie est vendue séparément. . . . . **1 fr. 25**

Il est accepté des abonnements pour une série de 10 Monographies consécutives, au prix à forfait et payable d'avance de **10** francs pour la France et **12** francs pour l'étranger (port compris).

MONOGRAPHIES EN VENTE (Octobre 1905).

Annales Médico-Psychologiques

(ORGANE DE LA SOCIÉTÉ MÉDICO-PSYCHOLOGIQUE)

JOURNAL DESTINÉ A RECUEILLIR TOUS LES DOCUMENTS RELATIFS A

L'Aliénation mentale, aux Névroses et à la Médecine légale des Aliénés

Fondateur : Dʳ J. BAILLARGER

RÉDACTEUR EN CHEF : **Dʳ ANT. RITTI,** Médecin de la Maison Nationale de Charenton

Les Annales Médico-Psychologiques paraissent tous les deux mois par fascic. in-8° d'environ 180 pages

ABONNEMENT ANNUEL : PARIS, **20** fr. — DÉPARTEMENTS, **23** fr. — UNION POSTALE, **25** fr.

REVUE · NEUROLOGIQUE

Organe Officiel de la Société de Neurologie de Paris

PUBLIÉE SOUS LA DIRECTION DE

E. BRISSAUD	P. MARIE
Professeur à la Faculté de médecine	Professeur agrégé à la Faculté
Médecin des hôpitaux de Paris.	Médecin des hôpitaux de Paris.

Secrétaire de la Rédaction : Dʳ Henry MEIGE

La Revue Neurologique paraît le 15 et le 30 de chaque mois dans le format gr. in-8° et forme, chaque année, un volume d'environ 1200 pages avec figures dans le texte.

ABONNEMENT ANNUEL : PARIS ET DÉPARTEMENTS. **30** fr. — UNION POSTALE. **32** fr.

Nouvelle Iconographie
de la Salpêtrière

J.-M. CHARCOT

GILLES· DE LA TOURETTE, PAUL RICHER, ALBERT LONDE

Recueil de Travaux originaux consacrés à l'Iconographie médicale et artistique

PUBLIÉ SOUS LE PATRONAGE SCIENTIFIQUE DE :

F. RAYMOND, A. JOFFROY, A. FOURNIER et de la SOCIÉTÉ DE NEUROLOGIE DE PARIS

Direction : Paul RICHER — *Rédaction :* Henry MEIGE

Abonnement annuel: Paris, **25** fr. Départements, **27** fr. Union postale, **28** fr.

La Revue Neurologique et la Nouvelle Iconographie de la Salpêtrière sont les deux seules publications françaises qui s'occupent exclusivement des maladies du système nerveux. Elles se complètent l'une par l'autre : la première, sous la direction des créateurs de cette science en France, donnant l'ensemble de tout ce qui paraît en Neurologie ; la seconde, choisissant dans les affections neuropathologiques les cas les plus intéressants et les plus typiques pour les décrire et les fixer par l'image, doublant ainsi l'utilité scientifique d'un intérêt artistique.

Archives de Médecine des Enfants

PUBLIÉES PAR MM.

J. COMBY	O. LANNELONGUE
Médecin de l'hôpital des Enfants-Malades.	Professeur, Chirurgien à l'hôpital des Enfants-Malades.
J. GRANCHER	A.-B. MARFAN
Professeur de Clinique des maladies de l'enfance.	Agrégé, Médecin de l'hôpital des Enfants-Malades.
	P. MOIZARD
V. HUTINEL	Médecin de l'hôpital des Enfants-Malades.
Professeur, Médecin des Enfants-Assistés.	A. SEVESTRE
	Médecin de l'hôpital Bretonneau.

Dʳ J. COMBY, Directeur de la Publication.

Les Archives de Médecine des Enfants paraissent le 1ᵉʳ de chaque mois. Elles forment chaque année un volume in-8° d'environ 800 pages.

ABONNEMENT ANNUEL FRANCE (Paris et Départements), **14** fr. — ÉTRANGER (Union postale), **16** fr.

Bulletin de l'Institut Pasteur

REVUES ET ANALYSES

DES TRAVAUX DE MICROBIOLOGIE, MÉDECINE, BIOLOGIE GÉNÉRALE, PHYSIOLOGIE, CHIMIE BIOLOGIQUE

dans leurs rapports avec la BACTÉRIOLOGIE

COMITÉ DE RÉDACTION :

G. BERTRAND — A. BESREDKA — A. BORREL — C. DELEZENNE A. MARIE — F. MESNIL

de l'Institut Pasteur de Paris

Le Bulletin parait deux fois par mois en fascicules grand in-8°, d'environ 5o pages.
ABONNEMENT ANNUEL : PARIS, **22** fr. — DÉPARTEMENTS et UNION POSTALE. **24** fr.

ANNALES DE L'INSTITUT PASTEUR

(Journal de Microbiologie)

Fondées sous le patronage de M. PASTEUR

par M. E. DUCLAUX

Membre de l'Institut, Directeur de l'Institut Pasteur, Professeur à la Sorbonne et à l'Institut agronomique

Comité de rédaction : MM. les Docteurs **CALMETTE, CHAMBERLAND, GRANCHER, LAVERAN, METCHNIKOFF, NOCARD, ROUX** et **VAILLARD**.

Les **Annales** paraissent tous les mois dans le format grand in-8°, avec planches et figures.

ABONNEMENT ANNUEL : PARIS, **18** fr. — DÉPARTEMENTS, **20** fr. — UNION POSTALE, **20** fr.

Archives de Médecine Expérimentale
et d'Anatomie pathologique

Fondées par J.-M. CHARCOT

Publiées par MM. GRANCHER, JOFFROY, LÉPINE

Secrétaires de la rédaction : CH. ACHARD, R. WURTZ

Les **Archives** paraissent tous les 2 mois et forment chaque année un fort volume grand in-8°, avec planches hors texte en noir et en couleurs.

ABONNEMENT ANNUEL : PARIS, **24** fr. — DÉPARTEMENTS, **25** fr. — UNION POSTALE, **26** fr.

Revue de Gynécologie
ET DE
Chirurgie Abdominale

DIRECTEUR
S. POZZI

Professeur de clinique gynécologique à la Faculté de médecine de Paris
Chirurgien de l'hôpital Broca, Membre de l'Académie de médecine

Secrétaire de la Rédaction : F. JAYLE

La **Revue** parait tous les deux mois en fascicules très grand in-8° de 16o à 2oo pages, avec figures et planches en noir et en couleurs.

Abonnement annuel : France (Paris et départements), **28** fr. Étranger (Union postale), **30** fr.

Annales de Dermatologie ⚜ ⚜ ⚜ ⚜ ⚜ ⚜ ⚜ ⚜

⚜ ⚜ ⚜ ⚜ ⚜ ⚜ ⚜ ⚜ ⚜ ⚜ et de Syphiligraphie

PUBLIÉES PAR MM.

ERNEST BESNIER, A. DOYON, L. BROCQ, R. DU CASTEL,
A. FOURNIER, H. HALLOPEAU, G. THIBIERGE, W. DUBREUILH

Directeur de la publication : Dᴿ G. THIBIERGE

ABONNEMENT ANNUEL : Paris. . . . **30** fr. — Départements et Union postale. . . **32** fr.

BULLETIN DE LA SOCIÉTÉ FRANÇAISE
DE
Dermatologie et de Syphiligraphie

ABONNEMENT ANNUEL : Paris et Départements, **12** fr. — Union postale, **14** fr.
Nota : Les abonnés aux *Annales de Dermatologie* ont droit à recevoir cette publication aux conditions suivantes : Paris et Départements, 6 fr. — Union postale, 7 fr.

Revue d'Hygiène et de Police Sanitaire

Organe de la Société de Médecine publique et de Génie sanitaire

FONDÉE PAR **E. VALLIN**

PARAISSANT TOUS LES MOIS SOUS LA DIRECTION DE

A.-J. MARTIN

Inspecteur général de l'Assainissement de la Ville de Paris,
Membre du Comité consultatif d'Hygiène de France.

ABONNEMENT ANNUEL : Paris, **20** fr. — Départements, **22** fr. — Union postale, **23** fr.

Archives d'Anatomie microscopique

FONDÉES PAR

E.-G. BALBIANI　　ET　　**L. RANVIER**

PUBLIÉES PAR

L. RANVIER　　ET　　**L.-F. HENNEGUY**
Professeur d'Anatomie générale　　　　Professeur d'Embryogénie comparée
au Collège de France.　　　　　　　　au Collège de France.

Les Archives d'Anatomie microscopique *paraissent par fascicules in-8° d'environ* 150 *pages. Quatre fascicules, paraissant à des époques indéterminées, correspondent à un volume dont l'abonnement est au prix unique de* **50** *francs.*

MATÉRIAUX POUR L'HISTOIRE DE L'HOMME
REVUE D'ANTHROPOLOGIE, REVUE D'ETHNOGRAPHIE RÉUNIES

L'ANTHROPOLOGIE

Paraissant tous les deux mois

RÉDACTEURS EN CHEF :

MM. BOULE ET VERNEAU

PRINCIPAUX COLLABORATEURS :

MM. D'ACY, BOULE, CARTAILHAC, COLLIGNON, DENIKER, HAMY, LALOY, MONTANO,
Mᴵˢ DE NADAILLAC, PIETTE, SALOMON REINACH,
PRINCE ROLAND BONAPARTE, TOPINARD, VERNEAU, VOLKOV

Un an : Paris, **25** fr.; Départements, **27** fr.; Union postale, **28** fr.

REVUE D'ORTHOPÉDIE

PARAISSANT TOUS LES DEUX MOIS

SOUS LA DIRECTION DE

M. le Pʳ KIRMISSON

Avec la collaboration de MM.

O. LANNELONGUE,   A. PONCET,   PIÉCHAUD et PHOCAS

Secrétaire de la Rédaction : Dʳ GRISEL, chef de clinique à l'hôpital Trousseau.

La **Revue d'Orthopédie** parait tous les deux mois, par fascicules grand in-8°, illustrés de nombreuses figures dans le texte et de *planches hors texte*, et forme chaque année un volume d'environ 500 pages.

ABONNEMENT ANNUEL : PARIS, **15** fr. — DÉPARTEMENTS, **17** fr. — UNION POSTALE, **18** fr.

Annales des Maladies de l'Oreille et du Larynx
du Nez et du Pharynx

DIRECTEURS :

M. LERMOYEZ   **P. SEBILEAU**
Médecin de l'hôpital Saint-Antoine.   Professeur agrégé, chirurgien des hôpitaux.

E. LOMBARD
Oto-Rhino-Laryngologiste des hôpitaux.

SECRÉTAIRES DE LA RÉDACTION : H. BOURGEOIS ET H. CABOCHE

Les **Annales des Maladies de l'Oreille et du Larynx** paraissent tous les mois, et forment chaque année un volume in-8°, avec figures dans le texte.

ABONNEMENT ANNUEL : PARIS, **12** fr. — DÉPARTEMENTS, **14** fr. — UNION POSTALE, **15** fr.

REVUE DE LA TUBERCULOSE

Paraissant tous les deux mois

SOUS LA DIRECTION DE MM.

CH. BOUCHARD, Président de l'Œuvre de la Tuberculose

Comité de Rédaction : MM.

ARLOING, BROUARDEL, CHAUVEAU, CORNIL, A. FOURNIER, J. GRANCHER, LANNELONGUE, F. RAYMOND, CH. RICHET, KELSCH, L. LANDOUZY.

Rédacteur en chef : Dʳ Henri CLAUDE
Professeur agrégé à la Faculté de Paris, Médecin des hôpitaux.

Secrétaire de la Rédaction : Dʳ G. VILLARET

ABONNEMENT ANNUEL : Paris **12** fr. — Départements, **14** fr. — Union postale, **15** fr.

Journal de Physiologie
et de Pathologie Générale

PUBLIÉ PAR MM.

BOUCHARD et CHAUVEAU

Comité de Rédaction : MM. J. COURMONT, E. GLEY, P. TEISSIER

Le *Journal de Physiologie et de Pathologie Générale* parait tous les deux mois dans le format grand in-8, avec planches hors texte et figures dans le texte. Outre les mémoires originaux, chaque numéro contient un *index bibliographique* de 30 ou 40 pages comprenant l'analyse des travaux français et étrangers.

Abonnement annuel : PARIS ET DÉPARTEMENTS, **35** fr. — UNION POSTALE, **40** fr.

LA
PRESSE MÉDICALE

JOURNAL BI-HEBDOMADAIRE

Paraissant le Mercredi et le Samedi

Par numéros de 16 pages, grand format, avec de nombreuses figures noires

Rédaction :

E. DE LAVARENNE, DIRECTEUR

Secrétariat :

P. DESFOSSES — J. DUMONT — R. ROMME

Direction scientifique :

F. DE LAPERSONNE Professeur de clinique ophtalmologique de l'Hôtel-Dieu.	**L. LANDOUZY** Professeur de clinique médicale à l'hôpital Laënnec, Membre de l'Acad. de médecine	**H. ROGER** Professeur de pathologie expérimentale à la Faculté de Paris. Méd. de l'hôpital d'Aubervilliers.
E. BONNAIRE Professeur agrégé, Accouch. de l'hôp. Lariboisière.	**M. LETULLE** Professeur agrégé, Médecin de l'hôpital Boucicaut.	**M. LERMOYEZ** Médecin de l'hôpital Saint-Antoine.
E. DE LAVARENNE Médecin des eaux de Luchon.	**J.-L. FAURE** Professeur agrégé, Chirurgien de l'hôpital Hérold.	**F. JAYLE** Chef de clin. gyn. à l'hôp. Broca, **Secrétaire de la Direction.**

ABONNEMENTS :

Paris et Départements. . . . .   **10** fr. | Union postale. . . . .   **15** fr.

Les Abonnements partent du commencement de chaque mois.

Le Numéro : Paris, 10 centimes. Départements et Étranger, 15 centimes.

BULLETIN DE L'ACADÉMIE DE MÉDECINE

PUBLIÉ PAR MM.

S. JACCOUD, Secrétaire perpétuel   et   **A. MOTET**, Secrétaire annuel.

Abonnement annuel : PARIS, **15** fr. — DÉPARTEMENTS, **18** fr. — UNION POSTALE, **20** fr.

COMPTES RENDUS HEBDOMADAIRES DES SÉANCES
DE LA SOCIÉTÉ DE BIOLOGIE

Abonnement annuel : PARIS ET DÉPARTEMENTS, **25** fr. — ÉTRANGER, **28** fr.

Bulletins et Mémoires de la Société de Chirurgie de Paris

Publiés chaque semaine par les soins des Secrétaires de la Société

Abonnement annuel : PARIS, **18** fr. — DÉPARTEMENTS, **25** fr. — UNION POSTALE, **28** fr.

Bulletins et Mémoires de la Société Médicale
DES HOPITAUX DE PARIS

Abonnement annuel : PARIS ET DÉPARTEMENTS, **12** fr. — UNION POSTALE, **15** fr.

921-05. — Coulommiers. Imp. PAUL BRODARD. — 8-05.